医療を受ける
子どもへの
上手な
かかわり方

第 2 版

編集

原田香奈・相吉 恵
認定チャイルド・ライフ・スペシャリスト、看護師

祖父江由紀子
がん看護専門看護師

日本看護協会出版会

筆 者 一 覧

編集

原田 香奈
東邦大学医療センター大森病院
認定チャイルド・ライフ・スペシャリスト（CCLS）、看護師

相吉（大橋）恵
千葉県こども病院
認定チャイルド・ライフ・スペシャリスト（CCLS）、看護師、保健師

祖父江由紀子
東邦大学医療センター大森病院
がん看護専門看護師

執筆者（執筆順）

原田 香奈
前掲

祖父江由紀子
前掲

上田 素子
近畿大学病院
認定チャイルド・ライフ・スペシャリスト（CCLS）

佐々木 美和
名古屋大学医学部附属病院
認定チャイルド・ライフ・スペシャリスト（CCLS）

相吉（大橋）恵
前掲

大人は"大きな子ども"だけど、子どもは決して"小さな大人"ではない――学生時代の小児科の授業で教わり、いまも私の中に残っている言葉です。これは、「大人への看護や医療の知識や技術は、そのままでは子どもに通用しないよ」という意味だと思っています。学校を卒業して20年以上、がん看護の分野に身を置いてきました。臨床で出会う"子ども"は悪性疾患であることが多いので、心情的に「小児の看護は苦手」というのが正直な感想です。それは、"子ども"が未来へと続く存在であるイメージと、生命の終わりを意識せざるを得ない悪性疾患とのギャップが、看護するものとして苦しいと感じたからかもしれません。また、プライベートでも子どもに接する機会が少なかったために、自分が母親になるまで(なったいまでも、かもしれませんが)子どもたちにどのように接すればよいかわからないという部分もあります。

　そんな私なので、臨床で出会う子どもたちには、そのつど悩みながら対応していました。そして、悪性疾患の小児へのケアの中で、チャイルド・ライフ・スペシャリスト(CLS)に出会い、彼女の繰り出す"魔法"を何度となく目の当たりにしたのです。毎回の処置時にかんしゃくを起こすような対応の難しい子ども、病状の変化や予測される有害事象を受け止めきれない親、終末期を迎えた思春期の子どもと家族への思い出づくり、などなど。数えあげたらきりがないほどで、それぞれの子どもと家族の満足そうな笑顔が忘れられません。けれども、実際には"魔法"ではなく、子どもや家族の心理社会的支援に関する広くて深い知識を背景にして、大胆かつ思慮深い行動力がなせる"業(わざ；仕事)"なのだと痛感しています。この業のエッセンスを、臨床のナースをはじめとしたさまざまな医療者が身につけることで、(私と同じように)小児への対応に困難感を抱く医療者が、"子ども・家族中心医療"の実践者となることができると思います。

　また、子どもへの上手な対応のエッセンスを知ると、理解しやすい説明や実行してもらえるセルフケアの提案など、"大きな子ども"、すなわち成人や老年期の患者への看護に応用できるスキルとなることも実感しています。

　そして、がん看護専門看護師の私の立場からは、CLSのもう一つの役割である「がんサバイバーを親にもつ子どもたち」へのチャイルド・ライフ・プログラムといった"魔法"を繰り出してもらいたいと切に願うのですが、それはまた別の機会になるでしょうね。

　本書が、小児への医療や看護に迷ったり悩んだりしている医療者にとって、少しでもお役に立ち、子どもと家族と医療者の笑顔が増えれば、こんなに幸せなことはありません。

2013年3月　　**祖父江由紀子**(がん看護専門看護師)

子どもが「動かないでがんばったのに、またなんだもん」と、採血はもう嫌だと大泣きしていたり、点滴の挿入は嫌だと大騒ぎをしていたり、検査や処置のあとに、「お腹が痛いのに押すなんてひどいよ」「動かしたら痛いのに、どうしてやらなきゃいけないの？」と言っていたり……。また、医療者を前にして、急に黙り込んでしまう子や、自分の思いや考えを声に出して伝えられない子、泣くことさえもじっとこらえてがまんしている子を目のあたりにすることもよくあるでしょう。

　このような医療における子どもたちの反応に、医療者のほうも、とまどいや困難を抱えている状況が多くあるのではないでしょうか。子どもの病気を治そうと尽力する医療者が、子どもに必要な医療を提供するうえで、どうして大変な思いをしたり、ときに、子どもから嫌がられてしまわなければならないのでしょうか。そして、なぜこのような子どもたちの反応になるのでしょうか。それには、子どもなりの理由や、そうさせてしまう状況と子どもへのかかわり方の問題があります。そして、これらの多くは、医療者の子どもへのかかわり方をほんの少しだけ変えればよいことがほとんどなのです。

　私たちはチャイルド・ライフ・スペシャリスト (Child Life Specialist ; CLS) として、「子どもの視点に立って考え、子どもの思いに寄り添うこと」「子どもと向き合い、子どもの思いをくみ取って支持すること」「子どもの力を引き出すにはどうすればよいのか、子どもといっしょに考えること」を大切にしながら、日々子どもたちと接しています。子どもと向き合いながら、いっしょに楽しく遊んだり、話をしたり、叱ったり、大笑いしたりします。ときには、子どもの抱える怒りがぶつかってきたり、静かな沈黙や悲しみをも共有したりすることもあります。子どもの思いを代弁すべく、親や医療者に働きかけて、子どもの支援に生かすなど、CLSは医療者とは異なる視点や関係性を活用して、多職種と連携しながら、医療における子どもと家族を支援しています。

　このように、子どもの病気や医療体験にいっしょに向き合いながら、子どもとの関係性を築くことが、CLSとして、子どもを支援するうえでの大切な基盤でもあります。しかし実際には、初対面であっても、その子どもの置かれている状況や思いなどをすぐに理解し、総合的なアセスメントや評価を行って、その子が必要とする的確な支援を行うことが必要になる場面も多くあります。これを実践するには、子どもの成長発達におけるさまざまな発達理論や、子どもの理解や思考、とらえ方といった認知発達、子どもの心理状況やコーピング方法などの知識と理解も重要な要素なのです。

子どもの医療への認識や取り組みを少しでもよい方向に変えていくには、子どもの抱える不安や恐怖を軽減して、誤解を解くことがまず優先されなければなりません。子ども自身が、自分の病気を理解して、検査や処置、手術、治療の必要性を知り、主体的に医療体験に参加することもとても大切なことです。そして、子どもの一番のよき理解者である家族が、子どもに安心を与える親役割をうまく果たせるように支援することも重要です。

　これらを実現するために、アメリカの小児医療現場では、「子ども・家族中心医療：Patient- and Family-Centered Care」が提供されています。この言葉のとおり、さまざまな医療者が子どもと家族と手を取り合い、パートナーとして、子どもの治療のために集結しています。そして、その子どもと家族に必要とされるすべての情報や社会的資源と、可能な限りのあらゆる支援が、子どもと家族の最善のために提供されています。また、すべての決定権はその子どもと家族にあるということが保障されています。子どもと家族によりよい医療を提供するうえで、このような子どもと家族が中心にいる構図は、日本の小児医療現場でも必要なことではないでしょうか。「子ども・家族中心医療」を提供することで、子どもが主体的に医療を受けられるようになり、医療者と子どもと家族が手を取り合って、いっしょに治療に向かうことができるようになるでしょう。

　今回、私たちCLSが、「子ども・家族中心医療」のあり方と、医療における子どもと家族とのかかわりや支援の中で大切にしていること、子どもへの対応とかかわり方のポイントを書籍としてまとめることになりました。医療者の方々に、「子ども・家族中心医療」を提供するためのヒントとして、少しでも役立てていただければ幸いです。そして、子どもたちが、安心して主体的に医療に向き合い、医療者といっしょに治療に参加する「子ども・家族中心医療」の提供につながればと思います。

2013年3月　　**原田香奈**（認定チャイルド・ライフ・スペシャリスト、看護師）

第 2 版に寄せて

本書の第1版を2013年に出版した当時、小児医療現場で働く医療者から、入院する子どもへの病気・治療の説明や告知、子ども向けのプリパレーションや、検査・処置中のサポートに関する質問が多くチャイルド・ライフ・スペシャリスト（CLS）に寄せられていました。そこで、少しでも入院する子どもへのケアやかかわりに生かしてもらえたらという思いで、子どもの特性や視点を大切にしたかかわりについて、CLSの立場から執筆しました。出版してから、あっという間に5年が経ち、最近は、がんを患う親の子どもへの支援や、グリーフケアと死別時サポート、きょうだい支援に関する介入依頼が増えています。また、思春期・AYA世代へのかかわりや、移行期支援に関する動きや取り組みも活発になり、CLSの役割や活動の場も広がっています。

　第1版の書籍は、看護師になって初めて子どもや小児看護に携わる方や、日頃のケアの参考にする看護師さんや保育士さん、小児看護の授業の参考図書としてなど、いろいろな方々が手に取ってくださいました。また、医療や看護を提供するうえで、大学や病院内での参考図書としても活用してくださっているという大変うれしいお話もうかがい、このたび第2版を発行する運びとなりました。

　主な改訂点は、2点です。①旧版では分かれていた総論と各論を各テーマごとにつなげて、一つの項目として読みやすくしました。②「Part 5 検査・処置中の支援」の痛みを伴う検査や処置中の支援の中で、疼痛緩和についての新たな取り組みや方法を追記しました。針穿刺や処置においても痛みをがまんさせるのではなく、子どもの痛みや苦痛を取り除くべきであるという考えが広がり、その取り組みが進んでいることも紹介しています。また、各項目では若干の内容修正や写真の追加なども行いました。

　医療を受ける子どもの思いや体験に多くの医療スタッフの方が意識を向け、よりよい医療を提供すべく、多職種協働による取り組みが多くの施設でなされています。これからも、本書を手にされた方がご自身の施設内でのケアに生かし、医療者の子どもへのかかわりなどを考え、話し合うきっかけとなればと思います。さらには、病院の仕組みや取り組みが、子ども主体へと変化するきっかけになることを願っています。

2018年11月　　編集を代表して　**原田香奈、相吉 恵**

も く じ

子ども・家族中心の医療がなぜ必要なのか

医療を受ける子どもの思いととらえ方

(1) 医療に対する子どもの思い

　子どもは、病院を受診して医療を受けるときに、どのような思いを抱えているのでしょうか。検査や処置を受けるとき、入院して手術を受けるとき、長期に入院して治療を受けているときはどうでしょう。「なんでこんな目に合わないといけないの？」「先生がさっき言っていた、○○ってどういうこと？」「手術するの？」「どうすればいい？」などなど。病気や医療体験に直面して向き合いながら、子どもながらに、一生懸命考えているのです。

　子どもは、本来、いろいろなことに興味や関心を示し、「見たい」「聞きたい」「知りたい」といった好奇心や探究心が旺盛です。なんでも「自分でやりたい」という自立心や自主性を育みながら行動していく力と、生物学的な回復力や活力をもった存在です。

　しかし、ひとたび日常とは異なる、病院という見慣れない環境に入ると、緊張した面持ちで急に受け身の姿勢になり、子どもらしさやその子らしさを失いがちになります。医療者を見るだけで泣き出したり、親の後ろに隠れたり、普段とは打って変わって物静かな子になったり、自分の言葉で気持ちを伝えられなかったり、よい子になりすぎていたりなど、さまざまな反応を見せます。

　子どもたちは、医療環境の中で見ず知らずの多くの医療者と出会いながら、「この人はどんな人なのだろうか」「いまから何をされるのだろうか」「痛いことをされるのではないか」といった、さまざまな不安を抱えています。その思いが前述のような反応として現れるのです。

　一方、医療環境や医療者には順応しているように見えても、親に自分の不安な気持ちを伝えられず、医療者にも聞けないで、さまざまな思いを一人で抱え込んでいる子どもも存在しているのです。

(2) 子どもにとっての医療体験ととらえ方

　入院や手術と治療、大切な家族やきょうだいの死、暴力や災害など、ストレスの高い場面に直面すると、子どもは、恐怖、不安、緊張、誤解、混乱、孤独感、羞恥心、罪悪感などを心に抱え、情緒的な不安定さを体験します。病院に初めて入院してきた子どもに接していると、「病院はなんだかわからないけど怖いところ」「医療者は痛いことをする人」というような、医療や医療者に対する否定的な話が聞かれます。そのような思いや考えは、子どもの「病院に入院して何日もここで過ごすなんて嫌だ」という気持ちに結びついてしまいます。これが、子どもではなく大人ならば、どうでしょうか。自分の体調が悪いこと自体が不安で、医療機関を受診し、早く検査をしてもらいたい、病気やけがを治すためなのだから入院は仕方がない、と思えることが多いのではないでしょうか。

　病院や診療所で働く医療者は、大人に対するのと同様に、子どもが元気になるために懸命に診療を行い、医療やケアを提供しているはずです。それでは、なぜ、子どもは医療や医療者に対してマイナスのイメージをもちやすいのでし

1

ょうか。それには、子どもにとっての子どもなりの理由があります。

医療や医療者に対する否定的な印象を抱いている子どもが、どのようにその思いや考えを抱くようになったのかを聞くと、子どもの話の中にヒントが隠れています。診察室の待合で不安そうに緊張している子どもに声をかけると、「注射する？」と第一声で聞かれたり、病棟で検査や処置の話をする際にも、「痛い？」と聞かれたりすることが多いのも事実です。子どもの中では、"病院→注射→痛いことをされる場所→嫌な場所"という思考過程が展開されているのです。

子どもが病院に対するマイナスのイメージをもつのは、その子が経験したり、見聞きした医療体験が大きく影響しています。また、医療に対するマイナスのイメージは、その子どもへの医療者のかかわりも大きく影響しています。医療者との関係性が構築されれば、子どもはその柔軟な力で、注射などの痛みへの恐怖を医療者といっしょに乗り越えることができる場合もあるのです。さらに、病院や診療所の機能としての医療環境が、子どもに恐怖を感じさせてしまうこともあります。清潔であるべき病院や診療所の多くは、汚れが目立つように白が基調でつくられています。そのため、無機質になりがちで、大人には感じない「怖さ」を感じる子どももいるからです。

もちろん、子どもの成長発達過程における認知発達の未熟さが要因となることもあります。それは、過去の医療体験に基づいて、子どもの頭と心の中で、自由な想像の世界が広がり、子どもなりの解釈を加えたり、誤解を抱いたりすることで、余計な不安や、不必要な恐怖を募らせてしまっている場合などです。例えば、幼児期から小学校低学年の子どもは自己中心性が高く、すべてのものは自分のためにあると考える傾向があります。そのため、処置室に案内され

た際、目に見えた注射器はすべて自分が受ける注射だと思い込み、恐怖をおぼえることもあるのです。

このように、医療を受ける子どもの特徴を理解すると、医療者としての工夫や対応策を考えることができるようになります。上記の例では、子どもの視点や視線に配慮して、その子どもに不必要な医療器具は子どもに見えないところに片づける、カーテンで隠すなど、ほんの少しの工夫で子どもの反応は変わってくるはずです。

親にとっての子どもの医療

親が子どもを病院に受診させるとき、子どもが病院の受診日を楽しみに待ち、喜んで家を出て病院に向かう、という経験は少ないのではないでしょうか。「病院に近づくにつれてぐずり出した」「待合室で待っている時間は落ち着かなかった」「今日は痛いことはないと言っても、泣いて嫌がって困った」「この前と同じ検査だと言っても、話を聞いてくれない」というような話がよく聞かれます。

そのほかにも、実際には採血や注射があるのに、「痛いことはない」と子どもに伝え、受診させる親もいます。手術を受けるのに、「検査入院のときと同じ」と言って、子どもを病棟に連れてくる家族もいました。これでは、子どもにとって、医療者は勝手に痛いことをする嫌な人、親はうそつきとなり、子どもは大人から裏切られたような気持ちになってしまいます。しかし、親には「子どもにうそをついた」という自覚はあまりなく、親にとっての理由があるようです。

わが子が急に体調不良を訴えたり、けがをしたり、病気になった場合は、親自身もさまざまな不安やとまどいを抱えます。そのため、子どもを精神的に支える親役割を十分に担うことは難しい状況になることもあります。

現在の日本は少子化、核家族化が進んでいます。親に育児の経験が少ないので、自分の子どもが病気にかかるという経験も減っています。そのため、病気の子どもにどのように接し、その状況にどう対処したらよいのかわからない親もいるのです。また、親自身が他の家族からの支援を受けられずに孤立していることも増えています。そのため、子どもが医療機関に受診する際に、親から子どもへの説明が不十分であったり、前述のように、子どもが受け入れやすいけれども事実とは違うことを伝えてしまう、といったことが起こるのです。

親の不安は、子どもにも影響します。親の不安や緊張が強い状況であると、子どもは親から安心感を得られず、さらなる不安や緊張を募らせることになります。恐怖や脅威を感じる環境下では、子どもは何が起きているのかなど、親から情報や安心感を得ようとします。しかし、親自身が不安でどうしたらよいのかわからない状況だと子どもが察した場合には、不安や恐怖といった子どもの情動的な刺激は強くなってしまいます[1]。そのため、まずは親自身が落ち着き、抱える不安を軽減して対処行動がとれるように、医療者から親への精神的なサポートが重要になります。

医療者にとっての 子どもの医療

一般病棟や外来・検査部門など、子どもを専門とする領域以外の現場で働く医療者は、「大人と違って、子どもは何を考えているのかわからない」「子どもにどうやって説明をしたらよいかわからない」「子どもはなんだかとっつきにくい」というような、子どもにかかわる経験が少ないことに起因する、難しさやとまどいを抱えているようです。子ども病院や小児病棟など、子どもへの医療を提供する施設で子どもたちに接する医療者であっても、いろいろな難し

さや問題に直面しながら医療やケアを提供しているでしょう。それは、子どもが年齢や発達段階、家族などの重要他者との日常の中でのかかわりの状況などによって、多様な反応を示す存在だからかもしれません。

少子化が進む昨今では、子どもに医療を提供する施設の閉鎖や縮小、成人病棟との統合が実施されるようになってきました。そのため、小児医療に特化しない施設内で子どもとかかわる医療者が今後も増えることが予測されます。では、医療者が子どもにかかわり、医療を提供するうえで、どのような準備をしたらよいでしょうか。

医療者の、子どもと接するうえでの心構えはどうでしょう。子どもを見るや否や、「診療が大変になる」「余計な時間がかかる」「検査が中断してしまう」というようなネガティブな発想をもって、子どもに接してはいないでしょうか。医療者のこのような発想には、子どもへの苦手意識が含まれていることが多くあります。一方で、医療者自身の診療行為に対する自分を中心とした考え方でもあります。

見ず知らずの医療環境の中で、周囲の人の思いや変化を敏感に察知できる子どもたちにとっては、医療者の表情や言動から、このような大人の心情は容易に伝わります。医療者と子どもの心が相互に影響し合うことで、余計な不安や緊張感をもたらしてしまうのです。医療者が子どもとのコミュニケーションがうまくとれておらず、よい信頼関係がつくられていない状況では、その子どもがもっている力をうまく引き出せません。そうなると、子どもが医療者といっしょになって、主体的に医療に向き合うことは難しくなってしまいます。

小児医療に携わる医療者が理解して配慮すべき問題として、"トラウマ"と呼ばれる子どもの医療体験における心的外傷があります。子どもが、過去の医療体験の中で身体的・精神的な

苦痛を体験し、そのときの思いや痛みをうまく処理できずにいると、その後の医療体験に対しても不安や否定的な感情をもつことになります。そのような子どもたちに、新たな苦痛や負担を伴う検査や処置、手術や治療を行っていくことは、医療者にとってもとまどいや困難を感じることが多いでしょう。

このような状況を減らすためには、子どもにとっての毎回の医療体験が重要であるということを、医療者が共通認識する必要があります。子どもに医療を提供するときには、嫌な思いを抱かせたり、苦痛をあとあとまで残したりしないような医療者のかかわりが大切なのです。

子ども・家族中心医療とは

医療の中心は患者さんであることは自明の理であるようにも思います。それでは、対象となる患者が、"子ども"であったらどうでしょうか。

「子どもだから、話してもわからないだろう」「親が知っていればよいだろう」と、子ども本人には十分な説明がなされないまま、医療が提供されていた時代が長くありました。そのような小児医療で、「Family-Centered Care；家族中心医療」という概念が、20世紀後半のアメリカで注目されるようになりました。これには、医療における子どもの心理社会的および発達的ニーズを充足することと、子どもの健康と幸福を促進するために家族の役割が重要であることの認識が高まってきたという背景がありました。つまり、「子どもにも、自分の病気やその治療に関する情報を知る権利があり、子どもが知ることで医療への主体的な参加が促進され、それを支えるのが家族である」ということが認識されるようになったのです。

Association for the Care of Children's Health（ACCH）が出版した"Family-Centered Care for Children with Special Health Care Needs"とい

う本[2]によると、家族中心医療を実践する際の基本姿勢として、次の8つが示されました。それは、①尊重すること、②コミュニケーションを図ること、③協働すること、④家族の長所に注目すること、⑤柔軟性をもつこと、⑥選択肢を提供すること、⑦支援すること、⑧継続的にかかわること、です。

1992年に創設されたInstitute for Family-Centered Care（現在のInstitute for Patient- and Family-Centered Care；患者・家族中心医療研究所［著者訳］）では、子ども・家族中心医療を実践するための基本方針として、次の4つを掲げています。それは、①尊厳と敬意、②情報の共有、③参加、④協働、です[3]。

2012年1月に「Patient- and Family-Centered Care；子ども・家族中心医療」と用語が改定され、子ども・家族中心医療は、医療における患者・家族の安全、医療体験とケアの質、患者・家族・医療者の満足度のすべてにおいて改善と利益をもたらし、さらには、子どもと家族の絆を深めてその強さを育み、医療費の削減と医療資源の有効活用に導く、と明記されました。例えば、処置や検査時に家族が子どもに付き添いを行ったところ、子どもと家族の不安が軽減された[4,5]、付き添いによって子どもと家族、医療者の満足度が上がった[6,7]、きょうだいを含む家族の面会制限をなくしたところ、入院期間が30〜50％減少し、医療コストの削減につながった[8]などがあげられます。

子ども・家族中心医療を実践するうえで、医療環境や療養環境も重要な要素です。子どもを支える家族が、付き添いや長時間の面会で疲労困憊していては、病気を抱える子どもへの十分なサポートはできません。夫婦・家族関係や、病気の子どものきょうだいへも負の影響を与えてしまい、家族全員での闘病への取り組みや支え合いが難しくなってしまいます。そのため、アメリカの医療現場では、子どもと家族のため

の医療環境が整えられています。入院する子どもや、すぐそばで付き添い、看病する家族に必要とされる環境や設備が提供できるように、病院の設計段階から、建築関係者や病院の管理者だけでなく、チャイルド・ライフ・スペシャリスト（Child Life Specialist；CLS）などの子どもにかかわる職種も含めた話し合いと検討がもたれています。

子どもと家族の視点に立ち、子どもや家族の希望やニーズを取り入れ、子どもにやさしく、家族にとっても居心地よく安心して過ごせるような施設設備と空間を提供することが、質の高い小児医療を提供するうえで重要な取り組みです。病院全体の色使いやアートの取り入れ、病室の十分なスペースとプライバシーへの配慮、親の付き添いソファーベッドやシャワー室の設置、電子レンジや冷蔵庫が利用できるスペースや家族談話室など、さまざまな設備が備えられています。また、子どもの成長発達を支援するためのプレイルームやプレイグラウンド、思春期の子どもたち向けのティーンルーム、図書・資料室、家族が静かに休息や瞑想できる個室などのスペースも十分にあります。

日本においてはどうでしょうか。1989年に国際連合総会で採択された、「児童の権利に関する条約（子どもの権利条約）」を、日本は1994年に批准しました。そして、1999年には、日本看護協会が、「小児看護領域の看護業務基準」を作成しています。その中で、［説明と同意］［最小限の侵襲］［プライバシーの保護］［抑制と拘束］［意志の伝達］［家族からの分離の禁止］［教育・遊びの機会の保証］［保護者の責任］［平等な医療を受ける］という9つの留意すべき子どもの権利と必要な看護行為をあげています[9]。

わが国の小児医療における医療環境に関しては、近年、施設ごとのさまざまな取り組みや、よりよい療養環境づくりが紹介されています。しかしながら、すべての医療施設で十分とはいえず、特に思春期の子どもたちは、乳幼児期や学童期の子どもたちと同じ療養環境下で過ごしていることも稀ではありません。その反対に、子どもの出生数の減少と小児医療の縮小に伴う、小児病棟の閉鎖や病床数の削減などにより、子どもであっても、大人や高齢患者と同じ病室にいる施設もあります。子どもたちのための病室やスペースの問題、プライバシーへの配慮など、対応すべき課題がまだまだ多くあります。また、家族付き添いのための設備やファミリーハウスの整備も不足しており、理解と改善が必要とされている状況です。

チャイルド・ライフ・プログラム

チャイルド・ライフ・プログラムは、1950年代に北米において、遊びのプログラムから始まりました。病院に入院する子どもと家族のための心理・社会・教育的プログラムが考案された後、その効果（入院期間の短縮化や医療体験に対する子どものトラウマの減少など）が研究で証明され、1970〜80年代にかけて急速に発展しました。現在アメリカでは、子ども病院、小児病棟、一般病院、ホスピス、クリニック、歯科クリニック、家庭裁判所、児童虐待一時保護施設など、約600施設でチャイルド・ライフ・プログラムが展開されています[10]。チャイルド・ライフ・プログラムは、北米以外の国々にも広がり始め、香港、日本、スペイン、クウェート、グアテマラなどでも実践されています。

チャイルド・ライフ・スペシャリスト（CLS）は、医療環境における子どもと家族に心理社会的支援（psychosocial care）を提供する専門家です。子どもや家族が抱え得る精神的負担を軽減し、子どもが主体的に医療体験に臨めるように支援をすることで、「子ども・家族中心医療」の提供を目指します。

CLSは、医療者とは異なる立場から医療を受

ける子どもと向き合い、子どもの視点に立って、子どもの抱える思いに寄り添うことを大切にします。そして、心を安定させる「遊び」の価値を重視し、自己表現、感情表出を促しながら、介入や評価、予防、代弁、教育等の働きかけを通して、子どもの心の負の影響の軽減に努めます。子どもが受け身になりがちな医療環境においても、日常性を大切にし、子ども自身が主体的な存在であり続けられるように支援します。子どもが本来もつ好奇心や自立心、活力をうまく引き出しながら、病気や治療と向き合い、医療体験をうまく乗り越えていけるように、さまざまな役割を担っています[11]。

CLSになるには、北米の学士課程や修士課程で、発達心理学、家族社会学、発達支援と早期介入、病院の子どもと家族の心理社会的側面などについて学びます。また、保育園や病院での実習を経て、CLSとしてのインターンシップを経験する必要があります。その後、アメリカに本部を置くAssociation of Child Life Professionals（ACLP）が管理運営するCLS認定試験に合格し、資格認定を受けたCLSは、正式には認定チャイルド・ライフ・スペシャリスト（Certified Child Life Specialist；CCLS）と呼ばれ、倫理規約に沿って活動しています。

米国小児科学会は、「チャイルド・ライフは質の高い小児医療のために欠かせない要素である」と断言しており、CLSの取り組みは、多くの子ども病院や小児病棟で一般的なものになっています。

チャイルド・ライフ・プログラムとチャイルド・ライフ・スペシャリストの主な仕事について、表1に示します。

多職種連携とその必要性

子ども・家族中心医療は、患者・家族と、医師、看護師などの医療者との間の協働によって成り立つとされています[12]。近年、日本の小児医療においても、チーム医療、チームアプローチ、多職種連携、協働などという言葉を見聞きすることが多くなりました。

小児医療において、子どもと家族にかかわる職種は、医師、看護師、薬剤師、管理栄養士、臨床検査技師、診療放射線技師、作業療法士、理学療法士、言語聴覚士、視能訓練士、臨床心理士、チャイルド・ライフ・スペシャリスト（CLS）、保育士、ソーシャルワーカー（MSW）、特別支援学校教諭など、さまざまな知識や技術をもった専門職者です。これら多くの医療者とその他の専門職のスタッフらが連携し、チーム医療を行うには、一人ひとりの職種が、それぞれの専門性や担うべき役割、支援の方法の違いを認識して、互いに尊敬・尊重することが必要です。このような多職種による連携、協働によって、多角的なアプローチが可能になり、よりよい子ども・家族中心医療を提供することができます。

検査や処置、手術など、子どもにとって必要な医療内容や状況に応じて、その子どもと家族にかかわる職種は異なります。多職種がかかわる医療状況下において、それぞれの職種が場面に応じたリーダーシップをとりながら協調してスムーズに医療が行われるようにすることも、効果的な多職種連携のコツといえるでしょう。

また、入院生活の中で、子どもが治療を受けて闘病しながらも、「俺、死ぬの？」「どうなるの？」などと、親や家族には伝えられない思いを直接投げかけてきたりすることもあります。そんな子どもたちの素直でストレートな思いや考えをくみ取り、受け取ったうえで子どもをサポートするには、医療や看護だけでなく、保育や教育、心理、福祉に関連する多職種が集まって、子どもと家族に関する情報共有を適宜行いながら、治療や支援に生かしていくことが必要です。

表1● チャイルド・ライフ・プログラムとチャイルド・ライフ・スペシャリストの主な仕事

治癒的遊び（セラピューティックプレイ）の提供	●子どもは、医療体験や入院生活の中で、さまざまな思いや感情を心に抱え込むことがある。そのような表面化しない感情やストレスを安全で適切な方法で表出したり、環境や医療体験に適応したり、自信や自尊心を取り戻すなど、子どもが自分自身の心を癒すことを目的にした遊びを通して、子どもにアプローチする
プリパレーション（事前説明と心の準備支援）	●検査や処置、手術などの前に、医師や看護師および他の医療職者と連携・協働しながら、子どもの年齢や発達段階、個別性に合わせた方法でわかりやすく説明し、子どもの心の準備を支援する ●実際の医療資材や人形、写真などを用いて話をしたり、遊んだりする中で、子どもの疑問や質問に答え、不安や恐怖心を受け止めながら、子どもがその子なりに理解し、前向きに主体的に医療体験に臨めるように支援する
検査・処置中の精神的支援	●検査や処置のときに子どもが少しでも安心できるように、子どもの体験や感情に焦点を当ててかかわり、寄り添いながら支援する ●子どもが孤独にならないように、心の中が怖いことでいっぱいにならないように、おもちゃや絵本を用いたディストラクション技法やリラクセーション技法を実践し、子どもの緊張や不安、苦痛を軽減できるように支援する
診断や病名告知、説明などに伴う心理社会的支援	●子どもと家族が病気と向き合い、疾病や状況などを理解・把握したうえで治療できるように、医師や看護師と連携して支援する ●子どもへの病名・病状告知における支援や、告知前後のフォローを行う
きょうだい支援	●病気の子どものきょうだいもまた、家族・環境・生活リズムの変化の中で、さまざまな思いを抱えている。病気のきょうだいを心配する気持ちだけでなく、孤独感、怒り、嫉妬心、罪悪感などの感情を抱くこともある。そのようなきょうだいの思いも見過ごすことなく、家族全員がお互いを理解し、支え合えるように支援する
退院準備と復学に向けた支援と連携	●長期入院後、再び社会・地元の学校へ戻るときもまた、子どもと家族はとまどいや不安を抱える。体調や容姿の変化、活動の制限などがある場合も多いため、退院後の復学がスムーズに行えるように、クラスメートへの病気の説明、学校での支援のあり方など、家族や学校教諭など多職種で相談・検討し、支援する
グリーフケア／Bereavement Support	●わが子や自分のきょうだいとお別れをしなければならないとき、家族が少しでも穏やかであたたかい時間を過ごせるように、多職種と連携しながら支援する ●わが子を亡くした親やきょうだいの思いを支持しながら、家族といっしょに思い出の品を製作するなど、家族のあたたかな時間や思い出づくりを支援する
日常的な遊びやアクティビティ、季節行事の提供	●子どもがその子らしく主体的にいられる時間、成長発達や同年代との交流を支える時間となるように、子どもの状況に応じて、ベッドサイドやプレイルームで遊びやアクティビティを提供する ●医師、看護師、保育士、ボランティアスタッフなどと協働し、季節感や日常性を大切にした季節行事やさまざまなイベントを開催する
子どもにやさしい医療環境づくり	●子どもにやさしい温もりのある医療環境づくりを目指し、病院内の療養環境（病室やプレイルーム、処置室、検査室、手術室など）を子ども目線に基づいて環境整備するように心がける
病気を患う親の子どもへの心理社会的支援	●親自身が病気を患った場合、親は自分の心配に加え、子どもにどう対応したらいいかと不安やとまどいを抱くことがある。そのようなとき、両親と相談を重ねながら、親の病気や治療について子どもに説明する方法や内容を検討する。説明後、子どもの理解の程度を確認し、誤解や説明不足があれば修正・補足する。子どもの発達に応じた遊びを通して、親の病気や自身の生活など子どもが抱えている悩みや不安に対する心理社会的支援を行う

（チャイルド・ライフ・スペシャリスト協会ホームページ　http://childlifespecialist.jp より改変）

　子どもだけでなく、病気の子どもを抱える親も、多くの困難やさまざまな思い、社会的な問題を抱えています。わが子の病気や治療と向き合い、連日の面会や付き添いをする家族の抱え

る身体的、精神的、経済的、社会的問題に対しても、よりよい支援を提供するためには、多職種での連携と協働が必要になります。

医療における理想的な子どもとのかかわりと配慮

日本の医療現場では、親が医師からの説明を聞き、その横に子どもが黙って座っている場面をよく目にするのではないでしょうか。また、治療や検査、手術の説明を受けるのは親であり、医師からの説明も親に向けて話されていることが多いのではないでしょうか。説明を受けた親は、子どもにどう説明したらよいかわからず、親が聞いて理解しただけでそのままになってしまっていることもあるでしょう。

しかし、「子どもは聞いてもわからないだろう」という大人の固定観念は、子どもには通用しません。子どもは大人や医療者の話を聞いていないようで、実はちゃんと聞いており、いろいろな思いや考えを抱いているのです。実際に医療や治療を受けるのは子どもであり、子どもにも知る権利があります。子どもにとっての最善の方法や、本人の希望に添える形や方法を、医療者や子ども・家族全員で検討していくことが、子どもの医療への取り組みにおいて一番重要な支援になるのです。

病院での日常生活の支援や検査・処置において、医療者と子どもとの間で、ほんの些細な出来事ややりとりにもかかわらず、子どもがかんしゃくを起こしたり、泣き続けたり、医療者に怒りをぶつけて手がつけられない状況になってしまうという場面に直面することはありませんか。例えば、清拭や着替えの時間のやりとり、薬を飲ませる場面など、身体的侵襲の少ない処置やケアにおいて、なぜこのような子どもの反応や状況になってしまったのか理解が難しく、振り返っても改善点が見えてこないこともあるかもしれません。

しかし、子どもが医療者に見せる態度や言動には、その子どもなりの正当な理由があります。「○○くんとこれから遊ぶ約束をしてたんだもん！」「急に言われたって嫌だよ！」「いまは好きなテレビ番組を見たい時間なの！」「遊んでるときに邪魔しないでほしいんだよ！」など、さまざまな子どもの思いや考えを、子どもが自ら医療者に直接伝えることができれば、医療現場における子どもと医療者の問題は激減するでしょう。

けれども、子どもは認知的にも情緒的にも成長発達の途上にあり、自分の考えや思いなどをうまく言語化して、他者に伝えることはできません。また、子ども自身が自分の感情に気づい

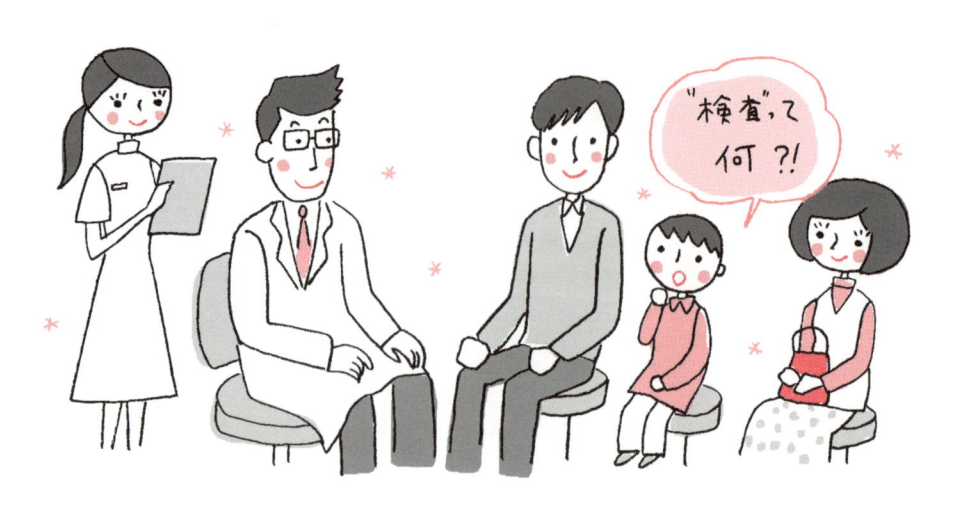

ていないこともあるので、子どものほうからどうしたのか、どうしたいのかを伝えるのは難しいこともあります。実際には、医療者からのひと言が必要なだけであったり、医療者のかかわり方をほんの少し変えたり、配慮をすればよい場合も多いものです（施設の環境などのハード面、医療者のかかわり方などのソフト面や、医療における理想的な子どもへのかかわりと配慮については、以降の項目で解説します）。

　医療における子どもの不安や恐怖などの精神的な負担を軽減し、緊張を緩和して安心感を与えられるような、医療者からの子どもへの接し方やかかわりの工夫がなされれば、親子と医療者の双方にとって、医療における負担は減少します。これこそが、小児医療における「子ども・家族中心医療」が目指すところなのです。

【引用文献】
1）Thompson, R.H., Stanford, G. : Child Life in Hospitals ; Theory and Practice, Charles C Thomas, 1981.
2）Shelton, T.L. et al. : Family-Centered Care for Children with Special Health Care Needs, Association for the Care of Children's Health, 1987.
3）Institute for Patient- and Family-Centered Care ホームページ　http://familycenteredcare.org
4）Bleach, P., Fisher, M.L. : The impact of parental presence on parental anxiety and satisfaction, AORN J, 63（4）: 761-768, 1996.
5）Wolfram, R.W., Turner, E.D. : Effects of parental presence during children's venipuncture, Acad Emerg Med, 3（1）: 58-64, 1996.
6）Heller, R., McKlindon, D. : Families as "faculty" ; Parents educating caregivers about family-centered care, Pediatr Nurs, 22（5）: 428-431, 1996.
7）Hemmelgarn, A.L. et al. : Emergency room culture and the emotional support component of family-centered care, Children's Health Care, 30（2）: 93-110, 2001.
8）Forythe, P. : New practices in the transitional care center improve outcomes for babies and their families, J Perinatol, 18（6 Pt 2 Su）: S13-17, 1998.
9）日本看護協会 編：日本看護協会看護業務基準集 2007年改訂版，p.61，日本看護協会出版会，2007.
10）Child Life Council, 2012.
11）チャイルド・ライフ・スペシャリスト協会ホームページ　http://childlifespecialist.jp
12）The American Academy of Pediatrics, 2012.

Part

1

療養環境の工夫

療養環境の工夫

"療養環境"の考え方

"療養環境"と熟語にすると難しく感じてしまいますが、つまりは、"子どものまわりにあるもの"ということです。私たちの目の前にいる、その子どもが、どんなものに囲まれれば心地よくいられるか、柔軟に、気構えずに考えてみましょう。

チャイルド・ライフ・スペシャリストは、養成課程を通して、大人、とりわけ医療者の都合が優先されがちな医療場面で、何をおいても子どもの視点を優先させて物事を考えられるよう訓練されます。その考え方をヒントにして、それぞれの施設にいる子どものために役立てていただければと思います。

子どもの視点でとらえる "病院"

病院は、子どもが身を置く場所でありながら、子どもの視点が反映されにくく、大人の都合で組み立てられていくことの多い場所です。例えば、ある子どもが病院で体験することを、子どもの視点でとらえ直してみると、それがわかってきます。

(1) 何が起きるの？ 何をされるの？

子どもは、何も知らないままで、病院に連れてこられることがあります。しかし、大人は知っています。親と医療者は、大人同士の会話をして、何をするのかを決めているからです。

ところが、子どもが『何をするの？』と聞いても、大人が「すぐ終わるからね」「大丈夫、大丈夫」「がんばれ！」と言っても、子どもは何をするのか、まったくわかりません。『すぐって、いつからいつまでなの？』『大丈夫って、何が大丈夫なの？』『がんばれって、どうすればいいの？』と、不安でいっぱいです。

(2) 痛くないはずがない！

さて、それから子どもは別の部屋へ連れていかれるかもしれません。そこには、良い人なのかも悪い人なのかもわからない見知らぬ大人がいて、親を追い出して、ドアを閉めてしまいます。どこがどうなっているのかわからない大きな機械があって、横には、見たこともない大きな注射器があります。その大人は、ニコニコして「痛くないよ」と言いますが、そこに痛そうなものがあるのですから、信じられません。『痛くないはずがない！』と思います。

(3) 刺される！ 切られる！ 殺される！

そういえば、親と医療者が何かを話していたときのことを思い出してみると、意味はわからないけれども、危険があるかもしれないという感じの話に、親は「はい、わかりました、お願いします」と言っていました。テレビでも、悪者たちがコソコソ相談をして主人公を殺そうとする、そんなシーンを見たことがあります。子どもが、根拠をもって『殺されるんだ！』と理解しても、不思議ではありません。

(4) 言っているのに聞いてくれない！

そして、大人は、子どもを大きな機械のそば

へ連れていき、やさしく「ここに、ゴロンとできるかな？」と聞きます。子どもは、やりたくないことも『できない』と答えます。"できる"かどうかを聞かれたので、『できない』と答えて当然です。しかし、きちんと『できない』と答えたのに、その大人は、「できる、できる」と笑って、子どもを押し倒すのです。そう、子どもは『"できない"と言っているのに！』。

(5) まわりは敵だらけ！

　子どもを押し倒し、縛りつけると、その大人は、一人で部屋を出ていってしまいます。子どもは、身動きがとれないまま、大きな機械に潰されるかもしれない、大きな注射器に刺されるかもしれない中で、一人ぼっちです。

　ふと気がつくと、大人は窓の向こうで子どもを眺めていますが、助けてくれようとはしません。それどころか、この恐ろしい機械を動かそうとしているようです。子どもはこう解釈するでしょう。『物も、人も、何もかもが敵だらけだ！』と。

（ なじみがないことへの、
緊張、不安、恐怖 ）

　大人にとっては、この程度の画像検査など、痛くもかゆくもないと思うかもしれません。しかし、子どもにはまだその知識も経験もないので、同じようには思えません。何の準備もないまま、遠い異国に放り込まれたも同然です。

　思い浮かべてみてください。私たちが、行ったことのない国へ行くことになったらどうでしょう。諸々のチケットを渡されて、その国がどこにあるのかも、そこで何をするのかも、誰と会うのかも、何もわからないままで、「大丈夫」「がんばれ」などと言われたところで、「そうか、大丈夫か、がんばって行ってこよう」と思える人が、何人いるでしょうか。多くの人が、なじみのある日本を出る前に、どんな国なのか、何

語をしゃべっているのか、どうやって行くのか、そこで何をすればよいのか、自分にできることなのか、いろいろと下調べをします。さらには、安心のために、日本語の通じるサービスカウンターをメモしたり、口に合う日本食をもっていったりする人もいます。とても大切なことだと説得されたとしても、こうした準備がなければ、行こうと思えないからです。

　子どもにとって、病院は、"行ったことのない国"です。子どもが、下調べも拠りどころもなしにそこに放り出されそうになったとき、緊張、不安、恐怖を訴えることに、そして必死になって抵抗し、拒否することに、何の矛盾もないのです。

（ 脱・大人の都合 ）

　子どもが心地よくいられるかどうかを考えるときに、最も注目すべきなのが"子どもの視点"です。とはいえ、大人の世界で生きている大人が、子どもの世界を漠然と想像するのは難しいものです。

　では、子どもの"感覚"に的を絞って考えてみましょう。その子どもに、何が見えるのか、何が聞こえるのか、どんなにおいがするのか、どんな味がするのか、どんな手触りがするのか。大人の世界で生きていても、これらを考えると少し、具体的になると思います。

　前述の、子どもが病院に連れてこられた診察室に立ち戻ってみます。おそらく白衣姿の医療者が何人かいたでしょう。感染予防のため、マスクを着用しています。すぐ手に取れるように医療器具が並べられています。侵襲的な検査や治療のために、説明書や承諾書も用意されています。そのような機能的な診察室で、医療者は真剣に、子どもの様子を観察します。大人には、何の違和感もない景色です。

　さて、その子どもに見えたのは何でしょうか。

揃って身を覆う白い洋服、顔を隠すマスク、近づいてくる奇妙な形の道具、差し出される難しい漢字が並んだプリント、それに、子どもをジロジロと見ながら神妙な面持ちでしゃべる大人たち。不審なものでいっぱいです。

大人にとって都合のよいことが、子どもにとっても都合のよいこととは限りません。このようにして、子どもの感覚で、子どもが安心できるものに囲まれていられるかどうかを見極めることが、すなわち環境を整えることになるのです。

“子ども”とは

ただ一言で“子ども”といっても、さまざまです。赤ちゃんも子どもですし、中学生・高校生も子どもです。男の子もいれば、女の子もいます。兄がいる子どもも、妹がいる子どもも、一人っ子もいます。電車や車が好きな子どもも、嫌いな子どもも、アイドルが好きな子どもも、嫌いな子どももいます。新しいことにワクワクする子どもも、ビクビクする子どももいます。どの子どもも、間違いなく、その病院に来る“子ども”です。

医療の現場でよく見落とされているのは、いろいろな“子ども”がいるという点です。子どものためにと考えられたカラフルに塗られた壁

や天井を、明るく感じる子どももいますが、一方で、うるさく感じる子どももいます。アニメのキャラクターで埋め尽くされている部屋に、満面の笑みを浮かべて入る子どももいますが、場違いじゃないかと感じながら入る子どももいます。どの子どもも、忘れられることなく、後回しにされることなく、子ども自身が受け入れられていると思える環境が必要です。

自分も子どもを取り巻く環境の一つだと自覚する

最後に、もう一つ考えておかなくてはならない点は、この本を読んでいるあなた自身も子どもの環境であるということです。子どものまわりにあるものは“もの”だけではありません。“人”もそうです。あなたの姿は子どもに見えており、あなたの声も子どもに聞こえています。

医療者が何気なく歩く足音に耳を傾けたり、何気なく手にする注射器に目を奪われたり、子どもは、まわりで起こることを戦々恐々としてうかがっていることが少なくありません。医療者がしていることには、子どもにとって、医療者が意図していることだけに留まらない意味があります。子どもを取り巻く一つひとつのことにまで配慮してこそ、本当の意味で、子どものために考えられた環境といえるでしょう。

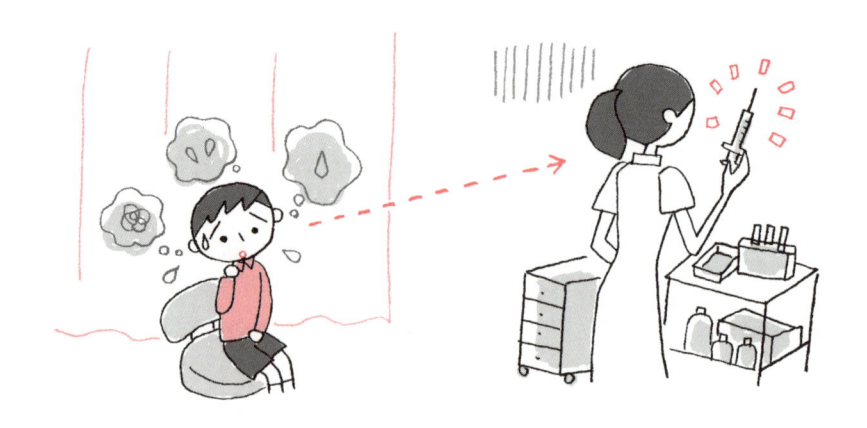

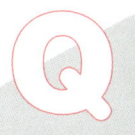

病棟の工夫

Q 当院では、小児科と内科との混合病棟のため、小児病棟のように病棟内をかわいく飾ることができません。何かよい工夫や方法はありますか。

小児病棟は、保育園や遊園施設のように"かわいく"飾られているところが多いようです。かわいらしい動物が迎えてくれる入口、カラフルな廊下、そして病室のベッドではキラキラ光る星たちが回っていることさえあります。ご質問のように、それを大人の患者が共用するスペースに施そうとするのは難しいことです。

かわいいデコレーションが、幼い子どもの目を引くのは確かです。そうしたものが大好きな子どもも、たくさんいます。けれども、子どもが過ごす場所として必要なことは、本当に、かわいく飾ることでしょうか。そこから考えれば、小児病棟の飾りをまねるのではなく、混合病棟でもできること、混合病棟だからこそできることが見えてくるはずです。

（ "かわいく"飾る？ ）

…▶大切なのは、かわいいかどうかではなく、子どもが毎日を過ごす家としてふさわしいかどうか

病棟は、子どもが毎日を過ごす場所です。子どもは、そこで目を覚まし、ご飯を食べたり、歯を磨いたり、お風呂に入ったりします。学童であれば、そこから「行ってきます」と登校す

る子もいるでしょう。つまり、子どもにとって"家"になるわけです。

子どもの家には、何があるでしょうか。例えば、大切にしている玩具があったり、記念の作品があったりするでしょう。飾ってあるものといえば、家族で遊園地に行った写真かもしれませんし、保育園や学校のイベントで活躍した賞状かもしれません。家は、その子どもの居場所であるという証であふれています。もちろん幼い子どものいる家には、かわいいものが多いことがあります。けれども重要なのは、単にかわいく飾られていることではなく、子どもに、家に匹敵する居場所が与えられていることなのです。

（ 子どもの"いつも"が、居場所をつくる ）

…▶普段の子どものまわりにあるものが、安心できる居場所をつくる

病棟での子どもの居場所を考えるならば、まずは、子どもの家にないもので、なくせるものはなくすことです。すでに医療品や医療に関する注意書きでいっぱいになった景色のうえに、飾りで上塗りしようとするのは無理があります。それに、医療者の都合や習慣で置いてある

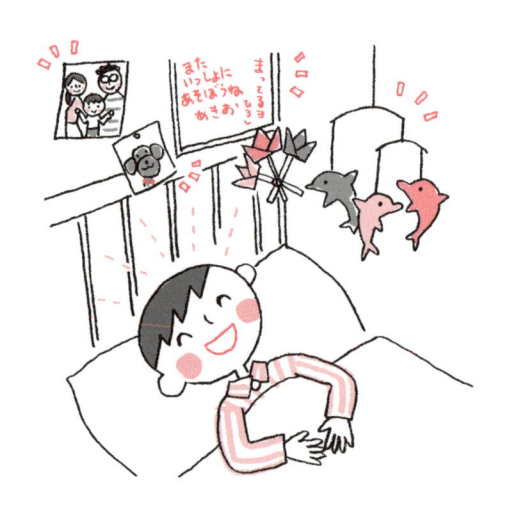

だけで、改めて「絶対にそこになくてはならないのか」を考えてみると、実はそうでもないことは、結構あるものです。「子どもの"家"のはずなのに、子どもになじみのない医療のものが先に陣取っているほうが問題ではないか」——そう考えて、先に子どもの居場所を確保してから、その後に、子どもに必要な医療のもののみを追加させてもらえばよいのです。

では、子どもの居場所をつくる作業に戻りましょう。子どもの家にないものをなくしたら、今度は、子どもの家にあるものを持ち込みます。「飾りを加えたい」ということならば、例えば、子ども自身が、自由に色紙を貼ったり色ペンで描いたりできるボードを備えつけるのはいかがでしょうか。子どもの家には、子ども自身の絵や工作が飾られていることがよくあります。保育園のようにかわいく飾られた部屋では居心地の悪い年長の子どもは、憧れのアイドルの載った雑誌や、友だちからの寄せ書きを飾ってもよいかもしれません。

長期間の入院になる場合は、家で飾っているものを持ってきてもらう方法もありますし、面会に来られる家族といっしょに写真を撮って、飾りにする方法もあります。また、飾るものでなくても、普段から使っているタオルケットや、

お気に入りの絵本、仲良しの友だちにもらった手紙など、子どものまわりに"いつも"あるものが、病院でも、その子どもが安心できる居場所をつくってくれます。

（ 子ども＋家族＝1 ）

···▶ **子どもと家族は二つで一つ、それが当然のことだと考える**

飾りやその他のものを揃えるよりも、重要なポイントがあります。子どもの"家"に不可欠な、家族の存在です。子どもにとって、最も身近で居心地のよい環境です。

ところが、家族の来院に制限を設けている施設が、まだまだ多いのが現状です。子どもや家族の状況によっては制限が必要な場合もありますが、その子どもに、その家族に、本当に必要な制限なのか、検討すらされていない場合もめずらしくありません。

放射線を用いた検査は、その患者にとって、被ばくのデメリットを上回るメリットがあると判断されるときのみ、了承を得て行われることになっています。子どもを、家族と引き離すことも同じです。医療者の都合で行われるのではなく、その子どもの心理面、発達面に与える負の影響を上回る正の影響があると、客観的な根拠をもって判断されるときのみ、了承を得て行われなくてはなりません。

（ 大人の患者さんも、子どもの環境に ）

···▶ **身近に感じ、そして受け入れられていると感じれば、そこも子どもの居場所になる**

同じ部屋で寝食をともにする大人の患者さんも、子どもを取り巻く環境のうちです。ぜひ、

心地よくいられる環境になっていただきましょう。

　一つの案としては、子どもにその部屋の一員としての役割を担ってもらうことです。例えば、子どもから同室の患者さんへ、折り紙で鶴を折ってプレゼントしてみてはどうでしょうか。一つひとつに患者さんの名前を書けば、相手をおぼえることができ、その患者さんは子どもにとって"見知っている人"になります。一人ひと

りに手渡しすれば、子どもと患者さんとの間にコミュニケーションが生まれます。子どもに、患者さんの病衣を配ってもらったり、体温計を集めてもらったりすることでも構いません。他の患者さんの状況にもよりますが、子どもがまわりを身近なものに感じ、まわりに受け入れられていると感じることで、そこが子どもの居場所になることを期待したいものです。

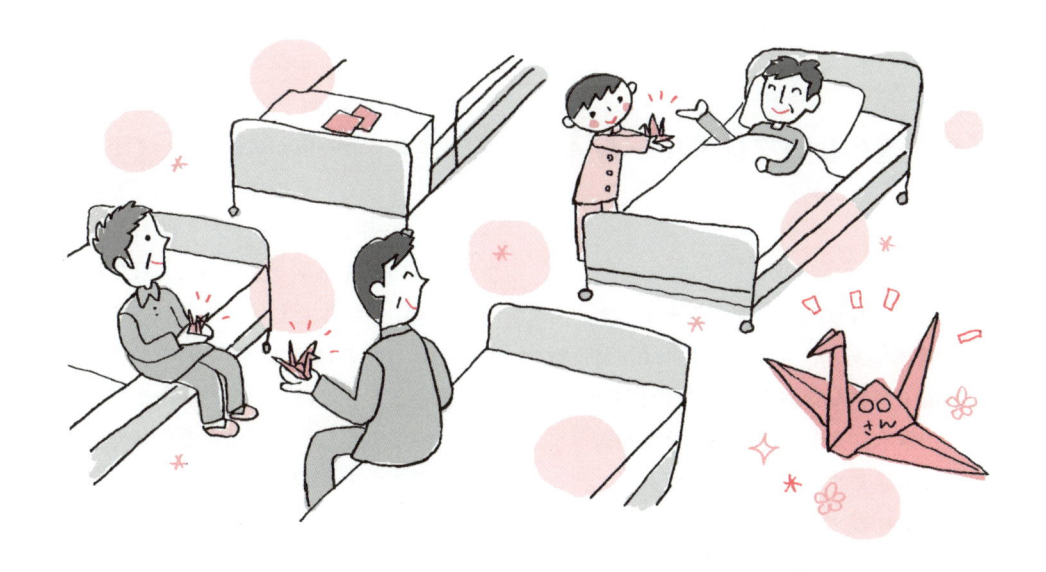

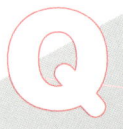

プレイルームの活用

Q 病棟内にプレイルームと呼んでいる部屋はあるのですが、乳幼児を何人か集めて食事介助をしていたり、付き添いの母親がテレビ番組を見ていたりと、うまく活用できていません。どうすれば子どもが遊ぶ部屋になるでしょうか。

ご質問の方の施設でプレイルームと呼ばれている部屋は、子どもの遊びにではなく、食事や休憩に使われているようです。確かに、子どもを集めて食事介助ができれば、人手に余裕のない病棟の看護師や保育士には大変便利です。また、子どもの看護に疲れた母親が、テレビ番組を見て、リフレッシュすることも大切なことです。しかし、どちらも使っているのは大人のほうです。プレイルームは、本来、子どもが遊ぶ部屋です。せっかくプレイルームと呼ばれているのですから、大人にはほかの部屋へ移っていただいて、ぜひ、子どもが使う部屋に戻してほしいと思います。

子どもが遊べないプレイルーム

⋯▶ 遊ぶ子どもの動きを考えてみる

あるプレイルームを例にあげてみます。大きなマットが敷いてあり、中央には保育用の机、まわりには椅子が並んでいます。壁際の箱には、ブロック、積み木、人形、ミニカーなどが入っています。リビングサイズのテレビがあり、教育番組やアニメ番組のDVDがいくつかあります。まぎれもなく、そこはプレイルームです。

見かけるのは、よちよち歩きの子どもが机を手すりにして歩いている姿、それを横目で見ながら雑誌を読む母の姿、そして、5歳くらいの子どもがテレビの前に陣取って番組にかじりついている姿。プレイルームですから、子どもが遊びに熱中している姿を期待するのですが、互いの交流もなく、生き生きとした表情もなく、熱中しているようには見えません。

そのとき、中学生らしい子ども二人がやってきます。どうやら広い机を探していたようで、マットにあぐらをかいて座り、保育机にバトルカードを広げていきます。だんだんと歓声を上げるようになり、中学生たちは遊びに熱中しはじめているようです。けれども、よちよち歩きの子どもは、カードが広がっていくと手すりが使えなくなっていくので、歩くのをやめてしまいます。一方で、5歳の子どもはおもしろそうなカードに興味津々で、仲間に入れてほしいと言います。中学生たちは快く入れてあげるのですが、入ったのはまだ幼い5歳の子どもですから、思いどおりにはバトルが進みません。そのうち、中学生たちの歓声はなくなってしまいます。中学生たちがプレイルームを出ていくと、5歳の子どもも退屈そうにして出ていくのです。

表1-2-1 ● プレイルームに備えるとよいもの

0〜2歳	マットやクッション ガラガラ、モビール、プレイジム、鏡、音や光で遊ぶ玩具、押したり引いたりする玩具、積み重ねる玩具、車や電車の玩具、形あわせ、くしゃくしゃボールなど	
3〜5歳	幼児用テーブルとチェア 音や光で遊ぶ玩具、積み重ねる玩具、車や電車の玩具、絵画/工作道具、シール、人形、ごっこ遊びセット、パズル、ブロック、ボーリングゲーム、ボードゲームなど	
6〜10歳	学童用テーブルとチェア 絵画/工作道具、ごっこ遊びセット、人形、パズル、ブロック、ボーリングゲーム、ボードゲーム、カードゲーム、テレビ、マンガなど	
11歳〜	成人用テーブルとチェア 絵画/工作道具、ボードゲーム、カードゲーム、テレビ、マンガ、電子ゲーム、パソコン、楽器、メッセージボードなど	
発達に偏りのある子ども	感覚を刺激して遊ぶもの（ゆらゆら揺れるもの、触れると音がするもの、一定の間隔で光ったり動いたりするもの、さまざまな触り心地のするもの、ビリビリ破いてもよいチラシや新聞紙など）	

これが、子どもが遊べないプレイルームです。よちよち歩きの子どもにも、5歳の子どもにも、中学生の子どもたちにも、結局のところ、居場所がなく、本当に熱中して遊ぶことができません。一見、十分なスペースがあり、玩具もあるようですが、それだけでは、子どもが遊びに来る部屋にはなれないというわけです。

それぞれの遊びを達成する

> それぞれの子どもが、それぞれの遊びに熱中できるようにする

プレイルームを活用するには、遊ぶ子どもの動きを把握することが第一です。よちよち歩きの子ども、5歳の子ども、中学生の子どもそれぞれが、それぞれのための遊びに熱中でき、満足に達成できるプレイルームなら、子どもたちはきっと遊ぶようになります。

欧米で、それぞれの子どもに合わせたプレイルームを設置する施設が増えているのはそのためです。おおよそ2歳以下の子どもを対象にし

たインファントルームや、10歳以上の子どもを対象にしたティーンルームなどは、入室に年齢制限が設けられています。それだけでなく、シアタールーム（映画を見る部屋）や、クラフトルーム（さまざまな芸術作品をつくる部屋）など、子どもの興味・関心に応じたものまであります。ほかの子どもに気兼ねすることなく、邪魔されることなく、遊びに熱中できるのです。

日本では、別々の部屋を確保するのは難しいことが多いでしょう。しかし、同じプレイルームの中をエリア分けするだけでも状況は変わります。年少の子どもも年長の子どもも、男の子も女の子も、一人遊びが好きな子どもも集団遊びが好きな子どもも、満足に遊べるような部屋になればと思います。

プレイルームに備えるとよいもの

プレイルームに備えるとよいものの一例を、それぞれの発達段階に応じて表1-2-1に示します。

3 処置室の工夫

Q 他院の処置室を参考にして、当院の処置室にもアニメキャラクターを壁に貼り、子どものがんばりを応援できるよう工夫したのですが、以前と同じようにやはり泣いてしまいます。アニメキャラクターを貼った工夫は役に立っていないのではありませんか。

子どもに人気のアニメキャラクターが貼りめぐらされた処置室の壁や天井を、よく見かけます。どれも、「がんばる子どものために」と一生懸命に手づくりしたことが伝わる力作です。ご質問の方は、「工夫が役に立っていないのでは？」と心配されているご様子ですが、役に立っているかどうかはさておき、そんなふうに子どものがんばりを思う医療者に処置にあたってもらえることは、子どもにとってすばらしいことですから、自信をもって工夫を考えていただきたいと思います。ただ、処置室は、子どもが苦痛に直面するという特別な部屋です。そのため、他の部屋とは異なる特別な工夫が必要なのです。

まず、処置室に立ってみて、子どもが体験することを、子どもの視点でとらえ直すことから始めましょう。大人の都合や、大人の先入観を排除すれば、おのずと、本当に子どものために考えられた処置室が見えてくると思います（図1-3-1）。

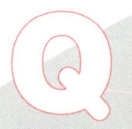

子どもの視点で、処置室を体験する

⋯▶ 処置室で、子どもが何を体験するのか、想像する

子どもにとって、処置は、処置室に入るところから出るところまでです。処置室に入るところから緊張、不安、恐怖にさらされ、出るところでようやく解放され、安心できるためです。

では、点滴をつなぐために、処置室へ入ってみます。医療者には見慣れた景色でも、子どもにはなじみのないものばかりです。目の前には薬や注射器の写真と難しい文字が貼ってありますが意味がわかりませんし、痛そうな針のついたものも血のついたものも見えます。そんな場所へ、子どもは、白い布で顔も体も隠した大人たちに、取り囲まれるようにして入っていかなくてはなりません。「刺されるんだろうか」「切られるんだろうか」「あの針が向かってくるんだろうか」と、ドキドキして過ごすほかないのです。

処置になると、ドキドキはさらに高まります。泣いて叫んだら、白い大人は、それを上回る大きな声で何かを言い始めますし、暴れて拒んだ

ら、今度は集団になって襲いかかってきます。子どもはもっともっと訴えますが、白い大人は、登場した針と、針が刺さろうとしている手をにらんでいるばかりです。針が刺さったあと、大人は「終わりだよ、テープを貼るよ」と言いますが、子どもは押さえつけられたまま、痛くて怖いままです。

　ようやく解放されるのは、チューブがつながれて、いくつもいくつもテープを貼られて、包帯でぐるぐる巻きにされて、血のついた針や布が片づけられてからです。もう、心も体もへとへとです。

　この体験を通して、子どもは、壁に貼られたアニメキャラクターが応援してくれていると感じられたでしょうか。察するに、処置室へ入った子どもに見えたのは、まず"針"、まず"血"、そして、自分に近づいてくる痛くて怖いものたちです。アニメキャラクターに注目し、「応援してくれている」と解釈するのは、この状況の子どもにとって、ずいぶんと難しい課題になりそうです。

なくせるものは、なくす

> ⋯➤ その医療資材が、その子どもの目の前に、なくてはならないものなのかを見極める

　多くの処置室は、子どもが処置を乗り越える場所ではなく、医療者が処置をするのに便利な場所として、組み立てられています。例えば、その子どもの処置には用いない医療資材までもがむき出しにされた棚。手が届くところにスタンバイされたいくつもの分別ごみ箱。どれも、医療者の都合が優先された結果です。

　しかし、絶対に処置室になくてはならないもの、子どもの目の前になくてはならないものは、考えてみると、意外に多くないことがわかります。処置室でより病室で使うことの多い医療資材や、年に一度、出番があるかどうかという医療資材は、子どもの不安や恐怖の対象にしてまで、処置室に常備しておく必要はありません。処置が終わってから分別を行うごみ箱も、わざわざ子どもから血だらけの中身が見えるほど近くに置いておく必要はありません。処置室で、子どもの目に入る一つひとつの医療資材について、改めて見直してみれば、新たな発見があるでしょう。

危機的場面に役立つ工夫とは

> ⋯➤ 子どもに見えるもの、聞こえるもの、触れるものに気を配る

　なくせるものをなくした処置室に、今度は、子どもの視点から、痛い、つらい、危機的な場面で、助けになるものを備える必要があります。例えば、子どもに見えるもの、聞こえるもの、触れるものをキーワードにすると具体的になります。

(1) 見えるものの工夫

❶見えない収納

　医療資材を、すべて見えるように飾っておく必要はありません。それぞれの処置に必要な物品が用意されてさえいればよいのです。スペースに余裕がなければ、引き出し式が簡単です。子どもの家にもある、子どもにとって見慣れた収納です。スペースに余裕があれば、カウンター式もあります。カウンターキッチンのように、カウンターの裏側に収納を設けるものです。

❷明るすぎず暗すぎない照明 (図 1-3-2)

　処置をするからといって、最初から明るすぎる部屋に案内されれば、子どもは緊張してしまいます。子どもが入るときには、普通の部屋と同じ明るさを保っておきましょう。処置を始め

るときに、明るくさせてもらえばよいのです。

　エコーを用いるとき、ベインライトを用いるときなどは、暗くする必要がありますが、いきなりバチッと電気を消されると、子どもはびっくりしてしまいます。暗くするときには、ゆっくり明かりを消していくこと、また少しの明かりは残しておくことで、子どもの不安や恐怖は、ずいぶんと軽減されます。

❸子どもの注目を得るための壁や天井

　（図 1-3-3、図 1-3-4）

　処置室では、子どもの意識は処置に集中しているのが普通です。いつ刺されるのか、いつ切られるのかとビクビクしているわけですから、当然のことです。その子どもの注目を得るには、それなりのタイミングとインパクトを備える必要があります。特に、処置室に入って最初に目に入る壁面や、処置ベッドに座って目に入る壁面、そして、処置ベッドに寝て目に入る天井面には、例えば、思わずジーッと見てしまう光るもの、「あれ？」と考えてしまう動くもの、絵や文字を探すもの、顔が映るものなどを、あらかじめ仕込んでおくと役立ちます。

❹物の選択と配置

　処置室に入ると、白色のシーツ、銀色のトレイ、青色の衝立などの寒々しい背景が広がり、さらに、目の前には山積みの医療資材や事務用品が迫っていることがあります。そこには、子どもの安心の対象となり得るものが見当たりません。背景には、子どもの家にもある、あたたかく落ち着いた色合いを用いましょう。また、処置に必要な物品を用意する際は、その子どもの興味・関心や目線を考慮して、子どもの視界に入りにくい場所を確保しておくとよいでしょう。

　子どもが処置を乗り越える特別な部屋の環境を考えるにあたっては、備える玩具の選択と配置も重要なポイントとなります。Part 5「検査・処置中の支援」で紹介されていますので、その

用い方も併せて取り入れてみてください。

（2）聞こえるものの工夫

❶ほかの子どもの泣き声への配慮

　処置室でほかの子どもが泣いていたら、その子どもはどう思うでしょうか。「処置室では、どんなに恐ろしいことをするのだろうか」と思ってしまいます。往々にして時間や空間に余裕がない医療現場ではありますが、防音シートを用いたり、BGM を用いたりして、できる限りの配慮をしたいものです。

❷いくつもの音や声への配慮

　子どもは、いくつもの音や声が重なると、うまく認識したり対応したりすることができなくなります。まずは、子どもを処置室へ呼び入れる前にできる準備はしておくようにします。子どもの前で、棚の中をゴソゴソと探す音、物品をカチャカチャと動かす音、包装をバリッと破る音、そして医療者同士が医療用語を用いて打ち合わせる声などを、可能な限り減らすようにするためです。

　さらに、子どもを処置室へ呼び入れたあとにも、いっそうの配慮が必要です。医療者は、背景の音に負けないくらいに大きな音で童謡曲をかけたり、なだめる声をかけたりしがちですが、それが、気が紛れるように、助けになるようにと意図してのことであっても、そうした重なり合う音や声によって、子どもはますます緊張や興奮が高まり、パニックになってしまうことがあります。Part 5「検査・処置中の支援」を参照し、子どもの処置にふさわしい環境を整えましょう。

（3）触れるものの工夫

❶心地よい処置ベッド（図 1-3-5）

　処置ベッドは、子どもが処置の間ずっと抱かれているものです。高すぎず低すぎず、広すぎず狭すぎず、硬すぎず軟らかすぎない、寝心地

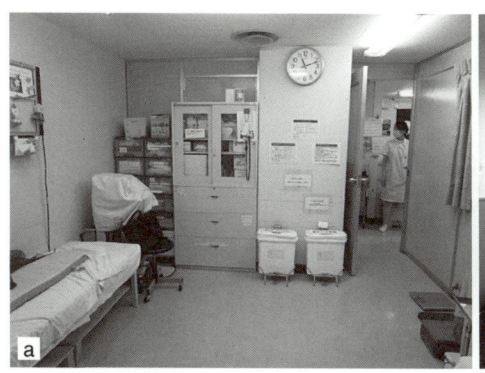
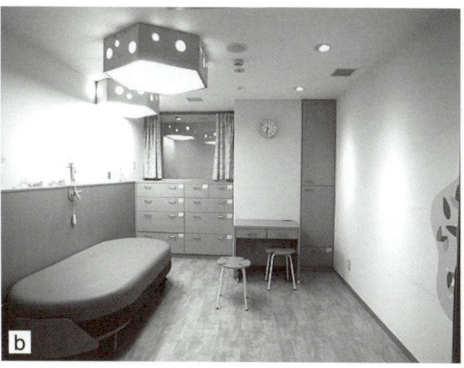

a：医療者が処置を施すための空間（改善前）
医療者のためのもので埋め尽くされている。子どもが足を踏み入れた瞬間に、痛そうなもの、怖そうなものが、目に飛び込んでくる

b：子どもが処置に臨むための空間（改善後）
医療者のためのものは、いったん全撤去。子どものための「子ども部屋」をベースにして、あとから医療に必要なものを付け足していく

図1-3-1 ● 処置室の改善例

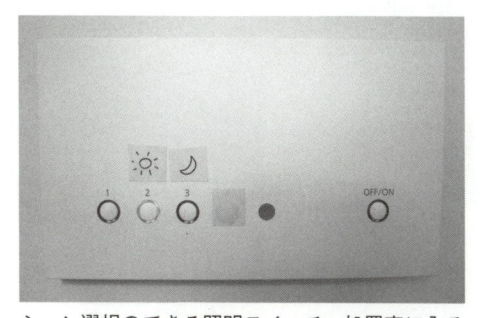

シーン選択のできる照明スイッチ。処置室に入るときに子どもの緊張が高まらない自然光モード、処置時にゆっくりと明るくなるお日様モード、エコー時にゆっくりと暗くなるお月様モードが、ワンタッチで切り替えできる

図1-3-2 ● パッとついたりバチッと消えたりが怖くない光のコントローラー

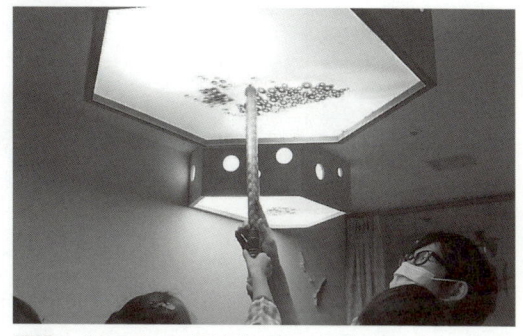

照明のガラスクロス面を棒で押し上げると、中のビー玉が心地よい音とともに転げ回り、離すと中心に戻ってくるしかけ。処置室に遊びに行きたいという子どももいる

図1-3-3 ● 音と光が躍るような天井の照明

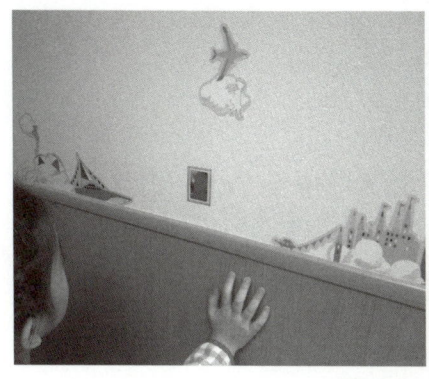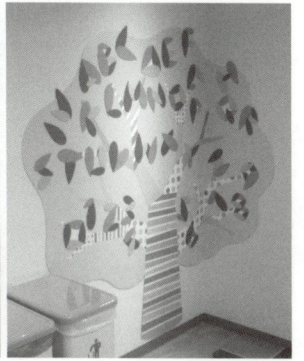

「ちっちゃな鏡にお顔が映ったよ！」「葉っぱの中に文字や数字をミッケ！」……探したり、考えたり、遊んだり

図1-3-4 ● あれ？と気になる壁面デザイン

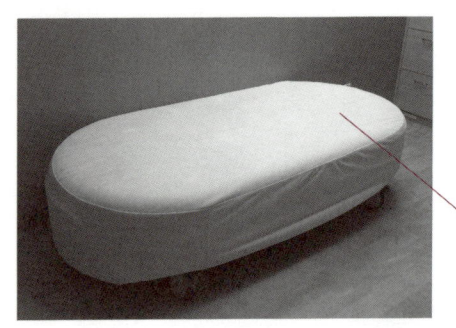
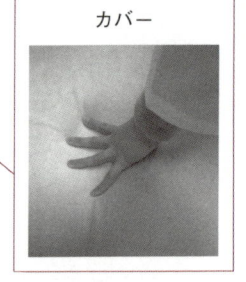

カバー

安定感のある高さ、広さ、形の処置ベッド。低反発＋高反発の組み合わせで、包み込まれる感覚のマットレスを、耐破性や防水・吸収性も兼ね備えた肌触わりのよいパイル地のカバーでくるむ

図1-3-5 ● 包まれ感のある処置ベッド

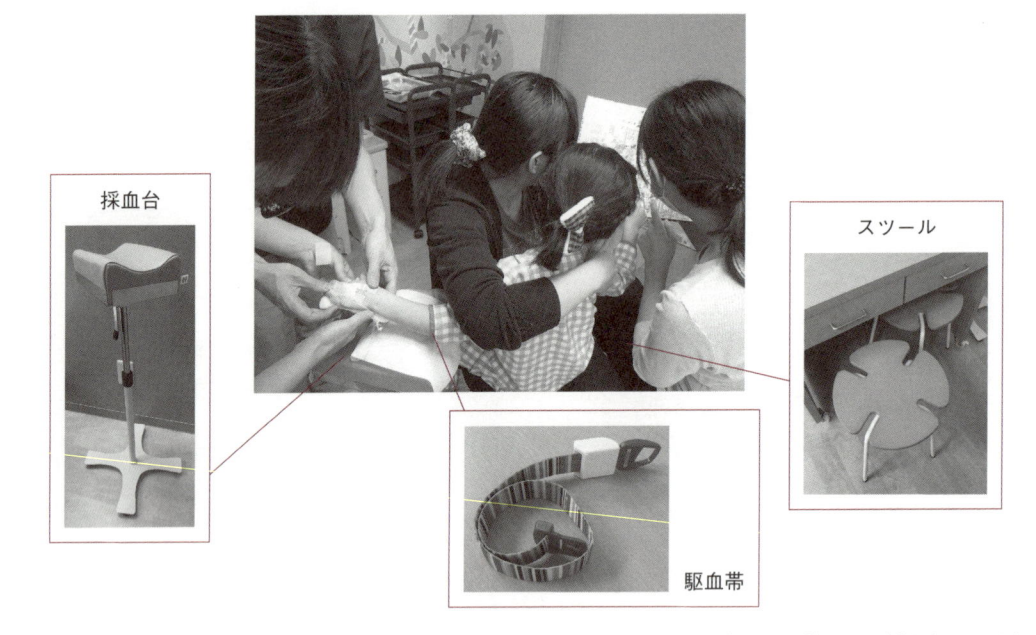

採血台

スツール

駆血帯

ママにギュッと抱き寄せてもらい、お探し絵本で遊びながらの注射。抱っこの高さに調整できる採血台、子どもが自身の体を蹴り上げにくいスツール、縛られ感の少ない駆血帯を常備する

図1-3-6 ● 抱っこ注射を可能にする道具たち

のよいマットレスを選び、そして、吸水性がよく、肌触りのよいカバーを選びたいところです。

❷心地よい体勢を成功させるための道具

（図 1-3-6）

　処置によっては、子どもは処置ベッドに寝るだけでなく、椅子に座ったり、お母さんに抱っこしてもらったりと、心地よい体勢で行うことができます。それによって、子どもの理解や納得が得られるためです。処置室には、ベッドだけでなく、スツール、クッション、手を乗せる台なども用意しておくとよいでしょう。

（ アニメキャラクターの活用 ）

⋯▶ それぞれの子どもの個性に合ったキャラクターを選ぶ

　さて、ご質問の方が気にされていたアニメキ

ャラクターに話を戻しましょう。一概に、それが役に立たないというわけではありません。ただ、処置中の子どもの役に立てようとするには、それなりの注意と工夫が必要になるのです。

アニメキャラクターは、万能ではありません。たとえ人気のあるキャラクターであっても、そのキャラクターに目を奪われる子どもばかりではなく、年齢、性別、興味・関心によっては、見向きもしないどころか、中には、見たくないと言う子どもまでいます。そうした子ども一人ひとりを知ったうえで、本当にその子どもに、そのキャラクターを使うことがよいのかどうかの判断をすることが大切です。

また、もしその子どもにはそのキャラクターが役に立つと判断されたとしても、ただ壁に貼られているだけでは、子どもの助けにはなりにくいところです。まず子どもの目線の先にキャラクターがなくてはならないのです。そのため、医療者は、子どもを取り囲んだり押さえつけたりして、キャラクターを隠してしまってはいけません。そして、キャラクターのほうも、単に

貼られているだけでなく、消えたり、変わったり、動いたり、という工夫を加えることで、もっと子どもに目を向けてもらえるものになります。

なお、前述のように、特定のキャラクターは、子どもによって好き嫌いの分かれるものです。ご質問の方は他院の処置室を参考にされたようですが、その理由から、最近では、壁面装飾のように多くの子どもが共用するものには、あえてキャラクターではなく、かわいすぎない一般的な人や動物のイラストを用いる施設が増えているのです。

せっかくの取り組みです。キャラクターを用いることの利点も難点も考えに入れて、子どもの役に立つといえるように改良してみてはいかがでしょうか。

【参考文献】

1) 岡本清文：HARTプロジェクト—小児処置室の空間デザイン，近畿大学文芸学部論集「文学・芸術・文化」，24(2)：117-130，2013.

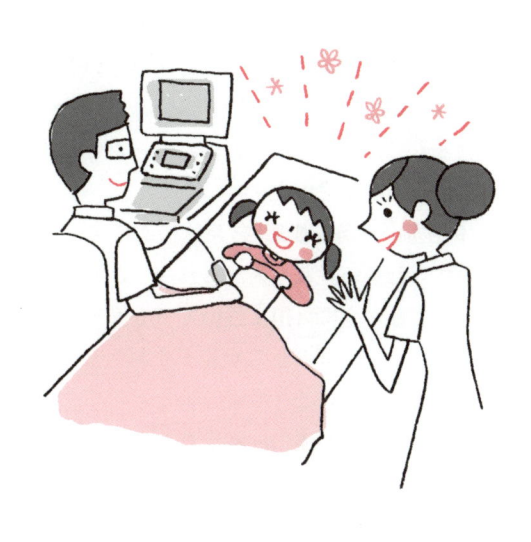

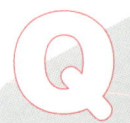

手術室の工夫

Q 手術室では、衛生上、医療材料でないものを取り入れることが難しいです。小児の恐怖心をどのように軽減できますか。

手術室は、子どもの行きたくない場所ランキングの中でも上位に入るところです。手術そのものに対する気持ちを別にしても、医療材料でないもの、つまり、子どもにとって身近なものがことごとく取り除かれた異世界なのですから、恐怖心を抱くのは無理もありません。

だからといって、仕方がないとあきらめてほしくはありません。子どもを囲むものを少しでも身近なものにする方法を探ってみましょう。

“衛生面”と“心理面”を天秤にかける

⋯▶子どもの心に負担を強いてでも優先されるべきルールなのかを確かめる

ご質問では、“衛生面”から、手術室に医療材料でないものを取り入れることが難しいと困っておられるわけですね。確かに難しいでしょう。けれども、難しいというのは、まったくできないというのとは違います。

“衛生面”と“心理面”を天秤にかけて、考えてみてください。取り入れられないという判断は、子どもの心に負担を強いてでも優先されなくてはならないものなのでしょうか。そうであれば、仕方がないことです。子どもの心を優先させて、子どもの体に危険が及ぶようでは困ります。しかし、中には、単に固定観念や習慣に

よってそう信じられてきただけで、よくよく調べてみると、実は、そんなに頑なに尊重しなくてはならない根拠はなかったとわかるものもあります。あるいは、それに代わる対策をとることで、取り入れられるものもあります。

改めて規制の根拠を確認してみましょう。規制自体を緩和したり、代替案に変更しても感染率に差がないものについては、そうすることで恐怖心の軽減につなげられるかもしれません。

手術室の中の安心

⋯▶すでに日本の手術室でも取り入れられている、さまざまな工夫を参考に

参考までに、実際に手術室で取り入れられているものを、いくつか紹介しましょう。

(1) 子どもになじみのもの・人

手術室には、子どもにとってなじみのものがなく、拠りどころになるものがありません。それに対して、いつも子どもがいっしょに寝ている縫いぐるみやタオルケットなどを連れていくという方法は、比較的よく用いられています。

また、子どもにとっては究極の“なじみのもの”である親に同伴してもらうこともあります。ただし、親の動揺が子どもに伝わってしまうケ

ースもあるので、麻酔導入までの親子をサポートする体制が確保できない場合には、注意が必要です。親には、手術室へ入るところ、あるいは子どもの目の前で割烹着と帽子とマスクを着けてもらいますが、清潔操作を開始する前までのことなので、衛生的には問題ないようです。

(2) 子どもが身を包むパジャマとベッド

手術室に入ると、子どもが泣いても拒んでも、病衣が脱がされ、手術台の上に寝かされる、そんな施設が、まだ少なからずあります。そうではなく、できる限り、病室から手術室までは同じパジャマとベッドで行き、そのまま麻酔がかけられて眠りたいところです。

眠っている子どものパジャマが脱がせにくいなら、あらかじめ病室で専用の術衣に着替えておく、慣れないストレッチャーでの移動がやむを得ないなら、子どもが病室で使っている掛け物に包まっておく、そうした少しの工夫でも、子どもはどんなに安心して眠れることでしょう。嫌がる子どもを無理やりに手術台へ押し上げるより、病棟から乗ってきたベッドの上で麻酔をかけ、眠っている子どもを手術台へ移すほうが安全でもあります。

(3) 怖くない大人の服装

子どもが怖いと言うものの一つに、あの手術室らしい服装があります。全身を青緑色の布で覆い、キャップとマスクの隙間から目だけをのぞかせているスタイルです。手術中は、根拠に基づいて、その服をまとっている必要があるかもしれませんが、子どもを出迎えるときからしている必要はありません。どんな色でも、どんな柄でも構わないはずです。さまざまな色や柄のスモックを羽織って、子どもになじみのある学校の給食のおばちゃんのようなスタイルで出迎えてくれる手術室もあります。

(4) 玩具

"小児の恐怖心"に対抗するには、遊びが一番です。好きな音楽をリクエストしておける手術室は、最近、よく見かけます。消毒のしやすいプラスチック製やビニール製の玩具は室内を汚しませんし、携帯ゲーム機、DVDプレイヤーも、簡単に取り入れられます。また、物品にカバーをしたり、空気清浄機能を高めたりすることで、パペットを持ち込んで動物と戯れるように遊んだり、楽器を持ち込んで生演奏を聴いたり、さらには、シャボン玉を吹いたりもできる手術室が、日本にも現れてきています。

(子どもを泣かせているのは 大人たち)

⋯▶ 子どもが泣くのは、子どものせいではなく、大人のせいだと自覚する

欧米では、多くの施設で、子どもが安心して手術を受けられる設備が整えられています。ある施設に手術に行くと、子どもは、まず家族といっしょにインダクションルームに入ります。しばらく過ごして慣れた頃、一人の麻酔科医と一人の看護師が入ってきて、ベッドの横に座り、インダクション（麻酔導入）を行いますが、子どもは、家で眠るときのように家族に寄り添われ、本を読んだりゲームをしたりしながら眠るので、日本の手術室で見かけるような、取り囲む大勢の医療者の隙間からママを求めて泣き叫ぶ子どもの姿はありません。家族と手をつないで、穏やかに眠るのです。ほかの医師や看護師は、子どもが眠ってから入ってきて、眠っている子どもを手術室へ連れていきます。

子どもは、"泣く生き物"ではありません。私たち大人が、子どもの視点で物事を考えて進めないから泣くのです。今後、子どもを泣かせない手術室が、もっともっと増えていくことに期待したいと思います。

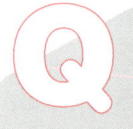

画像検査室の工夫

Q 放射線を用いた画像検査では、閉め切った部屋に子どもが一人でいることになります。体動を抑えるために抑制帯で包むことも多く、子どもをよく泣かせてしまうことが気になっています。子どもにとってストレスの少ない環境にすることはできないでしょうか。

幼い子どもが、一人ぼっちで見知らぬ場所に閉じ込められ、どんなに心細いかは容易に想像がつきます。しかも、体の何倍もある大きな機械の中に入れられ、縛られて寝かされることまであるのですから、子どもにとっては、相当なストレスです。けれども、放射線被ばくの問題が伴いますから、気軽に付き添うわけにもいきません。ご質問からは、そのジレンマの中で、子どもを気にかける気持ちが伝わります。

画像検査の一番の特徴は、処置や手術と違って、子どもに著しい痛みが与えられないということです。プリパレーション（心理的準備）と本番の環境が整えば、多くの子どもがうまく取り組んでくれるでしょう。

目のやり場をつくる

…▶ 子どもに意味がわかる空間を演出する

画像検査室では、往々にして、大きな機械が中央を陣取り、そのまわりを配線がめぐっています。子どもにとっては意味不明です。しかし、知らないこと、わからないことに対して、緊張、不安、恐怖を示す子どもですから、機械や配線に意味を付ければよいのです。機械を宇宙ロケ

ット、潜水艦、遊園地の遊具、大きな動物の背中に見立てるなど、いろいろと発想することができるでしょう。

機械や配線を加工や装飾することが難しければ、機械の存在感を薄めるように、その他の工夫をしても構いません。思わずジーッと見てしまうもの、「あれ？」と考えてしまうものといった、注目が得られるものを用いましょう。例えば、砂時計、水時計、鏡、ライトファン、蛍光シールなどを貼ったり、置いたりすることはいかがでしょうか。

遊びを取り入れる

…▶ 子どもに意味がわかる時間を演出する

画像検査室内の設備に対してだけでなく、画像検査室での撮影を通して子どもが体験することに対しても、意味をもたせることができます。例えば、いくつかの衣装（検査着）の中から好きなものを選び、ポーズを決めて写真撮影するとか、マイクとスピーカーを通してしりとりやなぞなぞなどの言葉遊びをするなどすれば、画像検査室での体験もさまざまな遊びになります。また、口もとの少しの動きも許されない検

査の場合は、子どもが安心する親の声で数を数えたり、絵本を読んだりしてもらうこともできます。子どもが身近に感じる遊びの小道具を用意しておくとよいですね。

親を巻き込む

┈▶ 子どもが「一人じゃない」と感じられるようにする

また、親が見ていることがわかっているだけでも、子どもは、そうでないときよりも安心していることができます。その場合、撮影に際しては、子どもを一人にする前に、どこの窓から親が見ているのかを伝えておきます。その窓が子どもの視界に入っているかを確認し、もし入っていなければ、鏡を駆使して、親子の目と目が合うようにしておきましょう。

親に付き添ってもらっての撮影は最終手段ですが、子どもの不安や恐怖が著しく、親の承諾が得られる場合には、選択肢の一つになります。例えば、一般的なX線撮影では、子どもは機械に抱きつくようにして立ち、親はプロテクター着用のもと、その裏側から両手を差し出し、手をつなぎます。子どもは、抑制帯で抑制されるよりも、親にギュッと手をつないでいてもらうほうが、どんなに安心することでしょう。さらに、機械の上から目と目も合いますから、子どもは、文字どおり"親といっしょに"検査に臨めるわけなのです。

抑制方法と程度を考える

┈▶ それぞれの子どもに必要なだけの抑制方法と程度を決める

抑制は子どもにとって、狭く、苦しく、痛い、何よりストレスを感じる"環境"です。そのため、

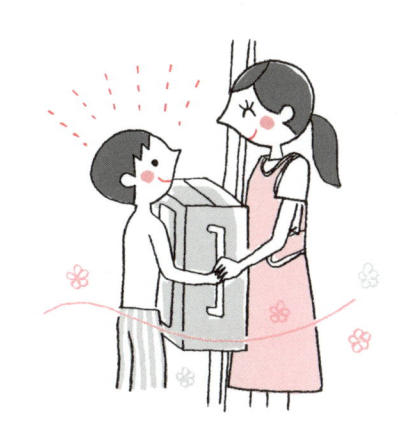

一概に"抑制帯で包む"といっても、どの方法が、どの程度が、その子どもにとって不可欠な抑制なのかを判断することが先決です。

撮影内容にもよりますが、抑制が加えられることの多い乳児でも、上腕を体に引き寄せる姿勢を保つ（全身）、体に肌触りのよい布をまとう（全身）、明るすぎない（目）、安心する音や声が聴こえる（耳）、おしゃぶりをしゃぶる（口）といった、普段、赤ちゃんが心地よく過ごしている環境を守ることができれば、少しでも、興奮を抑えることができます。言葉でコミュニケーションがとれるくらいの子どもであれば、事前の心の準備によって、痛くないこと、困ったことがあれば誰かが助けてくれることを理解します。体を締めつけずとも、乗り物のシートベルト程度で乗り切れる子どもも多くなります。

子どもの発達段階について、また検査前の支援については、本書の他の項目を参考にして、子どもといっしょに、どれくらいの抑制にするかを決めるようにするとよいでしょう。

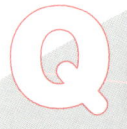

待合室の改善

Q 当院の外来待合室は、全員が座れる椅子を置くだけで目一杯というくらい狭く、子どもが遊べるスペースをつくることができません。待ち時間中にぐずってしまう子も多いので、なんとか改善したいと思いますが、どうすればよいでしょうか。

外来待合室は、人であふれかえっているところが多いようです。医療者のほうは大急ぎで走り回っていても、待っている子どもたちは、「遅いなあ、まだかなあ」と、医療者を見上げているのですから、「なんとか遊んで過ごせるスペースを」と思われる気持ちはお察しします。

スペースに余裕のない待合室の環境改善について考えるとき、まず持ち上がることが多いのが、壁や天井の色を変えたり、絵を飾ったりして、部屋の雰囲気を改善しようということです。近年では、パステルカラーでカラフルに彩られた壁やソファー、開放的な空をイメージした天井、おとぎの国のストーリーが展開する絵など、明るい雰囲気を意識した待合室も増えており、以前のように、どこを見ても同じ、まるで事務室か会議室かという殺風景な部屋の中で待たされることは少なくなりました。

確かに、雰囲気がよいことは大切なことです。しかし、"雰囲気がよい"だけで留めてしまっては、子どもの不機嫌の改善の役には立ちません。せっかくですから、子どもが遊べる環境のために、もうひと工夫してみましょう。

（ 待ち時間を減らす工夫 ）

…▶ 待たせない、待っていると感じさせない工夫をする

まず考えておかなければならないのは、その目一杯に椅子が置かれた待合室で、ぐずるまで待たされる時間は、子どもにとって本当に必要なのかということです。楽しく遊んで待っていられるのならば、それもよいかもしれませんが、そうでないならば、少しでも待たせないようなシステムを考えることも、一つの工夫です。

完全に待ち時間をなくすのは難しいことですが、最近では、そこで待たずとも、患者に配布される端末に順番が表示されたり、ウェブサイトで確認したりできるようなシステムを採用している施設もありますから、なんらかの方法を活用してみてもよいでしょう。待合室で待つ人の数が少なくなれば、子どもが遊べるスペースもつくれるかもしれません。

座れるスペースで遊べる工夫

…▶ 壁面でも、天井面でも、座っている親の膝の上でも、子どもはうまく遊ぶ

さて、待ち時間そのものにも工夫を施したうえで、子どもが遊べる省スペース環境をアレンジしてみましょう。

子どもの不機嫌に働きかけるには、子どもが「あっ」と顔を向けたり、びっくり驚いたり、「うーん」と考えたりするようなものが必要です。ご質問の方の施設には、全員が椅子に座れるスペースはあるようなので、壁や天井は十分にありそうです。例えば、以下のようなものを備えてみてはいかがでしょうか。

❶絵や文字を探す絵本

たくさんの紛らわしいものの中から、指定のものを探す遊びです。年少児も年長児も簡単に取り組めますし、すぐに夢中になれるのもよいところです。

❷逆さ絵

上から見た絵と下から見た絵が違うものに見える絵で、それが何に見えるのかを突き止める遊びです。これも、年齢を問わず、すぐに取り組めます。

❸クイズ、なぞなぞ

概ね小学生以上の年長児が対象です。「うーん」と頭をひねるので、遊びに集中することができます。

❹レールを走るもの

見上げるような位置にレールを敷いておきます。頭の上を乗り物が走ってもおもしろいですし、ビー玉やパチンコ玉が転がっても楽しいです。

❺モビール

待っている子どもはみな、積極的に遊べる元気のある子どもとは限りません。モビールは、横になった姿勢でも見るだけで楽しむことができます。

❻ミニ水族館

生き物は、多くの子どもを笑顔にします。水槽の中の動物は他の動物に比べて清潔を保ちやすいので、病院には打ってつけです。

また、ご質問の方の施設には、全員が座れる椅子はあるようなので、それぞれが椅子に座って遊べるものを用意しておくのもよいでしょう。遊びのない待合室では、ぐずる子どもと必死でなだめる親、静かにしなさいと叱る親とすねる子ども、そんな光景が見えます。以下に示すような玩具は、親子で仲良く遊ぶきっかけにもなります。

❼クリップボードと筆記用具

膝の上にクリップボードを置けば、簡単な机がつくれます。紙と鉛筆が用意されているだけでも、子どもならではの想像力を発揮して、さまざまな遊びに発展させることができます。

❽塗り絵、線つなぎ

緊張や不安のある子どもの場合、自由度の高い白紙からでは筆が進みません。そのようなときには、塗り絵や線つなぎなど、枠のある遊びがお勧めです。

❾折り紙

折り紙一つあるだけで、いくつもの色や大きさが選べますし、折ったり、破ったり、丸めたり、いろいろな使い方ができます。

❿間違い探し

比較的長い時間でも取り組んでいられるのが間違い探しです。懸賞つきの間違い探しもあり、よく年長児が夢中になっています。

⓫シール

年少児に人気なのがシール遊びです。何にでも貼るだけという手軽さで、手も汚れず、種類も豊富です。横になった姿勢でも取り組みやすい遊びです。

⑫絵本、雑誌、マンガ

待合室の定番です。幅広い年齢や性別に対応することができます。ただし、使い捨てにできず、消毒もしにくいため、感染面の配慮は必要です。

⑬小型のボードゲーム

親子で遊べるものとして便利なのがボードゲームです。膝の上に置けるサイズのものもたくさんあります。乳幼児のいる施設は、口に入る

小さなパーツのないものを選びましょう。

＊

実際のスペースや、対象とする子どもによって、ふさわしいものは違ってきます。子どもの遊ぶ姿を想像しながら、それぞれの施設にふさわしい工夫を見つけていただければと思います。子どもが楽しく遊んで過ごせる待合室になることを期待しています。

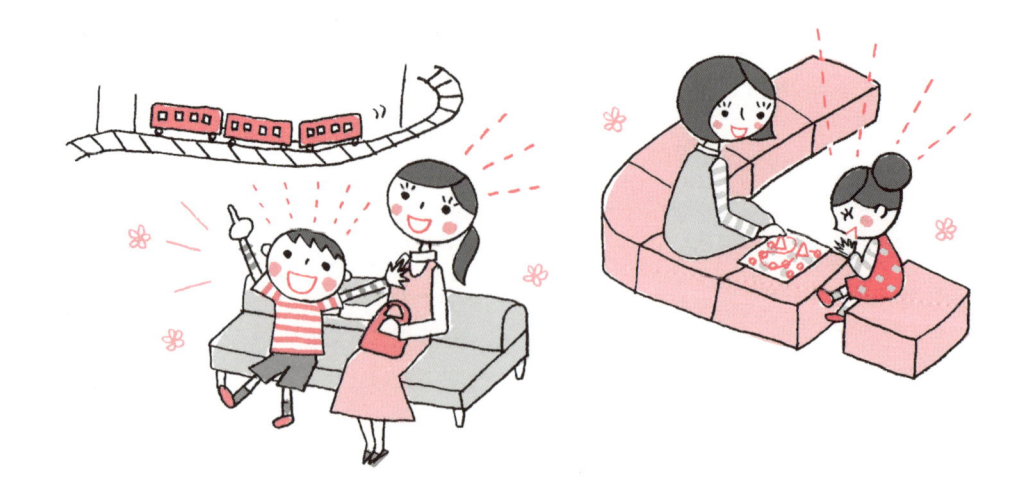

発達段階に応じたかかわり方

発達段階に応じた
かかわり方

子どもは、生まれてから毎日少しずつ成長していきます。それは、身体的な成長発達だけでなく、知覚・記憶・思考などの認知的な側面や、情緒・対人関係・パーソナリティといった心理社会的な側面の成長発達もあります。

それぞれの発達段階で、子どもができること

やしたい（やりたい）こと、楽しみになること、悩みになりやすいことは異なり、必要な支援は変わっていきます。子どもの成長発達を理解すると、発達を促すために必要なかかわりや、それぞれの発達段階に応じた効果的な支援が見えてきます。

乳児期

乳児期とは、誕生から1歳または1歳半頃の間をいいます。この時期は、身体の成長や運動機能の発達が著しく、また認知面や心理社会面においても、基本的な能力が獲得されていくときです。

しかし、自分一人では生きていくことができず、親の存在が必要不可欠です。自らの欲求やニーズが親によって満たされるという関係性の中で、心身ともに成長し、生涯発達の基礎を形成する時期といえるでしょう。

身体的発達、運動機能の発達

乳児期では、1歳になる頃には、体重は出生時の約3倍、身長は出生時の約1.5倍にまで、著しく成長します。中枢神経系や筋肉、感覚機能の発達に伴い、運動機能も発達します。新生児は、姿勢保持ができず仰向けの状態ですが、図2-1のように生後約1年間でめざましく発達し、乳児期の終わり頃には、一人で歩けるようになります。また、全身の動きに合わせて、手や指も積極的に使えるようになり、自分の意思で手を伸ばし、握ったり、つまんだりといった

基本動作もできるようになります。

認知的発達

乳児期の子どもはまだ象徴機能＊を獲得していないので、感覚や運動機能を用いて、つまり、見たり、触れたり、舐めたりしながら、自分を取り巻く世界を認識していきます。

新生児の頃は、手のひらを触わるとギュッと握ってきたり、口もとに乳首をもっていくと吸いついたりといった生まれもった反射的な行動がほとんどですが、少しずつ刺激や変化を求めて外界に働きかけ、試行錯誤を繰り返しながらさまざまなことを学んでいきます。例えば、物を落としたり叩いたりしているだけの行動から、少しずつ落とした物を目で追って確認したり、叩いたあとの変化を楽しんだりするようになります。大人の動きや大人が使うものの動きを目で追ったり、動作を模倣したりもするようになります。そうした周囲の環境や人との相互

＊象徴機能：あるものを他のもので表す能力。例えば、"4本足で「ワン」と鳴くもの"を"イヌ"という言葉で表し、"イヌ"と認識すること。

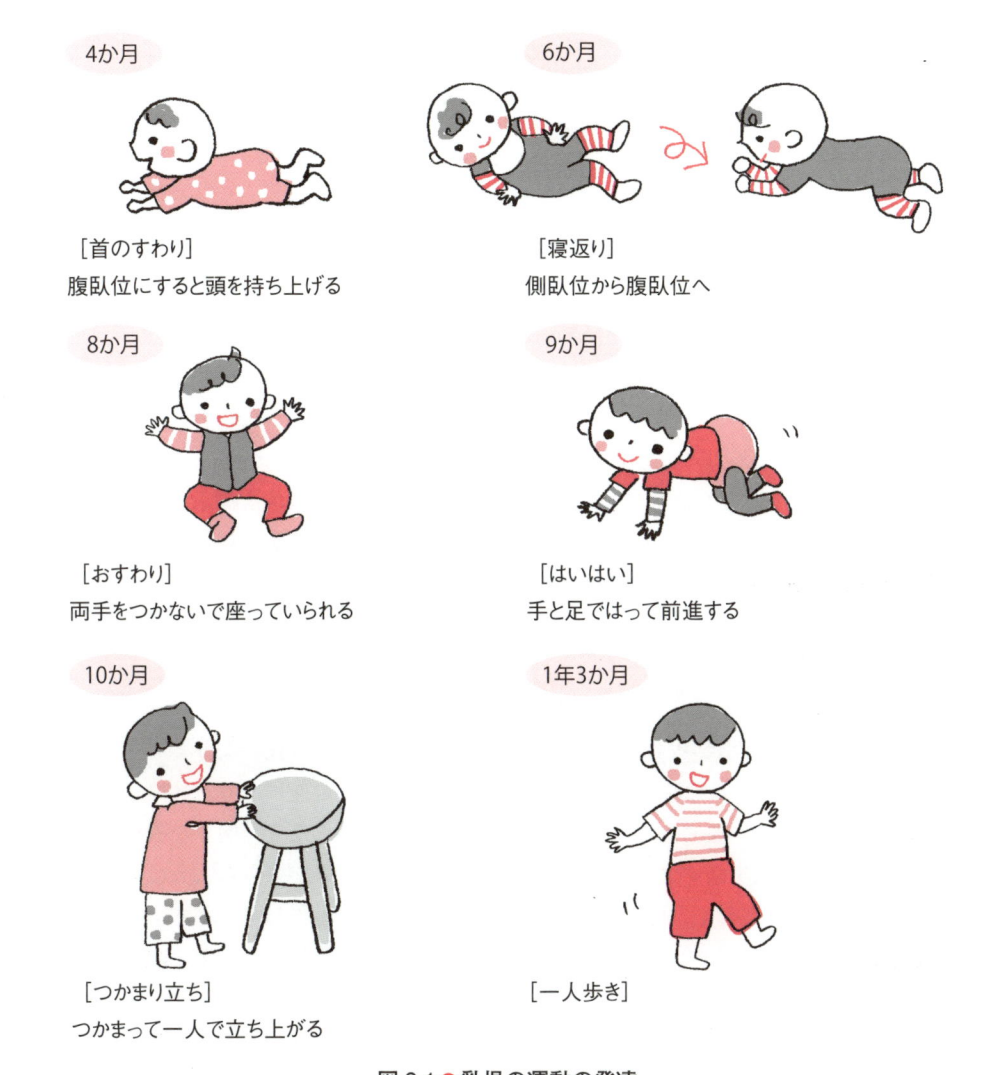

4か月

[首のすわり]
腹臥位にすると頭を持ち上げる

6か月

[寝返り]
側臥位から腹臥位へ

8か月

[おすわり]
両手をつかないで座っていられる

9か月

[はいはい]
手と足ではって前進する

10か月

[つかまり立ち]
つかまって一人で立ち上がる

1年3か月

[一人歩き]

図 2-1 ● 乳児の運動の発達

(厚生労働省雇用均等・児童家庭局「平成 12 年度乳幼児身体発達調査報告書」2001 を参考に, 90%以上の通過率を目安に作成)

作用の中で、知識を獲得し、簡単な予測ができるようになっていくのです。

また、対象物の永続性、つまり隠れて見えなくなったものでもなくなったわけではないということがわかるようになるのもこの時期です。

心理社会的発達

乳児期には、基本的信頼感を獲得することが発達課題となります。乳児期の子どもは、泣いたり、声をあげたりすることで、「お腹がすいた」「眠たい」「気持ち悪い」といった自分の欲求や状態を周囲に知らせています。そして、それがタイミングよく満たされることで安心感を得て、基本的信頼感を獲得していくことができます。

最初にこの基本的信頼関係を結ぶのは、多くの場合、親、特に母親でしょう。ボウルビィ（Bowlby, J.）のいう「愛着形成」ともいうことができます。やさしく語りかけてくれ、どんなと

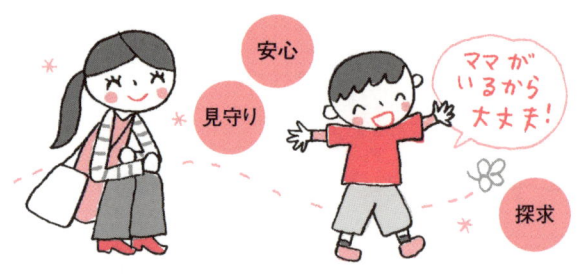

安心した満足のいく母子関係が築かれ、基本的信頼感が獲得されれば、母親から少し離れたところでも子どもは安心して周囲の環境を探求し、他者との関係を広げていける

図 2-2 ● 子どもにとっての安全基地

きも自分の欲求を満たしてくれる、応えてくれるという母親の存在、母親との愛着（アタッチメント）は、子どもが生きていくための基礎となります。安定した、満足のいく母子関係が築かれ、基本的信頼感が獲得されれば、子どもは、安心して周囲の環境を探求し、他者との対人関係を広げていけるようになります（図2-2）。

幼児期

幼児期とは、1歳頃から小学校に入学する6歳頃までの間をいいます。この時期は、まだまだ親の存在を必要としていますが、自由に歩けるようになったり、言葉を話すようになったりと、人間としての成長が著しく、"できること"が飛躍的に増える時期です。

活動性や好奇心の高まりの中で、自我が芽生え、「○○したい」という自分の意思をもつようになります。また、多くの子どもが、保育園や幼稚園に通うようになります。自我を育てながら、同時に人間関係を家族から外の社会へも広げていく時期といえるでしょう。

身体的発達、運動機能の発達

幼児期には、骨格や筋肉、諸感覚など、身体は著しく発達します。それに伴って、運動機能も、全身運動機能、微細運動機能ともに急速に発達していきます。

乳児期の終わりにはおぼつかなかった二足歩行が安定し、走る、のぼる、跳ぶ、投げるなどの大きな動作が可能になります。また、指先も細かな動きが可能になり、スプーンを使って食べ物を口に運んだり、簡単な衣類を身に着けたり、なぐり書きができるようになったりと、日常的な動作も獲得していきます。

そして、小学校に入学する頃までには、三輪車を乗りこなしたり、縄跳びをしたり、スキップをしたりと、より柔軟性や敏捷性、平衡性、調整力を必要とする運動が可能になります。また、手指もさらに器用になり、ハサミやのりなどの道具を使ったり、文字や数字を模写したり、ひも結びができたりと、さまざまな創造的活動が可能になっていきます。

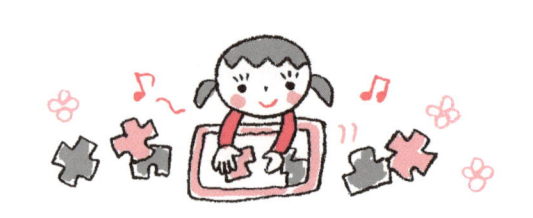

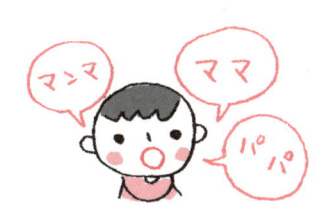

初語、一語文の時期（1歳頃〜）

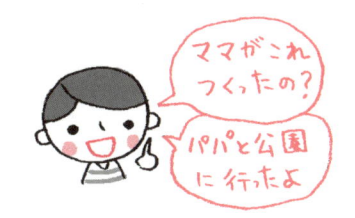

多語文の時期（2歳頃〜）

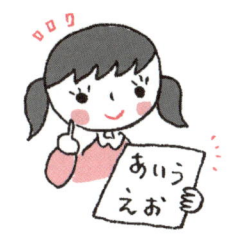

書き言葉へ関心をもつ時期
（5歳頃〜）

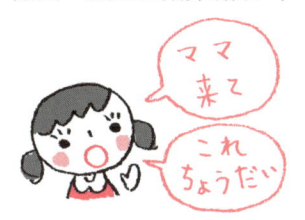

二語文の時期（1歳半頃〜）

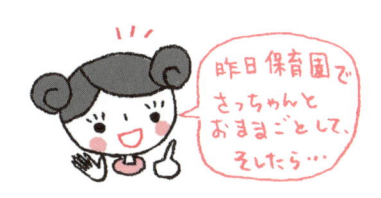

おしゃべりの時期（4歳頃〜）

図 2-3 ● 言語の発達

認知的発達

　幼児期は、象徴的思考によって、周囲を認知することが可能になります。つまり、いま目の前にないものでも、頭の中でイメージして思い浮かべたり、別のもので置き換えたりして認知できるようになるのです。

　その結果として、言語の獲得、ごっこ遊び、お絵描きなどが可能になります。例えば、小石をアメに見立てる、頭を傾けて眠るふりをする、○を描いて太陽にするなどです。言語も象徴であり、外界を認識する手段といえます。1歳頃に初語が出現し、一語文から二語文へ、そして2歳頃には、三語以上をつなげた多語文を話すようになります。4歳頃には、十分な語彙と文法構造を獲得し、コミュニケーションを広げていきます（図2-3）。

　一方で、見た目に影響されやすかったり、他者の視点に立つことができなかったり（自己中心性）と、その思考は直感的で、物事をさまざまな側面からとらえて全体を理解したり、言葉を使って考えたりすることは、まだまだ発達途中にあるといえます。

心理社会的発達

　幼児期前期には、身体や運動機能の発達により、自由に歩く、おむつが取れる、スプーンを使って食べる、着替えるなど、自分でできることが多くなります。この自分自身を自由にコントロールできる力が自律性です。自分がイメージしたように自分自身を動かすことができ、それが他者に認められることで、子どもは安心して自律性を育むことができます。

　一方で、できることは増えても、まだまだ失敗も多いときです。失敗を強調されたり、きつく叱られてばかりいると、子どもは、自分の能力に自信がもてず、恥、疑惑を感じることになります。

　幼児期後期は、自律性からさらに進んで、自主的に「○○したい」と取り組むことが増えるときです。意欲をもって、いろいろ挑戦する経験が自主性を育みます。“遊びの時期”ともいわれ、子どもが遊びに没頭する時期でもあり、遊びの中で、想像を膨らませたり、自由に発想

したりして行動することも、自主性を育むために大切です。

一方で、まだ自己中心の行動をとりやすく、集団の中では、友だちとけんかをしたり、トラブルになったりする場面も多く見られます。他者に気持ちを理解してもらえず、一方的に叱られたりすると、罪悪感を抱き、自主的な行動を控えるようになってしまいます。

学童期

学童期とは、小学校入学の6歳頃から第二次性徴の現れる11〜12歳の間をいいます。この時期は、生活の中心が家庭から学校へ移り、仲間との集団活動を通して多くのことを学んでいく時期です。読み書きや計算、また多様な運動動作など、社会生活に必要な基礎的能力が獲得され、また社会性や道徳性も育ちます。

親から少しずつ自立し、仲間そして社会の中の自分を意識するようになります。他者とのやりとりや社会体験の積み重ねを通して、パーソナリティをさらに発達させていく時期といえるでしょう。

身体的発達、運動機能の発達

学童期には、幼児体型からすらっとひきしまった学童体型に移行します。学童期全体を通して、身長や体重は安定した一定の成長がみられます。近年、第二次性徴の低年齢化や身体発達の加速化などが指摘されており、学童期の身体的発達の様相は変化してきているといえるでしょう。

幼児期に獲得したさまざまな運動機能は、筋力や瞬発力、持久力、平衡感覚の発達により、よりスムーズで効率的になります。走りながら蹴る、ジャンプしながら投げる、といった運動の統合や、ドリブル→ジャンプ→シュートといった複数の動作の連続も可能になります。そのため、さまざまなスポーツやゲームを楽しめるようになります。

学童期の終わり頃までに、基本的な運動機能はほぼ獲得されるといえるでしょう。

認知的発達

学童期は、具体的な事柄や事象に関しては、論理的な思考が可能になる時期です。見た目に左右されることなく、頭の中の表象やイメージを使って考え、ある程度の推論ができるようになります。例えば、一つのコップから形の違うコップに水を移し替え、水位が変わったとしても、見た目に左右されることなく、水の量は変わらないことが理解できます（保存の概念）。

また、自分と他者の違いを理解し、他者の視点から見るとどう見えるのかを推測したり、数、量、長さ、重さ、体積、時間、空間などの科学的な概念を理解したりできるようになります。

一方で、仮想的、言語的な事柄や事象についての推論は難しく、その思考には、まだ具体的な内容の助けが必要な時期です。

心理社会的発達

学童期は、学校という社会の中で集団関係を育み、勤勉性を育てることが発達課題となります。

子どもは、小学校に通い、その仲間集団の中で、学業だけでなく、スポーツや芸術、また社会性や道徳性、規則正しい生活などさまざまなことを学びます。必然的に、いろいろな場面で自分と仲間を比べながら、自分の能力や適性を考えることになります。早く正しく計算ができ

る、テストでよい点をとる、かけっこで一番になる、といった成果が評価されれば、自信が得られ、より高い目標への動機づけにもなります。

一方で、負ける経験も避けられないものです。仲間とは違う、劣っているという劣等感とどう向き合っていくかは、この時期の子どもの大きな課題です。結果だけでなく、その過程の努力を認めることで、努力することや競い合うことの楽しさを伝え、子どもの勤勉性を育みたいものです。

思春期・青年期

青年期は、12〜13歳から22歳頃までとされますが、時代や文化差、個人差があり、年齢的に限定するのは難しいです。

その中で思春期は、第二次性徴が現れ、身体面の変化が著しい、青年期の始まりの時期にあたります。身体的に成熟し、また認知面でも論理的思考が可能となり、大人のレベルに近づきます。そして、その身体的、認知的成熟の過程で、「自分とは何か」という大きな疑問に直面するのです。社会の人間関係の中で、自分という存在を強く意識し、見つめ、探していく、大人への移行期といえるでしょう。

身体的発達、運動機能の発達

男児は10〜11歳頃、女児は9〜10歳頃から、身体の成長が加速し、第二次性徴が出現します。この第二次性徴の出現が、思春期のはじまりです。子どもから大人の体へと変化し、生殖能力をもつようになるのです。

例えば、男児は、ペニス、睾丸が大きくなる、体毛が生えてくる、のどぼとけが出てきて声変わりする、体つきががっちりしてくる、精通が起こる、などの変化を経験します。女児では、乳房が大きくなる、体毛が生えてくる、丸みを帯びた体つきになる、初経が起こる、などの変化です。この第二次性徴は、出現の時期や出現の仕方に大きな個人差があることを認識しておくことが大切です。

また、筋肉など男女の体つきの変化によって、運動機能などにも性差が目立ってきます。

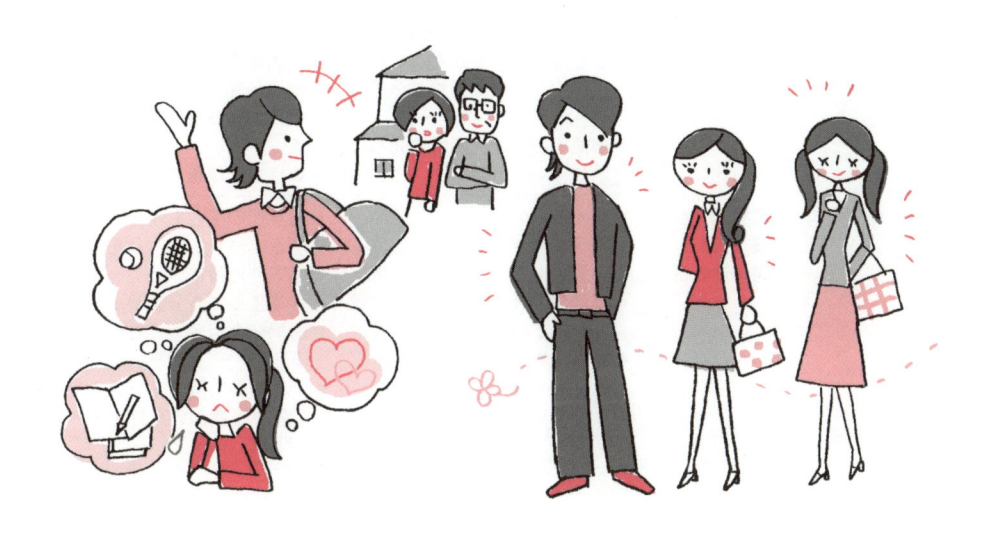

認知的発達

　思春期・青年期になると、思考は具体的な事柄や事象に限定されることなく、仮想的な事実についても推論できるようになります。つまり、言葉だけで考えたり、仮説を立てそれに基づいて演繹的に考えたり、過去の経験を生かして論理的に考えたりすることが可能となります。

　思考は、試行錯誤的ではなく、論理的で効率

表 2-1 ● 発達段階ごとの医療現場におけるストレス要因と介入のポイント

発達段階	認知的発達（ピアジェの理論）	社会的発達（エリクソンの理論）	入院・検査や処置に伴うストレス要因	介入のポイント
乳児期（0〜1歳）	感覚運動期	基本的信頼vs基本的不信	●親からの分離 ●親の不安やストレスを感じ取る ●普段のルーチンどおりにならない ●不適切な感覚刺激 ●適切な感覚刺激の欠如	●親が最大限に子どもとかかわれるように配慮する ●親の不安を軽減する ●普段のルーチンを確認し、最大限継続できるようにする ●視覚、聴覚、嗅覚、触覚、味覚刺激に配慮する ●プライマリースタッフが継続してかかわる
幼児期（1〜3歳）	感覚運動期前操作期	自律性vs恥・疑惑	●親からの分離 ●知らない人、物、出来事に囲まれる ●気持ちを言葉で伝えるのが難しい ●自律性の損失 ●体の損傷や痛みへの過剰な想像や誤解	●親が最大限に子どもとかかわれるように配慮する ●環境をできるだけ子どもに身近でやさしいものにする ●子どもの気持ちを代弁し、受け止める ●子ども自身が選ぶ機会を用意する ●適切な方法で、正しい情報を伝える ●遊びなど、子どもの日常を最大限継続させる
（3〜6歳）	前操作期	自主性vs罪悪感		
学童期（6〜12歳）	具体的操作期	勤勉性vs劣等感	●ほかの子と同じ活動ができない、ほかの子と違う ●学校生活、仲間集団から切り離される ●自己コントロール感の欠如、または欠如することへの不安 ●身体的な機能障害や部分的喪失への恐れ ●病気そのもの、麻酔や死への恐れ	●学習や運動の機会を最大限に確保する ●学校と情報共有し、仲間とのつながりを支える ●選択肢を用意し、子どもの意思を最大限尊重する ●体の仕組みや病気、治療について、本人が理解できるように十分説明する ●気持ちを傾聴し、受け止める
青年期（12〜18歳）	形式的操作期	自我同一性の確立vs自我同一性の混乱	●友人からの分離 ●プライバシーの欠如 ●病気そのもの、死への恐怖 ●親に依存せざるを得ない状況、独立心や自律性の喪失 ●理想像や期待感とのギャップ ●ボディイメージの変化	●同年代の子ども同士の交流を促す ●プライバシーに十分配慮する ●病気や治療について、本人が理解できるように十分説明する ●選択肢を用意し、自己決定を尊重する ●子どもの気持ちを確認してから、親の同席や参加の有無を決める

（Rollins, J.A. et al. : Meeting Children's Psychosocial Needs Across The Health-Care Continuum, p.22-25, Pro-ed, 2005 を参考に筆者作成）

（Rollins, J.A. et al. : Meeting Children's Psychosocial Needs Across The Health-Care Continuum, p.22-25, Pro-ed, 2005 を参考に筆者作成）

のよい方法をとるようになります。このような思考が可能になることで、人生、愛、友情、価値、道徳、宗教といった抽象的なことを深く考えるようになるのです。未来へ理想を抱き、あらゆる可能性を模索できるようになる一方で、自分が生きる意味や将来への不安、さらには死など、抽象的な悩みを抱え得るようになります。

心理社会的発達

　思春期・青年期は、自我同一性（アイデンティティ）を確立していくことが発達課題となります。つまり、「自分とは何か」「自分は何をすべきか」という問いの答えを見つけ出していきます。

　親から自立し、社会の中での自分の役割や職業、生き方、価値観を自分で模索していく時期であり、心理的に不安定になりやすいときでもあります。自分の可能性を無限に感じる時期から、少しずつ自分の能力や適性を見極めて、選択決定していきます。まだ結論に至らない状態は、モラトリアムと呼ばれます。一方で、模索に伴う不安に耐えられず、自己決定を回避したり、結論を出すことを放棄したりする状態が、自我同一性の混乱です。

　また、親から心理的に自立する過程で、親に反発し緊張関係になる、より親密な友人関係を築き、親に代わる存在として友人が支えになる、性役割を改めて認識し、異性を意識して一対一の親密な関係をもつ、などもこの時期の特徴です。

*

　ここまで述べてきたことのまとめとして、発達段階ごとの医療現場におけるストレス要因と介入方法のポイントを表2-1に示します。

　また近年、特にがん医療においては、思春期から若年成人の世代（およそ15 ～ 30歳前後）が"AYA（Adolescent and Young Adult）世代"と呼ばれ、この世代への支援のあり方に注目が集まっています。小児から成人への移行期であり、治療法が確立していないだけでなく、治療が生殖機能を含めて成長発達に影響を及ぼすこと、学校や仕事、結婚や出産、経済的負担など社会的な影響が大きいことなど、さまざまな課題を抱え得る世代であり、多方面からの情報提供や相談体制の充実が求められています。

【参考文献】
1) 岡堂哲雄 監：小児ケアのための発達臨床心理，へるす出版，1983.
2) 後藤宗理 編著：看護現場に学ぶ発達臨床心理学，樹村房，2001.
3) 後藤宗理 編著：子どもに学ぶ発達心理学，樹村房，1998.
4) 奈良間美保ほか：小児看護学概論・小児臨床看護総論，系統看護学講座 専門分野Ⅱ，小児看護学1，第13版，医学書院，2015.
5) 柏木惠子ほか：発達心理学への招待―人間発達をひも解く30の扉，ミネルヴァ書房，2005.
6) 厚生労働省：乳幼児身体発育調査，2010.
7) Thompson, R.H. : The Handbook of Child Life ; A Guide for Pediatric Psychosocial Care, Charles C Thomas, 2009.
8) Rollins, J.A. et al. : Meeting Children's Psychosocial Needs Across The Health-Care Continuum, Pro-ed, 2005.
9) Berk, L.E. : Infants, Children, and Adolescents, 7th edition, Pearson, 2011.
10) Stantrock, J.W. : Child Development, 12th edition, McGraw-Hill Humanities/Social Sciences/Languages, 2008.
11) Heath, P. : Parent-Child Relations ; History, Theory, Research and Context, Prentice Hall, 2004.
12) Hanson, M.J., Lynch, E.W. : Early Intervention ; Implementing Child and Family Services for Infants and Toddlers Who Are at Risk or Disabled, Pro-ed, 1995.

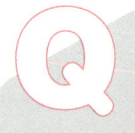

〚 **乳児期の子ども・親へのかかわり方** 〛

泣きやまない 赤ちゃんへの対応

Q 泣きやまない、ぐずっている赤ちゃんには、どう接したらよいですか。あやしても全然泣きやまないのですが、どうしたら落ち着いて泣きやんでくれるのでしょうか。

言葉をもたない乳児期の子どもは、泣くことで自分の欲求やニーズを伝えます。泣いたり、ぐずったりしているのは当然の反応ですから、あわてることなく落ち着いて、子どもが何を求めているのか、何を訴えているのかを読み取ることから始めましょう。生理的欲求や心理的快楽がタイミングよく満たされれば、子どもは安心し落ち着くことができます。

乳児期の子どものニーズ

乳児期の子どものニーズを表2-1-1に示します。子どもが泣いているときは、表2-1-2に示したポイントをチェックし、子どものニーズは満たされているか、その訴えを見極めます。

(1) 栄養

> ⋯▶ **子どもの成長に合わせた方法や内容で食事を用意する**

乳幼児期は、月齢とともに、栄養の摂り方、食事の内容が変化していきます。子どもの成長に合わせた方法、内容で、食事（栄養）を用意し、子どもの空腹を満たすことが大切です。

❶母乳、ミルク

時間だけを目安に機械的に授乳するのではなく、子どもの欲求に合わせたタイミングで与えていけるとよいでしょう。哺乳間隔が短い、眠りが浅い、そして泣くことが多いなどは、栄養が不足しているサインなので、子どもの様子をよく観察しましょう。

また、授乳は、親と子の大切なスキンシップのときでもあります。やさしく抱き、ほほえみ、語りかけるといった親子の交流が、親子の精神

表 2-1-1 ●乳児期の子どものニーズ

● 身体面のケアと安楽
● 空腹と栄養上の必要に応じた食事
● 十分におっぱいを吸う時間
● 身体接触、スキンシップ
● 社会的刺激（抱かれたい、ほほえみかけられたい、遊んでほしい、等）

（岡堂哲雄 監：小児ケアのための発達臨床心理, p.17, へるす出版, 1983 より改変）

表 2-1-2 ●子どもが泣いているときのチェックポイント

● お腹はすいていないか
● のどは渇いていないか
● おむつは汚れていないか
● 暑さ、寒さを感じていないか
● 眠たくないか、眠る前ではないか
● まわりの音はうるさくないか
● 適切な刺激、スキンシップや遊びを求めていないか
● 痛み、かゆみ、気持ち悪さなど、体調は悪くないか

的な安定につながります。

❷離乳食

生後6か月頃には、最初の乳歯が生え始め、離乳食が始まります。離乳食の進み方は個人差があるため、月齢だけにとらわれず、子どものかむ様子や飲み込む様子、食べる意欲をよく見ながら進めていくことが大切です。

（2）清潔

> ⋯▶ おむつ交換、沐浴、体拭きなどで、常に全身を清潔に保つ

おむつが濡れていたり、汚れているままの状態は、子どもの不快感につながります。おむつを交換し、陰部や殿部を常に清潔に保つことが大切です。

また、子どもは新陳代謝が盛んです。適宜、沐浴や体拭きなどを行い、全身を清潔に保ちましょう。

（3）体温調節

> ⋯▶ 子どもが快適に過ごせるように環境を整える

子ども、特に月齢の低い乳児期の子どもは、大人より体温は高めで、また体温調節機能が未熟です。まずは、汗をかいていないか、体は冷えていないか、チェックしましょう。室内を心地よい温度に保ち、環境に合わせた衣類を用意するなど、子どもが快適に過ごせるように環境を整えることが大切です。

（4）睡眠

> ⋯▶ 健全な成長発達や疲労回復のため、十分な睡眠を確保する

健全な成長発達や疲労回復のために、十分な睡眠の時間は大切です。

新生児期は、昼夜の区別なく睡眠と覚醒を繰り返し、1日15～20時間を睡眠に費やします。その後、少しずつ昼間起きている時間が増え、1歳頃には、昼寝を午前中と午後に1回ずつとる程度に睡眠のリズムができてきます。活動性が増すにつれて眠りは深くなり、また深く眠れることで、すっきり起きて、充実した活動をすることが可能になります。遊びなど昼間の活動を充実させることも、よりよい睡眠には大切です。子どもの寝かせ方のポイントを表2-1-3に示します。

（5）心理的快楽

> ⋯▶ 母親などとのスキンシップや遊びにより、安心感・充足感を与える

生まれたばかりの子どもは、まだ胎外の環境に適応していく途中にあるといえます。そのため、おくるみで包む、ゆっくり揺らすなどして胎内にいたときの状態や環境に近づけることで、子どもは安心感を得て落ち着きます。

また、母親など安心できる他者とのスキンシップや遊びによって、安心感、充足感を得て落ち着くことがあります。子どもが泣きやまないときは、表2-1-4に示したようなことを試してみてはいかがでしょうか。

表 2-1-3 ● 子どもの寝かせ方のポイント

- 生活リズムを整える
- 眠る前に、騒いだり興奮させたりしないように、過剰な刺激に注意する
- 寝る前に、食べ物や飲み物を与えすぎない
- おむつ交換を済ませてから寝かしつける
- 入浴、抱っこ、布団を暖めるなどで体を温める
- 明るさ、音など、環境を整える
- 寝るまでの行動をパターン化し、子どもの心の準備を促す
  例）入浴→布団に入る→子守唄→就寝

（坪井良子 監：小児看護学，看護学サマリー第1巻，p.31，学習研究社，1994を参考に筆者作成）

表 2-1-4 ● 乳児期の子どもに安心感、充足感を与えるポイント

- ●おくるみなどで、体をしっかり包む
- ●抱っこをしたり、ベビーラックに乗せたりして、ゆっくり揺らす
- ●「シー」という音、心音を聞かせるおもちゃを使う
- ●おしゃぶりや自分の指などを吸わせる
- ●不快な音を排除し、心地のよい音楽をかける
- ●テレビやゲームに頼らず、子どもの反応を見ながらやさしく語りかける
- ●子どもが興味をもつ遊びを用意する

医療的な制限がある場合

（1）安心感・充足感が得られる工夫

…▶ 制限の中で最大限できること、代わりになることを考える

　治療上の理由や手術のため母乳やミルクが飲めない、ベッド上安静が必要なため抱っこができないなど、入院中はさまざまな制限により、上述のような子どものニーズを満たすのが難しい場合も多いでしょう。その場合は、制限の中で最大限できること、代わりになることを考えます。身体的制限のため生理的欲求を満たすことは難しいかもしれませんが、表2-1-4に示したような実践で、子どもが心理的に安心感や充足感を得られるように工夫します。

　例えば、空腹時には、おしゃぶりを使ってみたり、遊びで気を紛らわせたり、心地のよい音楽で気分を落ち着かせたりといった支援が考えられます。抱っこができない場合には、添い寝やタッチングなど、できるだけ抱っこに近いスキンシップの方法を工夫することができます。

（2）親ができることを伝える

…▶ 親がそばにいることが一番の安心感につながることを伝える

　子どもが泣きやまないとき、特にそれが医療的な理由による場合は、親も子どもへの対応に迷い、不安が高まります。親の不安な気持ちを受け止めながら、子どもが泣いている理由、子どもにできることをいっしょに考えます。

　子どものことを一番よく見て知っているのは親なので、普段のその子が好きなものや落ち着く方法を親から聞き取ることも大切です。お気に入りのブランケットを用意する、いつもの穏やかな声で語りかける、子守唄を歌う、やさしくタッチングするなど、親ができることを伝え、たとえ子どもがすぐには泣きやまなくても、そばにいてくれることが一番の安心感につながることを親に伝えましょう。

＊

　赤ちゃんが泣くのは自然なことで、"泣くのが仕事"といわれることもあるくらいです。まわりの大人があせったり緊張したりすると、それは子どもに伝わります。そのため、大人が少し気持ちに余裕をもつことは非常に重要です。そうすることで、泣いている子どもを受け止めながら、子どもの訴えを見極め、対応できることが増えるでしょう。

 **2** 〚乳児期の子ども・親へのかかわり方〛

限られた時間の中での遊びの工夫

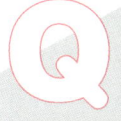 スタッフが一人の赤ちゃんにかかわれる時間がなかなかなく、看護ケアのとき以外は、ベッドで一人で寝かせている時間が多くなってしまいます。限られた時間の中で、どのような遊びができるでしょうか。何かよいおもちゃや刺激はありますか。

乳児期の子どもにとっての「遊び」

> ⋯▶ 遊びは、心身の成長発達や情緒の安定のために欠かせないもの

遊びは、子どもの心身の成長発達や情緒の安定のために欠かせない大切なものです。特に乳児期の子どもにとっての遊びは、愛着対象である親などとのあたたかな情緒的交流であり、心からの安心や満足を感じられるときでもあります。つまり、基本的信頼感を獲得していくためにも欠かせないものなのです。医療の場においても、子どもの遊びの時間が確保されることはとても大切です。

感覚刺激に配慮した「遊び」を

> ⋯▶ 乳児期の子どもには、五感を刺激するような遊びやおもちゃを選ぶ

感覚運動期にある乳児期の子どもは、感覚刺激にとても敏感です。光、色、体の動きや表情など見えること、音楽やリズム、話しかけられるときの声といった音、母親の体から発せられ

るにおい、母乳の味、肌の触れ合い、布やお湯などに触れる感触、また揺らされたりタッピングされたりするときの体の動きなど、五感を使って感じ取るものに敏感に反応し、それは遊びに発展します。乳児期の子どもには、五感を刺激するような遊び、おもちゃを選べるとよいでしょう（表2-2-1）。

ただし、過剰な刺激は子どもにとって逆にストレスになってしまいます。明るすぎる、うるさすぎる、においが強すぎるなど、子どもにとって不適切な感覚刺激はできるだけ排除する必要があります。多すぎるおもちゃ、ピカピカ光るテレビやDVDの映像などに囲まれるとスト

表 2-2-1 ● 乳児期発達段階別おもちゃの例

発達段階	おもちゃの例
新生児期	メリー、モビール、にぎにぎできるラトル、おしゃぶり
首がすわる頃	プレイジム、鏡、おきあがりこぼし、ガラガラ
お座りができる頃	太鼓、タンバリン、ボール、歯がため、いないいないばあや見え隠れできるおもちゃ
ハイハイをする頃	引き車、ブロック、玉転がしおもちゃ
歩き始める頃	手押し車、大きめのブロック、シール、マグネット

レスとなり、精神的安定の妨げになり得ます。

（　成長に合わせた「遊び」を　）

　子どもの発達段階に合った遊びやおもちゃを選べるとよいでしょう。その子どもが獲得すべきことを上手に刺激する遊びを取り入れると、遊びを通して効果的に子どもの発達を促すことができます。乳児期は、安全のために、特に誤飲誤嚥の危険のない大きさのおもちゃを選択することも大切です。

(1) 新生児期

> ···▶ **新生児期には、抱っこをしてスキンシップと語りかけを楽しむ**

　抱っこは、生まれたばかりの子どもからできる、大切な触れ合い遊びの一つです。目を合わせ、落ち着いた声のトーンで語りかけながら、やさしく揺らしたり、体をトントン叩いたりしながら抱くと、子どもは安心できます。大切にしたいのは、スキンシップと語りかけです。手を握ったり、顔をつんつんしたり、そんなスキンシップを楽しみましょう。

　メリーやモビールは、寝転んでいる赤ちゃんが、動くものを目で追ったり、音楽を聞いたりして楽しめるおもちゃです。ラトルなどは、まだしっかり握る力はないので、大人が手を添えていっしょに楽しみます。いろいろな感触のお

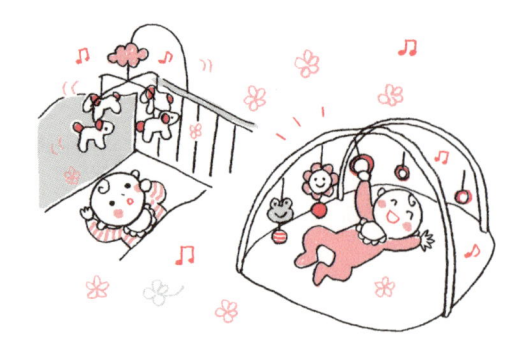

もちゃがあるとよいですね。

(2) 首がすわる頃

> ···▶ **自分で握ったり触ったりして楽しめるおもちゃを選ぶ**

　自分の意思で体を動かせるようになり、好奇心が高まります。手を口に入れたり、足を触ったりと、さかんに自分の体で遊び、自分の体、自分の存在に気がついていきます。興味があるものに自分から手を伸ばして、おもちゃなどを触ったりするようにもなります。ベッド上にプレイジムを置いたり、ベッド柵に音の出るおもちゃを吊るしたりすると、自分から手を伸ばして触り、音を出して楽しむ遊びが楽しめます。

　また、首がすわって縦抱っこができるようになるのも、大きな変化です。子どもの視界は一気に開け、好奇心もますます広がります。縦抱っこをして、まわりの様子を語りかけながら、病棟内を散歩するだけでも、とてもよい刺激、遊びになるでしょう。

(3) お座りができる頃

> ···▶ **両手を使って遊ぶおもちゃや、いないいないばあで遊ぶ**

　お座りができるようになると、子どもは自由に両手を使えるようになります。手をパチパチ鳴らしたり、おもちゃを持ち替えたりと、自分でいろいろなことができるようになります。太鼓やタンバリンなど、自分で音を出すおもちゃや、膝の上に座らせて歌や手遊びを楽しんだり、絵本を読んだりもできます。

　8か月を過ぎる頃には、対象物の永続性を理解するようになるので、落としたものや隠れたものを探す行動が見られます。いないいないばあが楽しくなるのもこの時期です。

(4) ハイハイをする頃

…▶プレイルームでダイナミックに体を動かして遊ぶ

ハイハイができるようになると、子どもの行動範囲はぐんと広がります。プレイルームに連れ出し、ハイハイで追いかけっこをする、障害物を置いてチャレンジさせるなども楽しいでしょう。体もしっかりしてくるので、たかいたかいや肩車など、ダイナミックな体を使った遊びもできるようになります。プレイマットなどを敷き、安全に遊べる環境を整えることも大切です。また、手先も器用になってくるので、積み木遊びや穴に物を入れたり落としたりといった遊びも楽しくなってくるでしょう。

声とジェスチャーで「取って」といったお願いを伝えてきたり、「ちょうだい」「どうぞ」といったやりとりができたりするようにもなります。子どもが伝えてくるメッセージを受け止めて応えていくことで、子どもは他者とのコミュニケーションを楽しむようになります。

(5) 歩き始める頃

…▶全身を使う遊び、指先を使う遊びの両方が楽しめる

つたい歩き、よちよち歩きができるようになった子どもにとっては、歩くことそのものが遊びであり、大きな冒険です。まだ足もとは不安定ですから、ときには手を貸しながら、子どもの冒険をあたたかく見守りましょう。指先もさらに器用になり、ページをめくったり、シールを剥がしたり、ふたを開け閉めしたり、いろいろなことができるようになります。

言葉が出始める子どももいて、子どものコミュニケーション能力もますます発達していきま

す。絵本への興味も高まるでしょう。子どもの指さしやジェスチャー、表情、そして言葉にはならない声とのやりとりを楽しんでください。

（ 親への遊び支援 ）

…▶子どもにとっての遊びの大切さを伝え、状況や体調に合った遊びを提案する

入院中は親の不安やストレスも高く、治療中だからと必要以上に安静にしたり、遊びにまで気が回らない親もいるかもしれません。そのようなときは、親の気持ちを認めながらも、子どもにとっての遊びの大切さを伝え、状況や体調に合った遊びを提案していくことが必要です。

（ 医療の中に遊びの要素を ）

…▶日々のケアの中に子どもを心地よく刺激する遊びの要素を取り入れる

忙しい病棟の業務の中では、じっくり子どもと向き合って、改めて遊びの時間を確保するのは難しいのが現状かもしれません。そのようなときは、日々の看護ケアの中に、子どもを心地よく刺激する遊びの要素を取り入れてみてはいかがでしょうか。

例えば、ミルクをあげるときに、「おいしいね」「上手に飲めるね」と語りかける、お風呂のときにプカプカ体を動かしてみる、検温のときに子どもの発する「あー」「うー」という声に応える、そんな日常のやりとりが、子どもにとっては大切な遊びの時間になります。また、お風呂上がりや清潔ケアなど、日常のちょっとしたときに、手先や足先からやさしく体をなでるようにマッサージしてあげるのもよいでしょう。

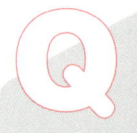

3 〚乳児期の子ども・親へのかかわり方〛

子どもへのかかわり方に自信がない母親への支援

Q 初めての子どもで、子どもとのかかわり方に自信がなさそうな母親がいます。自分からはあまり話をされないのですが、どんな悩みや不安をもっているのでしょうか。どう支援できますか。

子育てや入院に伴う悩みや不安

…▶ **子どもの入院に対して、親は責任を感じ、罪の意識や後悔の気持ちに苦しむ**

　親との結びつきが強い乳児期の子どもをケアするときには、子どもだけでなく、親（特に母親）を含めた支援を考える必要があります。母親はさまざまな理由を背景に、子育てに悩みや不安を抱えています（表2-3-1）。しつけや子どもの将来について、思うようにならないストレスなど、悩みはつきません。第一子である場合は、初めての経験でわからないというとまどいや緊張も加わります。

　そのような中、子どもが病気になり入院することは、家族にとって大きなショックです（表2-3-2）。親が子どもの健康問題に対して自責の念を抱くことはめずらしくなく、特に子どもが先天性の疾患をもって生まれたり、自分の不注意で事故にあわせてしまった場合や、親が子どもの症状に気づかずに状態が悪化してしまっていた場合などは、親は自分の責任を強く感じ、罪の意識や深い後悔の気持ちに苦しみます。

母親への支援

…▶ **母親と信頼関係を築いて悩みを話しやすい雰囲気をつくり、母親の不安や緊張を軽減させる**

　子どもの入院中、母親は子育ての悩みに加えて、さまざまなストレスや不安を抱えることになります。特に最近は核家族が増え、祖父母らから支援を得ることが難しかったり、地域との結びつきも薄れてきていたりと、母親が相談する相手も限られてきています。スタッフが、日々のケアの中で母親の不安や緊張を軽減し、母親が自信と安心感をもって子どもとかかわれるように支援していけるとよいでしょう。

（1）信頼関係を築く
❶話しやすい雰囲気づくり
　母親がスタッフに話しやすい雰囲気が病棟全体にあるとよいでしょう。日頃からの信頼関係が大切です。母親が話しかけやすい"隙"を意図的につくったり、「入院生活は慣れましたか」「お家のきょうだいはどうしていますか」など、不安になり得る点（表2-3-2）を話題にしてみると、不安を表出しやすくなります。

表 2-3-1 ● 母親が子育てに悩みや不安を抱える理由

- ●理想と現実のギャップ
- ●社会から疎外された不安
- ●夫の理解がない
- ●評価されない
- ●子育てを一人で担う負担感
- ●母親である以上、間違いなく、立派に子どもを育てなければならないという重圧

(柏木恵子, 藤永 保 監：育児・保育現場での発達とその支援, p.115-116, ミネルヴァ書房, 2002 より抜粋)

表 2-3-2 ● 入院に伴う悩みや不安

- ●現在の病状
- ●治療経過、見通し
- ●予後や後遺症などの将来
- ●きょうだいなど家族の生活
- ●子どもの苦痛や不安
- ●入院費用など経済的負担
- ●検査や処置
- ●入院生活

❷聴く姿勢

悩みや不安の表出があったら、評価や判断をしたり指導をするのではなく、まず十分に話を聴くことが大切です。本来、母親は自分自身で乗り越え成長する力をもっています。母親のその力を信じ、スタッフ側のあせる気持ちは抑え、母親の訴えや気持ちをじっくり聴き、そのまま受け止めます。わかってもらえたと感じることができると、人は安心することができます。

❸できていることを認め、ともに喜ぶ

一番子どものことを見て、知っているのは母親です。母親がきちんと子どものサインを受け取り、応えていることを肯定的に伝えましょう。「できているんだ」「このままの自分でいいんだ」と感じられれば、母親は自信をもつことができます。子どもの成長をともに喜び、母親のがんばりを認める姿勢が大切です。

(2) 休憩の時間をつくる

愛情いっぱいに育てている子どもでも、24時間子どもと二人きりという環境が続けば、お互いに息が詰まってしまうときがあります。母親が少し子どもと離れて休憩できるように、父親など家族を巻き込んで調整したり、ときにはスタッフが子どもを預かったりできるとよいでしょう。父親が積極的に育児に参加したり、母親に理解を示すことは、母親の育児に対する肯定感につながることがわかっています。

最近は、母親を対象にヨガ教室やアロママッサージなどを提供するボランティアもいます。病棟でも、子どもだけでなく、母親を対象とした催しを計画してみてもよいですね。

(3) 専門職、専門機関との連携の調整

悩みや不安の内容によっては、専門職や専門機関と連携の調整をすることが必要です。病状について不安を抱えていたら医師との面談の場を設定する、発達の遅れを心配していたら心理士に相談したり、リハビリテーションを導入する、栄養についての不安であれば栄養士の介入を勧める、などです。また、退院後も引き続き地域で支援が得られるように、ソーシャルワーカーとも連携して専門機関や地域資源の情報を提供できるとよいでしょう。

(4) 母親同士の交流の場をつくる

母親同士の交流を促すことも大切です。同じ境遇の人と語り合うことで、不安を軽減し、お互いに支え合うことができます。年齢の近い子どもを同じ部屋に集めると、母親同士が情報交換しやすくなりますし、病棟内に談話コーナーがあると、母親たちの憩いの場になります。家族会などの開催も大切な支援です。

＊

母親が安心して穏やかに子どもとかかわれることは、子どもの情緒的安定や安定した母子関係にとって大切です。子どもは、母親のストレスや不安を敏感に感じ取るからです。乳児期の母子関係は子どもの成長発達の基盤になるので、母親支援も大切に考えて、子ども、母親、そして母子関係を支えられるとよいでしょう。

不安やストレスを抱える子どもの反応とその支援

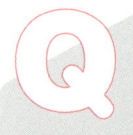

Q 「入院してから、些細なことでよく怒り、叩いたり、叫んだりするようになったのです。いつもはよくしゃべる子なのに、先生や看護師さんと口もきかないし……」と、とまどっている母親がいます。どのように母親と子どもを支援できますか。

病院は、子どもがさまざまな不安やストレスを抱え得る場所です。不安やストレスを抱え、子どもがいつもとは違った言動を見せることはめずらしいことではありません。子どもにとって、どのようなことが不安やストレスになり得るのか、子どもは不安やストレスにどのように反応するのかを理解し、それを踏まえて、効果的な支援の方法を考えてみましょう。

子どもが病院で経験すること

…▶ **子どもにとって病院での出来事は非日常的な経験で、大きなストレスとなる**

病院は、大人、特に医療に携わるスタッフにとっては見慣れた環境であり、当たり前の行為の連続、つまり"日常"です。しかし、子どもにとって、病院は"非日常的な空間"であり、病院での出来事は"非日常的な経験"の連続です。慣れない環境の中で、見知らぬ人に囲まれ、初めての検査や処置を経験し、さらには、病気や治療による身体的苦痛も加わります。この病院での"非日常的な経験"は、子どもにとって、大きなストレスとなります（図2-4-1）。

子どものストレス反応とコーピング方法

…▶ **一見問題のある行動でも、その子なりのコーピング方法であることを理解し、支援する**

ストレスを感じるとき、人間の心身には、さまざまな反応が現れます（表2-4-1）。ご質問にある「先生や看護師さんと口をきかない」という子どもの言動も、ストレスへの情緒的反応ということができます。ほかにも、よく眠れない、食欲がない（身体的反応）、よく泣く、怒る（情緒的反応）、遊びに集中できない、注意散漫（知的反応）など、入院中の子どもは、さまざまなストレス反応を見せる可能性があります。

人はストレス下において、自らその状況を調整し、さまざまな方法で対処しようとします。これをコーピングといいます。発達段階や性格、過去の経験などによって、子どものコーピング方法はさまざまです。

ご質問にある「些細なことでよく怒り、叩いたり、叫んだりするようになった」という子どもの言動も、一見問題のある行動ととらえがちですが、当たり前のストレス反応であり、その

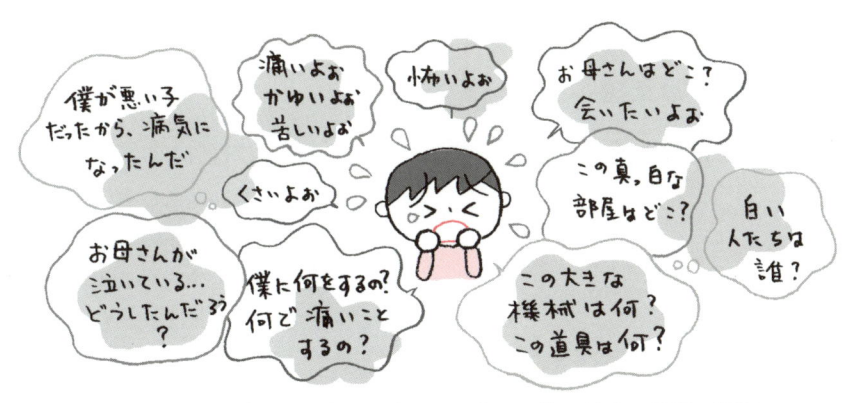

図 2-4-1 ● 子どもが病院で経験する不安、恐怖、苦痛、緊張、誤解

表 2-4-1 ● 子どものストレス反応（Byrne, C.M., Hunsberger, M. による）

種類	内容
身体的反応	心拍数増加、血圧上昇、呼吸困難、疲労・倦怠感、不眠、消化器症状（吐き気・嘔吐・胃痛・下痢・潰瘍など）、頻繁なまたは長びく感冒症状、頻尿、その他の明確でない症状の訴え、体重増加・減少
情緒的反応	泣き、激怒、敵意、無関心、無感動、興味の欠如、朝起きられない、気落ち、不安、心配、他者への否定的な態度（話さない、視線を合わさない、非難・不満、疑い）
知的反応	集中力の低下、不注意、創造力の低下、思考・反応の遅さ、学習困難、なにかに没頭する

（奈良間美保ほか：小児看護学概論・小児臨床看護総論, 系統看護学講座 専門分野Ⅱ, 小児看護学 1, 第 13 版, p.204, 医学書院, 2015）

子なりのコーピング方法であるということができるでしょう。怒る、叩く、叫ぶという言動だけを問題視するのではなく、まず、その背景にあるストレス要因や、その子なりのコーピング方法を理解し、受け止めましょう。そして、安全で適切な方法を提案するなど、コーピング方法を支援する必要があります。

（ 母親に伝えたいこと ）

···▶ 母親に、入院中に子どもが泣いたり、怒ったり、退行したりすることはめずらしいことではないと伝え、子どもへの適切な支援を促す

　入院に伴うさまざまな不安やストレスにより、子どもが普段とは違う言動を示すのは当然の反応です。母親には、「入院中に、子どもがよく泣いたり怒ったりするようになるのは、めずらしいことではありませんよ。お子さんなりに、不安やストレスを表現しているのですね」と、子どものストレス反応について伝え、子どもが子どもなりの方法で表出できていることを肯定的にフィードバックできるとよいでしょう。

　病状や治療の影響によって子どもに見られる退行現象（赤ちゃん返り）や自立の遅れについても、病状や治療による一時的な現象であり、めずらしいことではないことを母親にきちんと伝えておく必要があります。

　母親が、いつもとは違う子どもの言動の意味を理解できれば、母親の安心感、さらには母親から子どもへの適切な支援につながります。以下で述べる子どもへの支援方法を母親に伝え、実践してもらうこともできます。

不安やストレスを抱える子どもへの支援

(1) 環境を子どもの日常に近づける

> …▶ 家で遊んでいたおもちゃや使用していた衣類などを持ち込み、療養環境をできるだけ日常に近づける

慣れない環境は、子どもにとって大きな不安、ストレスの要因です。療養環境をできるだけ子どもの日常に近づける工夫をしましょう。子どもがいつも家で遊んでいたおもちゃ、慣れ親しんだ衣類やブランケットを持ち込むのもよい方法です。「家と同じおもちゃで遊べるんだ」「家と同じにおいがするな」という感覚は、子どもの安心感につながります。

また、「この部屋にはテレビがあるね。お家にもあるよね。いっしょだね」「看護師さんはエプロンしているね。ママといっしょだね」と、病院と家の類似点を強調したり、「この部屋の布団は白いね。お家の布団は何色?」「このベッドは、ウィーンって頭のほうが高くなるね。何だかかっこいいね」と、病院と家の相違点をポジティブに伝えることも、慣れない環境を子どもの日常に近づけるのに有効な手段です。母親など家族の付き添いを勧めることも、もちろん大切です。

詳しくは、Part 1「療養環境の工夫」を参照してください。

(2) 子どもに選んでもらう

> …▶ 自分でできることは任せ、選べるときは選んでもらうなど、子どもの自律性・自主性を尊重する

入院中、子どもは、日常生活においてさまざまなことが制限され、治療においては受け身である場面が多くなります。また、病状や治療の影響で、子どもがいままで自分でできていたことができなくなることもめずらしいことではありません。基本的な生活習慣を身につけ、できることも増え、自信を得てくるこの時期の子どもにとって、それは大きなストレスであり、自尊心が傷つけられる原因になり得ます。

子どもの自尊心を守るためには、日頃から、子どもができることは子どもに任せ、子どもが選べるときは子どもに選んでもらい、自律性、自主性を尊重することが大切です。例えば、「自分で着替えられたね」とできたことを認めたり、「お風呂とお薬、どっちを先にする?」と選択肢を与えたりという積み重ねです。

(3) 気持ちを代弁する

> …▶ 自分の気持ちを言葉で表現できない子どもの気持ちを大人が代弁する

この時期の子どもは、自分の気持ちを言葉で表現することが難しく、上述のように、泣いたり怒ったりすることで不安やストレスを表現しています。そのため、"泣く""怒る"などの感情表現を制限するのではなく、「○○だから、泣いているんだね」「○○に怒っているんだよね。わかるよ」と、子どもの気持ちを代弁し、受け止めることが大切です。まわりの大人が気持ちを代弁することで、子どもは、自分の気持ちに気がつき、整理することができます。また、「気持ちを受け止めてもらえた」という安心感は、子どもの情緒的安定につながります。

(4) 遊びの時間をもつ

> …▶ 子どもにとって、遊びは不安やストレスを軽減するための大切な手段

遊びは、子どもにとっての日常であり、不安やストレスを軽減するための大切な手段です。遊びの中では、主体性が保たれ、自由な感情表

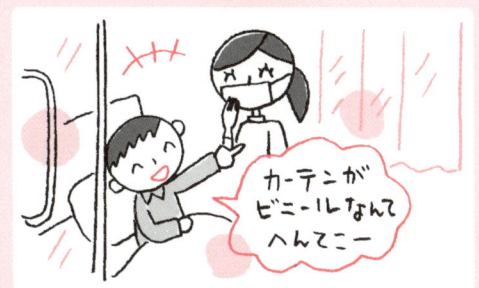

事例 ▶ 初めてクリーンルームに入室したＡくん

Ａくん（3歳）は、骨髄移植のためにクリーンルームに入室しました。初めての部屋、いままでと違う閉鎖的で物々しい雰囲気にとまどったのでしょう。入室後、無口になり、不安で落ち着かない様子を見せていました。

そこで、Ａくんと"お部屋のへんてこ探し"をして遊ぶことにしました。「壁にブツブツ穴があいているよ。へんてこだねー」「カーテンがビニールなんて、へんてこだねー」という具合です。Ａくんは、"へんてこ"を見つけては大笑い。遊び終わる頃には、すっかりクリーンルームを気に入った様子でした。

これは、子どもにとって異質なものを、遊びながら"おもしろいもの"に変換できた事例です。子どものストレス軽減のためには、慣れない環境を子どもの日常に近づける工夫が大切です。

現が可能だからです。入院中も、遊びの時間が確保されることが大切です。

例えば、子どもがイライラした気持ちを抱えているときに、的当てなど物を投げつける遊びやモグラ叩きなど何かを叩く遊び、積み上げた積み木やブロックを思い切り壊すという遊び方は、イライラした気持ちを安全な方法で発散させる手伝いになります。また、粘土遊びや水遊び、切り絵などの感覚を使った遊びは、気持ちを落ち着けたり、ストレスを軽減するのに役立ちます。ご質問のケースでは、「物を叩く代わりに、このおもちゃを叩こう」と提案すれば、子どものイライラした気持ちが、遊びの中で安全に上手に発散できるかもしれません。

（5）正しい情報を伝える

┈▶ 過剰な想像を膨らませて誤解や混乱に陥らないように、正しい情報を伝える

"知らないこと"は、子どもにとって大きな不安になります。特に、想像力豊かなこの時期の子どもは、過剰な想像を膨らませ、誤解や混乱の中に陥る可能性があります。発達段階などに合わせた適切な方法で、正しい情報を伝える必要があります。

また、病気や治療のためにできていたことができなくなってしまった子どもには、「お薬のせいでおしっこがたくさん出るから、いまだけおむつを使おうね。元気になったら、またトイレでおしっこできるようになるからね」などと、それが病気や治療の影響であり、病気がよくなればまた自分でできるようになることを伝えておく必要があります。

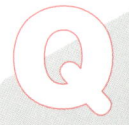

入院中の子どもにとっての遊びの意義とポイント

Q 母親にべったりくっついて離れず、なかなか医療者に慣れない子どもがいます。どのように関係をスタートさせたらよいでしょうか。どんな遊びが効果的ですか。また遊ぶときは、どのようなことに気をつければよいですか。

子どもが、初めて会う医療者に警戒心を示すのは当然の反応であり、関係づくりに困難を感じる場面もあると思います。仲良くなりたいと思って近づいたら泣かれてしまった……という経験のある人もいるかもしれません。

この時期の子どもは、知らない人やものへの恐怖心が強く、また言語的なコミュニケーションも発達の途中です。"仲良くなりたい"という自分の気持ちで、たくさん語りかけながらぐいぐい近づくのは効果的ではありません。子どもの反応を注意深く観察しながら、子どもが安心できる適度な距離を保ち、ゆっくり関係をスタートできるとよいでしょう。

子どもと関係が築けるまでは身体接触を最小限にすること、効果的に表情やジェスチャーを使うこと、母親を仲介役として会話や遊びを展開させること、などを頭に置いて、コミュニケーションをとってみてください。

表 2-5-1 ● 入院中の子どもにとっての遊びの意義

- ●日常性を取り戻す
- ●本来の成長発達を維持する
- ●自由な感情表現ができる
- ●受け身ではなく、主体的でいられる
- ●病気を忘れて本来の自分に戻れる

（ 入院中の子どもにとっての遊びの意義とポイント ）(表2-5-1)

…▶入院している子どもにとっての遊びの意義を踏まえて、一人ひとりの子どもに沿った適切な遊びを提案する

（1）日常性を取り戻す

遊びは、子どもにとっての日常です。病院での生活に遊びを取り入れることは、子どもが、病院という非日常的な環境の中で日常を取り戻すという点でとても大きな意味があります。"家や保育園と同じ遊びができる"ということは、子どもの安心感につながるのです。

子どもと遊ぶときには、「お家では、何をして遊んでいたの？」「どんな遊びが好き？」と、子どもが家や保育園などで慣れ親しんでいる遊びの情報を、子ども自身や親から聞き取り、その子にとって慣れ親しんだ遊びから取り入れていけるとよいでしょう。

（2）本来の成長発達を維持する

入院中は、さまざまな行動制限や、病状や治療による影響、また精神的ストレスなどにより、子どもの通常の成長発達が妨げられたり、遅れ

が見られたりする場合があります。子どもの成長発達を支援するためにも、遊びは大切です。例えば、ベッド上のみの生活が続いている子どもには、ボール遊びなど手足を積極的に動かすようなダイナミックな遊びを提案し、筋力維持を目指すことができます。一人遊びの時間が長くなっている子どもには、スタッフが同年代の子どもと交流できる場所（プレイルームや食堂など）や同年代の子どもを紹介し、社会性の発達を支援することができます。リハビリのスタッフとも連携・協力しながら、子どもの発達段階や興味関心に沿った遊びやおもちゃを提案していけるとよいでしょう。

(3) 自由な感情表現ができる

遊びという安全な枠の中で、子どもは自由に自分の感情を表現することができます。特に、言語での表現が未熟なこの時期の子どもにとっては、言葉にならない気持ちを表現する手段として、遊びの果たす役割は大きいでしょう。

例えば、赤く塗りつぶされた絵は、怒りの表現かもしれません。おままごとの中で人形が泣いているのは、子ども自身の悲しみの表現かもしれません。感情を表出することは、ストレスの軽減につながります。子どもの遊びを評価したり否定したりして、表出を妨げることのないように気をつけましょう。

(4) 受け身ではなく主体的でいられる

"検温を受ける""注射をされる"など、入院中、子どもは受け身の体験が多くなります。受け身の状態が続くと、子どもは自分に自信がもてなくなってしまいます。

しかし、遊びの中では、子どもは主体的に自由に動くことができます。"折り紙の色を選ぶ""遊びたいゲームを決める"など、自分で選ぶ、決めるという経験の積み重ねの中で、子どもは「僕は、できる存在なんだ」と自信を取り戻し、

自尊心を高めることができるのです。「できた！」という達成感も大切です。遊びの中では、子どものリードに従い、最大限に子どもが選び、決めていく機会を用意しましょう。

ただし、不安やストレスが極度に高いときには、選ぶこと自体がストレスになる場合もあります。子どもが選ぶことが難しいときには、「何して遊ぶ？」と広く聞くのではなく、「○○と△△、どっちで遊びたい？」と選択肢を限定して聞くとよいでしょう。また遊びの内容も、真っ白な画用紙に自由に絵を描く遊びではなく、塗り絵のような少し枠のある遊びを提案してみるとよいでしょう。

(5) 病気を忘れて本来の自分に戻れる

遊びの時間は、子どもにとって、病気であることを忘れて本来の自分に戻れる貴重な時間です。子どもが集中して遊んでいるのを中断させなくてもいいように、できる限り検温や検査の時間を調整したり、前もって予定を伝えたりといった配慮が必要です。また、プレイルームでは、医療行為や医療に関する話題を避けることも大切です。遊びに没頭していた子どもが、嫌なことを思い出し、一気に現実に引き戻されてしまう可能性があるからです（図2-5-1）。

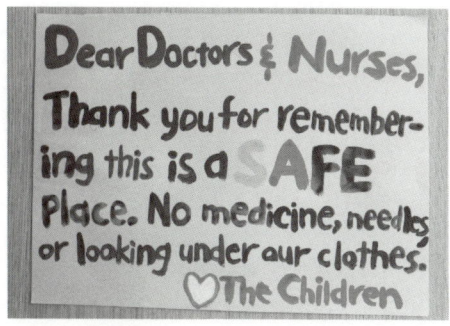

「先生、看護師さんへ　ここは、僕たちの"安心できる場所"です。薬や注射、体のチェックはお断り！　子どもたちより」

図2-5-1 ● プレイルームに貼ってある子どもからのメッセージ

幼児期の遊び、おもちゃ

…▶ 子どもの発達段階に合わせて、さまざまな遊び、おもちゃを用意する

幼児期はごっこ遊びが楽しい時期です。おままごと、買い物ごっこ、お医者さんごっこなど、遊びの中で子どもの想像力はどんどん膨らみます。言葉の発達も著しく、絵本や紙芝居もますます楽しめるでしょう。身体能力の発達により、ブランコや滑り台、三輪車など大きく体を動かす遊びや、ハサミや折り紙、ビーズなど指先を使う創造遊びの幅も広がります。積み木やブロック、粘土、お絵描きも定番の遊びです。

幼児期後期になってくると、社会性の発達とともに、物の貸し借りや順番など、ルールを理解し、従うこともできるようになるため、トランプやすごろくなどのゲームも楽しめるようになるでしょう。

子ども同士の交流を見守り、ときには調整しながら、遊びを支援できるとよいですね。さまざまな遊びが自由に楽しめる環境づくりが求められます。

季節のイベント

…▶ 病棟でも外の空気を感じることができるように、季節感を味わえる遊びの機会を提供する

春にはひな祭りやお花見、夏には七夕会や夏祭り、秋には運動会やハロウィン、冬にはクリスマス会と、季節に合わせたイベントを企画できるとよいでしょう。外の空気を感じることができない病棟内では、季節感を味わえる遊びの機会は貴重です。

また、イベントの中で、スタッフがいつもと

は違う一面を見せることも、子どもや家族がスタッフに親しみをおぼえるきっかけになります。

「遊びたくない」というのも大切な意思表示

…▶ 「遊びたくない」という子どもの気持ちも尊重し、無理やり遊ばせることは避ける

ここまで入院中の子どもにとっての遊びの意義や必要性を述べてきましたが、「遊びたくない」というのも子どもの選択であり、大切な意思表示であることを付け加えたいと思います。

この時期の子どもは、特に2歳前後は、"反抗期"といわれるほど、「いや！」という自己主張が増える時期です。それでも、医療行為に関することは「いや！」が通ることはありません。検温も、注射も、検査も、やらなくてはなりません。その中で、遊びの中の「いや！」は、子どもが唯一思いどおりにできることです。遊ぶことが最終目的ではありません。子どもの気持ちに沿って遊びを進めていきましょう。

子どもの遊びを評価しない姿勢

…▶ 子どもは大人の評価を気にしてしまうので、ほめるのではなく、子どもが満足している気持ちに寄り添い、ともに喜ぶことが大切

子どもの遊びを評価しないということも大切です。子どもの遊びに、良い／悪い、上手／下手といった評価はいりません。子どもは、大人の評価を気にすることなく、思いのまま自由に遊べるべきです。

そう考えると、"ほめる"という行為にも注意が必要です。例えば、子どもがのびのび絵を

Bちゃん（4歳）は、入院してから、医療者とまったく口をきかず、母親ともほとんど会話しない日が続いていました。普段はおしゃべりな子だそうで、母親も困惑していました。

遊びに誘っても、はじめは首を振って拒否の意思表示。母親と話だけして退室しました。3日目にようやく「遊ぶ」と言って意思表示したので、すごろくで遊びました。

3回連続で勝ったBちゃんは、笑顔でこう言いました。「3回勝ったから、3つ金メダルつくって」。Bちゃんから言葉が発せられたことに驚きながらも、急いで金メダルをつくってBちゃんに届けました。「壁に貼って」というBちゃんの希望どおり、3つの金メダルは、Bちゃんからよく見える壁に貼られました。

3つの金メダルを見て、Bちゃんは満足そうな笑顔を見せました。訪室した看護師にも、笑顔でメダルを自慢し、その後、少しずつ医療者との距離も近づいていきました。

この事例において、Bちゃんは、病院という初めての環境下でいろいろな制限をされ、嫌なことをさせられ、自信を喪失し、意欲を失っていたのかもしれません。遊びの中で勝ったことで、「私、できるじゃない」と自信を回復したのでしょう。金メダルは、そんなBちゃんの自信の象徴だったのかもしれません。

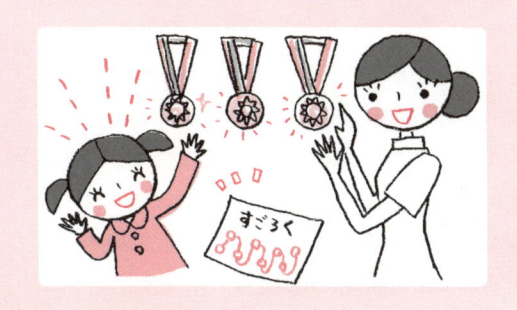

描き満足しているときに、「上手に描けたね」と声をかけたら、その子は、次から「上手に描かなくちゃ」と大人の評価を気にしてしまうかもしれません。絵を"上手"と評価するのではなく、子どもが満足している気持ちに、「できたね。楽しかったね」と寄り添い、ともに喜ぶ姿勢を大切にしましょう。

子どもをほめるとき、それは、子どもをよい気分にさせたり、子どもに好かれたりするための言葉になっていませんか？　うわべだけの大人のほめ言葉に、子どもは敏感です。自分でも満足していない部分をほめられたら、「わかってないな」と感じてしまいます。遊びの中では、子どもが何を楽しみ、どこに喜びを見出しているのか、しっかり見守り、いっしょに楽しめるとよいですね。

不用意な言葉で子どもを叱る母親への介入

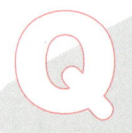 子どもに怒るとき、「そんな悪い子は、また先生にチックンしてもらうよ。お家に帰れないよ!」と言う母親の言葉が気になります。どのように対応すればよいでしょうか。

子どもが病気や治療、入院という事態をどのように理解し、受け止めているかによって、入院中の子どもの反応や精神状態は変わってきます。子どもなりの正しい理解が得られていれば、安心して治療に向かうことができますが、疑問や誤解がある場合には、不安やストレスが高まる可能性があるでしょう。

子どもの理解や受け入れは、年齢や発達段階、過去の経験、親からの説明などに影響されます。それらを十分にアセスメントし、いまその子はどのように病気や入院を理解しているかを把握する必要があります。そして、疑問や誤解がある場合には、適宜それに答え、誤解を修正していかなくてはなりません。

（ 幼児期の子どもの世界観 ）

···▶ 幼児期の子どもは自分と他者の区別が明確でなく、自分の視点からのみ物事を把握し、判断する

幼児期の特徴的な認知方法を理解すると、子どもへの声かけで注意すべきこと、支援のポイントが見えてきます。幼児期の子どもは、まわりの世界を理解するとき、すべてを自分の視点からのみ見て、考える傾向にあります。他者の立場になって考えたり、視点を変えて見たりすることは難しいのです。自分と他者の区別が明確でないため、常に自分自身の経験や知覚を基準として、主観的に物事を把握し判断しているといえます。ピアジェは、このような幼児期の特徴を「自己中心性」と呼んでいます。

（1）アニミズム

すべてのものは、みんな人間（自分）と同じように生きていて、心や感情がある、と考える特徴をいいます。例えば、花が風に揺れるのを「お花が踊っているね」と認知したり、「いっしょに遊びましょう」と縫いぐるみに話しかけたりするのは、この特徴のためです。

（2）実念論

自分の心の中で思ったことや考えたこと、自分が見たり聞いたりしたことは、すべて実在すると考える特徴をいいます。空想の世界と現実の世界が混同しやすいのです。例えば、絵本で見たおばけが本当にいると信じたり、夢の中で見たことは現実にも起こると思ったりします。

（3）人工論

世の中のものはすべて、人間がつくったものだと考える特徴をいいます。例えば、「太陽は

白血病で入院中のEちゃん（5歳）は、化学療法の副作用で食欲不振が続いていました。お医者さんごっこで遊んでいたとき、Eちゃんは人形に「ちゃんとご飯を食べないから、ジェニーちゃん（人形）はずーっとお家に帰れませんね。そんな子はずっと病院にいてください！」と厳しく声をかけていました。日常の場面を振り返ると、食事を摂ってほしいという思いが強い母親が、「ご飯を食べないとお家に帰れないよ」と繰り返しEちゃんに言っていました。

Eちゃんの入院への理解に誤解があるかもしれないと考え、スタッフはEちゃんに、ご飯を食べられないから病院にいるわけではないこと、病気が治れば家に帰れることを伝えました。その後の

お医者さんごっこでは、Eちゃんは笑顔でジェニーちゃんが元気に家に帰るというストーリーを展開させるようになりました。

お医者さんごっこの中で明らかになった子どもの誤解を速やかに修正することで、子どもの正しい理解と安心感につなげられた事例といえます。

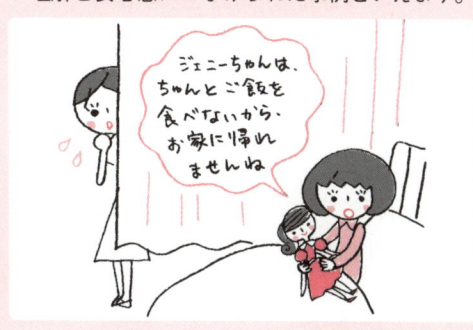

誰がつくったの」という疑問や、自分たちが寝るために夜になるという発想をしたりします。

罪の意識を助長しないような声かけが大切

···▶ 病気や入院を自分への罰ととらえるため、罪の意識を助長する言葉は避けることを母親と共有する

このように自己中心的に考える傾向がある幼児期の子どもは、病気や治療についても誤解を抱きやすく、病気自体や苦痛を伴う検査・処置、入院により親と離れることを"自分への罰"ととらえて苦しんでいる可能性があります。「妹にいじわるしたから、病気になった」と自分を責めたり、「悪い子だったから、お母さんに見捨てられた」と分離不安が強くなったりします。

そのため、「悪い子は、先生にチックンしてもらうよ」などの罪の意識を助長する声かけは避けなければなりません。大人は軽い気持ちで

口にしていても、子どもは現実の事象として認識してしまいます。前述の一般的な子どもの認知の特徴を母親に伝えたり、「チックンは○○ちゃんが元気になるためにするんだよ。元気になったらお家に帰れるよ」と正しい情報を繰り返し子どもに伝え、その場面を母親に見せ、モデルを示すことができるとよいでしょう。

怖い空想をかき立てない言葉を選ぶ

···▶ 空想と現実が混同しやすいため、不用意な言葉で怖がらせないよう注意する

空想と現実が混同しやすい幼児期の子どもには、不用意な言葉で、過剰に怖がらせたりしないように注意する必要があります。例えば、大人が軽い冗談で「検査室は薄暗くてひんやりしているよ。おばけがいるかもね」と言うと、子どもは現実におばけが出るのではないかと、怖い空想を膨らませてしまう可能性があります。

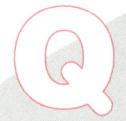

7 〚 学童期の子ども・親へのかかわり方 〛

入院で学校生活から長く 離れている子どもへの支援

Q 入院期間が長くなり、子どもが勉強の遅れや地元の友だちとの 関係を心配しています。どのように支援できるでしょうか。

　学童期は、学校を中心とした生活となり、仲間との関係が重要になる時期です。入院中、学校生活や仲間集団から離れること、また仲間と同じように活動できないことは、大きなストレスとなります。入院中に、学習の遅れや仲間と自分との違いに強い劣等感をもってしまうと、退院後、安心して元の学校生活に戻っていくことが難しくなってしまいます。退院後、子どもがスムーズに学校に復帰し、自信をもって再び社会の中で生活できるように、入院中にできる学習支援について考えてみましょう（表2-7-1）。

表 2-7-1 ● 入院中の学習支援、復学支援

入院中の支援	● 院内学級や訪問学級の提案 ● 教員との情報共有 ● 学習環境の提供 ● 前籍校とのつながりの維持
退院前の支援	● 多職種カンファレンスなどでの情報共有 ● クラスメートへの説明の準備
退院後の支援	● 外来時のフォローアップ

維持だけでなく、精神的な安定や生活意欲の向上にもつながります。

入院中の支援

┈▶ **入院中でも必要な教育が受けられるように、教育の機会を提供したり、学習できる環境を整える**

(1) 院内学級や訪問学級

　治療、療養環境にある子どもも、必要な教育を受ける権利が保障されています。院内学級や訪問学級の制度がある病院の場合は、速やかに手続きを進め、子どもができるだけスムーズに院内の教育に移行できるように支援します。

　入院中も教育の機会が継続されることは、子どもの日常性を保障することでもあり、学力の

(2) 教員との情報共有

　定期的なカンファレンスや日常のやりとりを通して、院内学級や訪問学級の教員と情報を共有することは大切です。医療に携わるスタッフからは、病状や治療経過、活動制限など医療的な情報を提供し、教員からは、学習進度や学校での様子などの情報を得ます。お互いに情報を共有することで、子ども一人ひとりのニーズに合わせた、より細やかな看護ケア、学習支援が可能になるでしょう。

(3) 学習環境の提供

　病棟内で子どもが学習できる環境を整えることも大切です。静かに学習できるスペースを確保したり、学習について気を配って話題に出し

たり、ときにはいっしょに勉強するなどの支援により、子どもの意欲が高まったり、安心感が得られたりします。特に、院内学級や訪問学級の制度がない病院では、このような環境整備、配慮が必要です。

また、学校の時間や自主学習の時間に医療処置や検査が重ならないように、時間を調整したり、前もって医療処置の時間を伝えたりといった配慮も求められます。

(4) 前籍校とのつながりの維持

前籍校の担任や家族を通して、学級通信やクラスメートからの手紙を受け取ったり、また病院の様子を伝える手紙を送ったりという双方のやりとりが継続されるとよいでしょう。親に、入院中も前籍校と連絡を取り合うように勧めます。友だちとの外泊中の交流や病院での面会も、柔軟に検討できるとよいでしょう。

入院中も前籍校とのつながりが維持されることは、子どもにとって精神的な支え、励ましになります。また、クラスメートにとっても、入院中の子どもについて理解を深めることができるため、退院後のスムーズな受け入れにつながることが期待できます。

退院前の支援

> ┄┄➤ 子どもや家族が安心して復学できるような準備や調整が大切

(1) 多職種カンファレンス

退院前には、子どもや家族に、久しぶりに前籍校へ戻る不安が出てきます。学習の遅れ、体力の低下、容姿の変化などもあり、クラスメートに受け入れられるか、学習や生活についていけるか、長期の入院をどう説明したらよいか、と悩みはつきません。一方、子どもを受け入れる学校の教員も、学校生活においてどのような配慮が必要なのか、何に気をつければよいのか、体調悪化時にはどう対応したらよいのか、と困難を感じています。

復学前に、医療に携わるスタッフ、院内学級の教員、前籍校の教員、そして家族を含めた多職種カンファレンスを開催できるとよいでしょう。それぞれの立場から情報共有を行うと、お互いの疑問や不安を解消することができます。カンファレンスの開催が難しい場合は、電話やメールで情報を共有するなどの連携により、子どもと家族が安心して復学できるような準備が大切です。

(2) クラスメートへの説明

入院中から、クラスメートには、親や担任と相談のうえ、入院していて長期間学校を休むことを説明しておく必要があります。そのうえで、退院前には、子どもといっしょに、クラスメートに病気や入院のことをどう説明するか相談できるとよいでしょう。何をどこまで伝えるか、伝えたいか、どんな言葉を使うか、誰から伝えるか、子どもの気持ちを確認しながら相談していきます。必要に応じて、いっしょに説明用の資料をつくったり、子どもが教員から説明してほしいと希望したときには、教員にそのことを伝え、調整したりします。

退院後の支援

> ┄┄➤ 外来時に復学後に何か問題や困難が生じていないか確認し、継続的にフォローしていく

退院後、実際に前籍校に戻ってからの様子を聞き取り、何か問題や困難が生じていないかを確認します。病気に対するクラスメートの誤解や、周囲からの特別扱い、過剰な制限などにより、いじめや不登校などの問題が生じているケ

退院する子どもへの復学支援

小学2年生のFちゃんは、再生不良性貧血のため入院し、骨髄移植をして退院することになりました。退院前、クラスメートに病気や治療についてどう説明するかを相談すると、Fちゃんは「全部教えてあげたい！」と言いました。そして、「さいせいふりょうせいひんけつ。ちが、たりないびょうき。ドナーさんに"ち"をわけてもらって、びょうきをなおしました。いま、かみのけがないのは、がんばった"しょうこ"だよ」と絵つきの手紙を書きました。両親も、正しく知ってもらい、支えてもらいたいとの気持ちでした。退院後、Fちゃんは、自分で書いた手紙を見せて、自分が病院でがんばったことを得意げにクラスメートに話したそうです。Fちゃんは、自信をもって、楽しく登校を開始できました。

子どもが自分の病気を理解すること、そして学校や社会の理解を得ることが、子どもの自信につながり、スムーズな復学、社会復帰につながることを実感した事例です。

ースも少なくありません。必要に応じて継続的に支援ができるとよいでしょう。

*

以上のように、学童期の子どもには、入院直後から退院後までを含めて長期的な教育の支援が必要です。子どもへの直接的な支援だけでなく、環境の整備や院内学級や訪問学級の教員との連携といった間接的な支援も積極的に行いましょう。

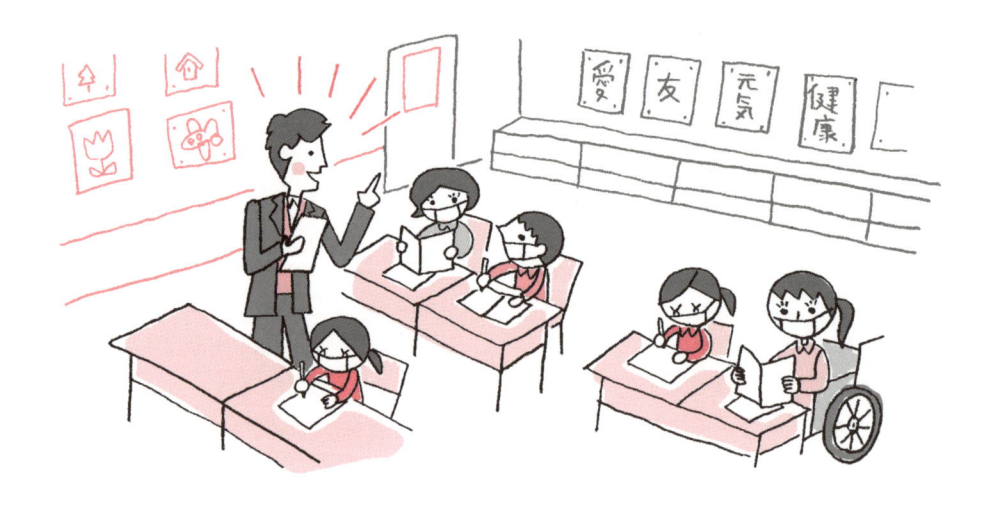

1日中一人でゲームをしている子どもへの対応

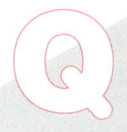 **Q** 1日中、テレビゲームやパソコン上のゲームばかりやっている子どもがいます。いっしょに遊ぼうと誘っても、そっけない態度です。学童期の子どもとは、どのような遊びが楽しめますか。どのようなことに配慮して声をかければよいでしょうか。

（ 学童期の特徴 ）（ 学童期の遊び ）

> ⋯▶ 仲間集団が大切な時期なので、同年代の子ども同士が交流できるような配慮が求められる

学童期の子どもは、少しずつ親から自立し、同年代の仲間集団の中で過ごすことが多くなります。仲間内でルールを決めて守り合い、ルール違反者には厳しい態度をとり、また親や教師には仲間内の情報を秘密にしようと固く約束するなどの行動がよく見られます。このような仲間集団でのやりとりは、社会性や道徳性を学んでいく過程であり、この時期の子どもは、仲間集団に参加する機会が大切といえます。

入院中も、できるだけ同年代の子ども同士が知り合い、交流できるように、同年代の同性の子どもを同じ部屋に集めたり、子どもが集まって遊べるようなスペースを確保したりといった配慮が求められます。

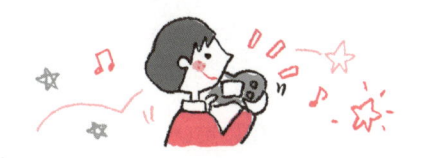

> ⋯▶ 入院中でも子どもが自分の興味関心に沿って遊べるように、さまざまなおもちゃや材料を用意する

（1）屋外の遊び

この時期の子どもは、集団で体を使って行う遊びを好む傾向があります。本来、入院していなければ、屋外で鬼ごっこや縄跳びで遊んだり、自転車を乗り回したり、また野球やサッカーなどのスポーツを楽しんだりする時期です。

（2）屋内の遊び

屋内の遊びでは、ボードゲームやカードゲームなど、ルールに従って競い合うような遊びを好む傾向があります。絵、ビーズ、手芸、プラモデルといった、指先を使う細かな創作活動も集中して楽しむことができます。シールやカードの収集・分類、友だちとの交換に夢中になることもあります。テレビ番組、映画、マンガなどの鑑賞も好むでしょう。

また、知識欲も旺盛で、科学や自然、文芸、歴史、偉人など、さまざまなことに興味をもち

ます。調べたり、実験したり、観察したりということが、遊び、楽しみにもなります。

（3）入院中の遊び

入院中も、できるだけ体を動かして遊べるスペースが確保できるように配慮します。ダーツや卓球、ボーリング、風船バレーなどは、室内でも体を動かして楽しめる遊びです。

子どもが自分の興味関心に沿って遊べるように、さまざまなおもちゃやゲーム、材料を用意できるとよいでしょう。物品が限られている場合でも、例えばトランプ一つで何種類ものゲームが楽しめますし、画用紙1枚から子どもの想像を広げることもできます。可能な物品の中で工夫してみてください。

また、リハビリスタッフと連携・協力することも遊びの幅を広げ、発達を支援するために大切です。

（　子どものメディア接触　）

···▶ **子どもが長時間テレビ番組を見たり、テレビゲームをするのみで過ごすことがないように配慮する**

（1）長時間のメディア接触による子どもへの影響

長時間にわたるメディア接触、つまりテレビ番組の観賞やテレビゲーム、インターネットの使用は、子どもの体と心の両面にさまざまな影響を及ぼすことが指摘されています。具体例を表2-8-1に示します。制限の多い病院内においては、子どもがテレビ番組の観賞やテレビゲームなどで時間を過ごしがちですから、より注意が必要です。

一方で、近年はインターネットの普及により、入院中もオンライン通話やビデオ通話、オンラインゲーム等を通して、自宅のきょうだいや地

表2-8-1 ● 長時間にわたるテレビ番組観賞やテレビゲームの使用による身体面・心理面への影響

身体面への影響	●体を動かす遊びの減少による筋力低下、睡眠不足、眼精疲労、視力低下、姿勢の悪さなど
心理面への影響	●他者とコミュニケーションをもつ機会が減ることによる対人関係や社会性の発達への影響 ●リアリティのある暴力の描写に触れることによる暴力性の高まり

元の友だちとつながり、いっしょに話しながら楽しく遊ぶ姿も見られるようになりました。入院中も、家族や友だちと継続的に交流できることは、大きな励みになっていると感じます。メディア接触のメリットとデメリットを理解して支援できるとよいでしょう。

（2）入院中の配慮

入院中の生活においても、子どもが長時間にわたってテレビ番組の観賞やテレビゲームのみで過ごすことがないような配慮が求められます。しかし、病院においては、テレビ番組の観賞やテレビゲームが唯一の娯楽になっている場合もあり、それに代わるアクティビティの提案なしに、その時間だけを制限することは賢明ではありません。長時間にわたるメディア接触の子どもへの影響を十分理解し、テレビ番組の観賞やテレビゲーム以外の楽しみを提案できるように努力したいものです。

（　「遊びたくない」と言われたら　）

···▶ **子どもの気持ちをそのまま受け入れて、子どもが本当に必要としていること、したいことを見極める**

ご質問のケースのように、一生懸命時間をつくって子どもの部屋に遊びに行ったのに、「遊

びたくない」とそっけない態度をとられることは、学童期の子どもには、めずらしい言動ではありません。そんな態度をとられたら、とっさにどう反応してしまうでしょうか。ショックを受け、「えー、そんなこと言わずに遊ぼうよ」と言ってしまうかもしれません。

そんなときは、"仲良くなりたい"とか"笑ってほしい"という自分の気持ちを優先していないか、自分を見つめてみてください。子どもは、そんな大人の気持ちに敏感です。"遊んであげなきゃ悪いな。笑ってあげたほうがいいかな"と気を遣って遊んでくれることがあるようです。しかし、それは私たちが目指す子どもと本音で語り合える関係ではありません。

「いまは遊びたくない」と言われたら、自分のショックな気持ちは少し閉じ込めて、「そうだよね。いまは遊びたくないんだね」と、子どもの言葉、気持ちをそのまま受け入れましょう。そうすると、もしかしたら、「そうだよ。本当

はこっちのゲームがしたいんだ」とか、「いまは一人になりたい気分なんだ」と、子どもの本当の声が聞こえるかもしれません。

気を遣って遊ぶ関係よりも、子どもが遊びたくないときには「遊びたくない」と言え、遊びたいときには「遊んで」「遊ぼう」と言える関係のほうが大切です。本当にその子がそのときにしたいこと、必要としていることを見極めていけるとよいでしょう。

上述のように、大人よりも同年代の仲間との関係が大切な時期ですから、同年代の仲間と遊べるように調整したり、仲間といっしょに病棟の装飾やイベントを考えてもらったりと、大人との関係だけでなく、仲間関係を支えるようなかかわりも大切です。仲間との遊び、仲間とのかかわりの中で、気分転換やストレス軽減ができたり、充実感や達成感を味わうことができるかもしれません。

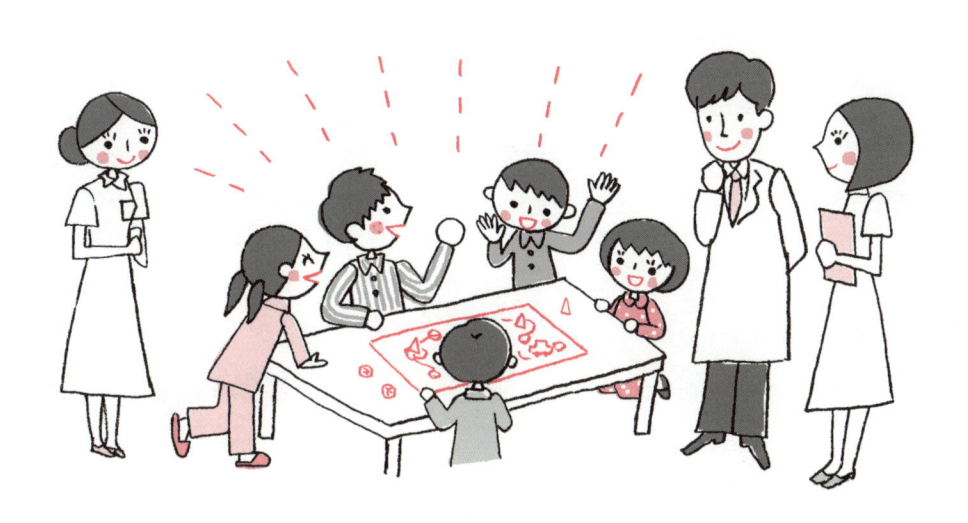

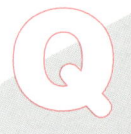

9 〔学童期の子ども・親へのかかわり方〕

家族や友人を亡くした子どもへの対応

Q 最近、祖父を病気で亡くした子どもがいます。落ち込んでいる様子で、自分の病気や治療のことも心配しているのではないかと気になります。学童期の子どもは、死をどのように理解しているのでしょうか。どのようなサポートができますか。

子どもの死のとらえ方

⋯▶子どもは死に直面したとき、自分のせいだと罪悪感をおぼえることが多い

　子どもが"死"をどのようにとらえるかは、子どもの発達段階や家庭環境、文化的背景、生活体験などによりさまざまです。

　幼児期には「死ぬ」という言葉を使うこともあり、"死"について考え始めるといわれています。しかしこの時期の"死"は、"一時的にどこかに行っている"、もしくは"眠っている"との区別が不十分で、大人の理解とは異なります。

幼児期から小学校低学年にかけて、生と死の認識は深まっていきますが、まだ"自分には起こらないこと"と考えている場合が多いようです。そして、9〜10歳頃に大人と同じような死の概念を獲得し、表2-9-1に示すようなことを理解するようになるといわれています。

　子どもは、"死には肉体的・生物的な原因がある"という因果性を理解するのが難しく、人の死に直面したとき、"自分のせい"と罪悪感をおぼえることが大人より多い、といわれています。怒られたときやけんかをしたときに、「死んじゃえばいいのに」と自分が思ったために、本当に死んでしまったのだと思うのです。

　病気や入院は、子どもの死のとらえ方に影響を及ぼす生活体験でしょう。病状による苦痛や痛み、家族との分離体験、またときには同室の友だちの死を経験することもあります。そのため、健康な子どもよりも幼い頃から死を意識し始めたり、また健康な子どもとは異なる死の概念を形成したりすることも考えられます。

表 2-9-1 ● 死の概念

死の普遍性	自分も含めて、生きている者すべてに死は訪れる。死は、避けることができない
死の無機能性	死んだら、生きているときに行っていたことが終わる。動かなくなり、肉体や各臓器は機能しない。呼吸は止まり、身体機能は停止する。考えたり感じたりすることもない
死の不可逆性	一度死んだら生き返ることはできない

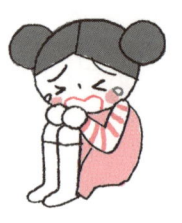

死に直面した子どもの反応

…▶ 大切な人を亡くした子どもの反応をありのまま受け止め、支えていく

大切な人を亡くしたとき、人は誰でも、悲しみ、怒り、喪失感、自責の念などさまざまな気持ちを抱えます。言葉での感情表現が難しい子どもは、泣いたり怒ったりすることで、それを表現することもあります。逆に、自分を守るために感情を抑制し、何事もなかったかのように明るく振る舞ったり、無関心を装ったりすることもあるかもしれません。大人にべったり甘える、友だちと遊ばない、集中力が続かない、攻撃的になる、赤ちゃん返りするなど、行動に変化が見られることも多いでしょう。眠れない、食欲がない、体調不良など、身体的な反応が見られるときもあります。そのような気持ちや反応はどれも当たり前のものです。大人が、子どもの変化に気づき、ありのままを受け止め、支えていくことが大切です。

グリーフケア

…▶ 大切な人を亡くした子どもの不安や恐怖が最小限になるように、グリーフワークを支え、見守っていく

グリーフは、"悲嘆"と訳されます。大切な人を亡くしたときに経験する大きな悲嘆、苦痛、さまざまな感情、環境の変化などを受け入れていく作業をグリーフワークといい、これを支援することをグリーフケアといいます。

子どもが大切な人の死に直面したときに不安や恐怖心が最小限になるように、子どものグリーフワークを支え、見守っていかなければなりません。そのために大切なのは、死についてごまかさず、ともに思いを分かち合う姿勢です。

(1) 死をタブー視しない

子どもに死を伝えたり、死について話し合ったりすることは、大人にとっても勇気のいる作業かもしれません。しかし、大人がうそをついたりごまかしたりしていると、子どもが聞きたくても聞けない、不安でも言えない状況になり、不安や誤解、孤独感を増してしまいます。子どもが、死について聞きたい、話したいと思ったときには、すぐに聞き、話せるような関係を築いておく必要があります。ご質問のケースでは、「おじいちゃんのこと聞いたよ。びっくりしたね。何か心配なことがあったら言ってね」と声をかけておくと、子どもは話したいと思ったときに話ができるようになるかもしれません。

最近では、"デスエデュケーション（死への準備教育）"の必要性が取り上げられています。日頃から、死をタブー視するのではなく、身近なこととして考え、子どもとともに向き合っていくことで、子どもが抱く死への恐怖心を和らげ、子どもがよりよく生きること、生命の大切さを学ぶきっかけになるでしょう。

(2) ともに悲しみ、思いを分かち合う

気持ちを表現することは大切です。気持ちを表現し、それが他者にわかってもらえたり、受け入れてもらえたりすると、人は安心することができます。子どもが泣いているときに、「男の子は、泣かないの！」と気持ちの表現を制限してしまうような声かけは避けるべきでしょう。「いろいろな気持ちになるのは当然。泣いてもいいよ」と、子どもの気持ちをそのまま認め、受け止める姿勢が重要です。

また、大人も悲しみを表現し、悲しんでもいいこと、いろいろな気持ちがあっていいことを示すことも大切です。"子どもの前では泣けない"という大人も多いかもしれませんが、とき

表 2-9-2 ● いのちに関する絵本の例

『葉っぱのフレディ—いのちの旅』，レオ・バスカーリア（みらいなな 訳），童話屋，1998
『いのちの時間』，ブライアン・メロニー，イング・ベン（藤井あけみ 訳），新教出版社，1998
『ずーっとずっとだいすきだよ』，ハンス・ウィルヘルム（久山太市 訳），評論社，1988
『わすれられないおくりもの』，スーザン・バーレイ（小川仁央 訳），評論社，1987
『おじいちゃんがおばけになったわけ』，キム・フォップス・オーカソン，エヴァ・エリクソン（菱木晃子 訳），あすなろ書房，2005
『さよならエルマおばあさん』，大塚敦子，小学館，2000
『大切な人が死んじゃった—トレボー・ロメイン こころの救急箱』，トレボー・ロメイン（上田勢子，藤本惣平 訳），大月書店，2002
『いつでも会える』，菊田まりこ，学習研究社，1998

にはともに泣き、悲しみを共有してみてください。「この気持ちは自分だけじゃないんだ」と、子どもが安心できるかもしれません。

(3) 遊び・絵本の活用

　言葉で気持ちを表現するのが難しいとき、子どもは遊びの中で、それを表現することがあります。例えば、絵を描いたり、日記を書いたり、といった方法です。幼い子どもの場合は、ままごとの中のストーリーで表現されることもあります。このような遊びは、妨げることなく、見守ることが大切です。亡くなった人へ手紙を書いたり、思い出の品を集めたりすることなどを勧めてみてもよいでしょう。

　また、生や死をテーマにした絵本（表2-9-2）を利用することで、子どもと死について語り合ったり、思いを共有したりするきっかけになる場合もあります。

（　親への支援　）

> ···> 親がいつもと変わらず近くにいることが子どもにとって大きな安心になる

　子どもが大切な人を亡くす経験をしたとき、それを近くで見ている親も、子どもにどう声をかければよいか、どう支えればよいかと悩むことになります。まずは、親から子どもの様子を

聞き取ったり、親自身の気持ちに耳を傾けることが大切です。そのうえで、上述のような子どもの死のとらえ方やグリーフケアについての情報提供をしながら、親がいつもと変わらず近くにいてくれることが、子どもにとって大きな安心感になることを伝えていきましょう。子どもにとっては、親が一番の支えになるはずです。

（　病気や治療の正しい説明　）

> ···> 子どもの理解力、興味関心に沿って、病気や治療について具体的に説明していくことが必要

　学童期の子どもは、理解力の発達とともに、自分の体や医療についての興味関心が高まります。上述のように、死の概念を理解していく段階にあり、病気そのものや死、麻酔、身体的な機能障害などへの恐怖心を抱きやすい時期でもあります。そのため、病気や治療については、子どもの理解力、興味関心に沿って、より具体的な正しい説明をしていくことが必要です。

　ご質問のケースについては、その子自身の病気や治療について説明がされていないのならば、早急に対応する必要があります。その際は、たとえ同じ病名でも、人それぞれ治療経過は異なることなどを付け加えられるとよいでしょう。

子どもの治療の選択、意思決定参加への支援

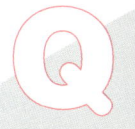

Q 思春期の子どもが、治療の選択、意思決定に参加できるようにするには、どのようにしたらよいでしょうか。両親に反抗的な子や、逆に両親に依存しているような子もいて対応が難しいです。本人、両親にそれぞれどのような支援ができますか。

子どもが意思決定に参加し、主体的に治療に臨めるように支援することはとても大切です（表2-10-1）。そのためには、子どもの発達段階などを十分にアセスメントし、一人ひとりに合わせた方法で情報を伝え、子どもの意思決定を支える必要があります。

思春期の子どもは、認知的発達の点から見ると、大人と同じように治療についての情報を理解し、効果とリスクを検討し、選択していく能力があると考えられます。例えば、Weithronらの研究[1]によれば、9歳の子どもは治療の目的や効果とリスクの理解ができ、14歳の子どもは大人と同じ程度にインフォームド・コンセントに必要な能力を有することが示されています。自分で意思決定できる存在としてとらえ、その過程を支援していくことが大切です。

表 2-10-1 ● 子どもが意思決定に参加するメリット

- 子どもの権利を守る
- 子どもと親、医療者のオープンなコミュニケーションが可能になる
- 子どもと親、医療者の信頼関係が強化される
- 子どもの自己コントロール感、自尊心が高まる
- 子ども自身が目標設定でき、意欲が保たれる
- 子どもが、不安や疑問を表出しやすくなる

思春期の親子関係

…▶ 思春期の子どもは、親から自立しようとする過程において、不安や葛藤が生じやすい

思春期の子どもは、親から自立し、一人の独立した人間になろうとしています。いままでの親に頼っていた自分を捨て、親から独立した自分を見出していかなくてはなりません。いままでの習慣を捨てることは、心の拠りどころを失うことにもなり、やはり親に依存していたい気持ちと独立を目指す気持ちの間で揺れ、不安や葛藤が生じやすくなります。この葛藤が、親への反抗的な態度につながるのです。

思春期に病気で入院することになると、親に頼らざるを得ない場面が少なくありません。自立したいのに、病気や治療のために親に依存しなければならない状況は、いらだち、劣等感、自尊心の低下を招く可能性があります。

親も、病気の子どもにはつい干渉的になったり、過保護になってしまいがちです。親が手厚く保護しすぎると、子どもの治療への意欲低下や無気力につながり、低い自尊心は退院後の社

会復帰にまで影響を及ぼす可能性もあります。

子どもの意思決定への参加を支援するポイント

（1）アセスメント

…▶ **子どもがどの程度病気や治療について理解しているかや、自分で意思決定したいと思っているかを見極める**

　子どもの意思決定への参加を支援していくときには、まず**表2-10-2**に示したような項目についてアセスメントを行います。年齢や疾患、治療経過、現在の体調など個人の特性はもちろん、その子自身が現在どのように病気や治療を認識しているか、どのような情報をどの程度必要としているか、意思決定についても、自分で決めたいと思っているのか、もしくは親や医療者任せ、巻き込まれたくないと思っているかなど、十分に見極めることが大切です。

　また、子どもに医学的な情報をどこまで伝えるか、意思決定に参加させるかどうかを決めていくときには、子どもの意思決定についての親の意向確認も必須です。"子どもが決めること"と考え、子どもの意思を尊重する親や、いっしょに考えようとする親もいますが、"子どもには無理"と考える親もいます。親の意向を確認

表2-10-2 ● 子どもが意思決定に参加することを支援する際のアセスメント項目

- 個人の特性
- 疾患・治療に対する認識
- 情報に対するニード、情報探索行動
- 疾患・治療に対する感情
- 意思決定の意向
- 価値・希望
- 親子関係
- 親子のコミュニケーションパターン
- 親の意思決定の意向
- 医療者との関係性、コミュニケーションパターン

（松岡真里：思春期にある患者のインフォームド・コンセント，意思決定と看護のポイント，小児看護，28(2)：222，2005より抜粋）

したうえで、最善の方法を考えます。

（2）子どもへの支援

…▶ **日常においても子どもが主体性をもって取り組めるように支援し、情報提供後も精神的にフォローしていく**

❶**日常のかかわり**

　医療の場面だけでなく、学校や遊び、生活の場面においても、子どもが主体性をもって取り組めるように配慮します。子どもに意向を確認し、子どもが自分の意向を表出する機会を増やすのです。その積み重ねで、子どもは自分の意向は尊重されること、自分は決定していける存在であることを自覚することができるのではないでしょうか。

❷**情報提供**

　病気や治療についての説明は、タイミングや方法、内容を十分に検討してから行うことが大切です。「聞きたくない」「私は知らなくていい。お母さん聞いておいて」と、回避的、依存的な発言をする子どももいます。その背景には、"知りたい気もするが、知るのが怖い"という不安や葛藤があるのでしょう。医療者の話に聞き耳を立てていたり、質問をしてきたりといった子どもの"知りたい"サインを見逃さず、適切なタイミングで説明するようにします[2]。

　また、「聞くと嫌な気持ちになってしまうかもしれないけど、自分の体のことを知っていてほしいし、これから○○さんがよりよい生活をおくり、治療していくための方法をいっしょに考えましょう」と、子どもの気持ちに理解を示し、なぜ説明をするのかを伝えたうえで情報提供することも大切です[3]。

❸**精神的なフォローアップ**

　病気や治療についての情報は、伝えること自体が目的ではありません。伝えることで不安や恐怖心が生まれる可能性もありますし、意思決

定をしたあとでも心が揺れるのは当然で、その後の精神的なフォローアップが欠かせません。

じっくり子どもの気持ちを聞く姿勢が大切です。悲しみ、怒り、不安、迷い、希望などいろいろな気持ちになるのは当然なこと、スタッフは味方であり応援していること、一人ではないこと、不安や疑問、気持ちの変化があったらいつでも教えてほしいことなどを伝えておきます。適宜、話を聞き、疑問には答えながら、ときには病気や治療と関係のない話題を提供し、気分転換やストレス軽減を目指しましょう。

（3）親への支援

> ⋯▶ 親も葛藤し迷っていることを理解したうえで、子どもの自立を見守り、支えていけるように支援する

❶親の葛藤を理解する

上述のように、思春期は、健康な子どもであっても親とぶつかったり、ぎくしゃくした関係になったりすることはめずらしくありません。子どもの変化に合わせて親も子どもへの対応や親役割を変化させる必要があり、子育ての難しさを感じることも多いでしょう。思春期の子どもをもつ親の葛藤や迷いを理解し、認める姿勢が大切です。

子どもを意思決定に巻き込むか否かについても、どのような意向も否定することなく、なぜその意向をもつに至ったのかについて、親自身の気持ちを理解することから始めます。

❷子どものニーズを伝える

子どもの意思決定を支えていく過程では、「○

○くんも知りたいと思っているのではないでしょうか。△△と言っていましたよ」と子どものニーズを伝えたり、「普段の△△な様子を見ていると、○○くんならしっかり理解して自分で考えると思いますよ」と、子どもは力ある存在であることを伝えたりすることが必要です[3]。表2-10-1に示したような、子どもが意思決定に参加するメリットを伝えることもできます。子どもの自立を見守り、支えていく大切さを伝えていけるとよいでしょう。

❸子どもへの支援の仕方をいっしょに考える

「（説明を受けたあとは）落ち込んだり泣いたりするかもしれませんが、それは当たり前の反応です。むしろ、気持ちを表出できることは大切なことですから、いっしょに支えていきましょう」などと、病気や治療についての説明を受けたときに予測される子どもの反応を親に伝え、親ができる支援の仕方をいっしょに考えておくことも大切です。

【引用文献】

1) Weithron, L.A., Campbell, S.B. : The competency of children and adolescents to make informed treatment decisions, Child Dev, 53 (6) : 1589-1598, 1982.
2) 田中千代：思春期患者における病状／治療方針の不確かさと看護のポイント，小児看護，28 (2)：210-214, 2005.
3) 松岡真里：思春期にある患者のインフォームド・コンセント，意思決定と看護のポイント，小児看護，28 (2)：220-226, 2005.

〚 思春期の子ども・親へのかかわり方 〛

一人で部屋に閉じこもっている子どもへの対応

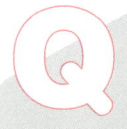

中学2年生の男の子ですが、カーテンを閉め切り、いつも一人で部屋に閉じこもっています。スタッフになかなか自分の思いを話さず、何を考えているのか、何を必要としているのかわかりません。このような子どもには、どのように接したらよいでしょうか。またこの時期の子どもには、どのような配慮が必要ですか。

　思春期の子どもは、十分な認知的発達を遂げ、大人と同じような言語的コミュニケーションが可能です。しかし一方で、親を含めたまわりの大人に対して、そっけない態度やぶっきらぼうな態度、反抗的な態度をとることも多く、この時期の子どもとのコミュニケーションに困難を感じる場面もあるかもしれません。

　少しずつ親から自立し、必死にもがきながら自分を模索している思春期の子どもにとっては、大人と距離をとったり、抵抗を示したりするのは当然の反応です。どのような反応も、決して判断したり、評価したりすることなく、その背景を理解しようとする姿勢が大切です。

無理に話をさせなくてよい

···▶ 子どもが自分自身で解決できるような支援を考える

　子どもの入院中、スタッフが「悩みや不安があれば話してほしい」と思う場面は多いでしょう。しかし、その思いはときに「悩みや不安を私が聞きたい」という、大人側の欲求にすり替わってしまうことがあります。子どもが望んで

いないのに、ずかずかと心に踏み込むことは避けなければなりません。

　この時期の子どもは、悩みや不安を言語化しないことで、自分自身を保っている場合もあります。無理に思いを話させるのではなく、子どもの力を信じ、子どもが自分自身で解決できるような支援を考える姿勢が必要です。

必要なときに「助けて」が言える関係が大切

···▶ 必要なときに「助けて」のサインが出せるように、日頃から子どもと信頼関係を築いておく

　日常的に悩みや不安、思いを表出する必要はありませんが、子どもがどうしても困ったとき、一人では抱えきれなくなったときには、「助けて」と言えたり、そのサインが出せる関係を築いておくことが大切です。

　それには、日頃からの信頼関係が必要でしょう。「無理に話さなくてもいいよ。でも、困ったときはいつでも声をかけてね」というメッセージを、言葉や態度で伝えておきます。自分のことを見ていてくれる、受け止めてくれる、と

いう安心感があれば、子どもは、必要なときには、なんらかの方法で「助けて」のサインを出してくるのではないでしょうか。

日常のコミュニケーション

…▶ どのような場面でも、子どもの気持ちを確認し、尊重する姿勢が大切

日常のコミュニケーションでは、病気や治療、身体的なこと以外の話題を提供することも大切です。好きなテレビ番組やアニメ、マンガ、スポーツ、音楽、有名人などの話題を共有することで、距離が近づくこともあります。子どもの持ち物や部屋の装飾が、会話のきっかけになることもあるでしょう。

また、どのような場面においても、過去の経験や常識などをもとにした大人の判断で子どもの思いを決めつけることは、避けなければなりません。医療の場面だけでなく、遊びや学校の場面においても、子どもが選べるときには子どもの気持ちをしっかり確認し、尊重する姿勢を示すことが重要です。その積み重ねで、子どもは「自分の思いは聞いてもらえる。受け止めてもらえる」と感じることができるのです。

プライバシーの尊重

…▶ 入院中であっても、可能な限りプライバシーが守られるような配慮が必要

思春期の子どもにとって、プライバシーが守られることは非常に大切です。

(1) 病棟環境

多床部屋の場合、しっかりカーテンで区切られる環境が必要です。カーテンの開け閉めは子どもが自由に行うもので、大人は不用意にカーテンを開けないように配慮します。必要に応じて、個室を用意することも大切でしょう。また、トイレや浴室には鍵がかかる、鍵の付いた引き出しがある、などの環境も求められます。

(2) 医療場面

体の一部を他者に見せるという場面は、思春期の子どもにとって大きなストレスになり得ます。処置室では、ドアが閉まる、パーテーションで区切られるといった配慮が必須です。体を見せる時間も最小限になるように、適宜タオルをかけたり、服を着てよいことを伝えたりします。スタッフの人数も必要最小限に抑えられる

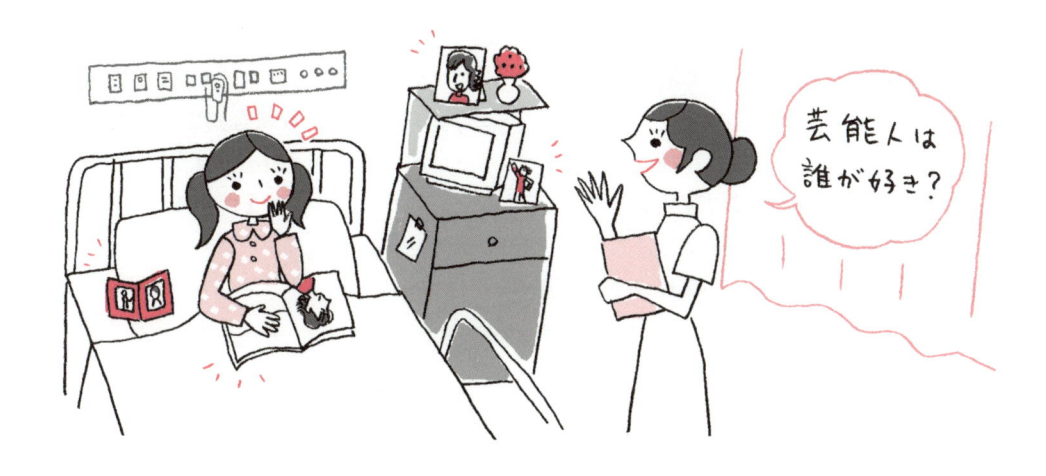

芸能人は誰が好き?

よう配慮します。また、検査や処置の医学的な理由、必要性を伝えておくことも大切です。可能な限り、同性のスタッフがケアを行うことができるとよいでしょう。

(3) 親の付き添い

親にいてもらいたいか、一人がいいかを、子ども自身に確認します。排泄や入浴の場面で、親の介助が必要なときもありますが、異性の親が介助する場合には大きなストレスになり得ますので、適宜スタッフが介入するなどの配慮が求められます。

子どもの情報について親と共有する場合には、親にも話すことをあらかじめ伝えておくことも必要です。

（ ボディイメージへの配慮 ）

┈▶子どもが自分の身体に否定的な感情を抱くことなく、変化を受け入れていけるように支援していく

思春期の子どもは、自分が他者からどう見られるかを強く意識したり、外見や服装、髪形に強いこだわりをみせます。自分の身体への関心が強く、理想のボディイメージとのギャップに悩むことも多い時期です。

そのような中、病気や治療の過程では、ボディイメージが変化することはめずらしくありません。体重の増減による体格の変化、ムーンフェイスなど顔つきの変化、脱毛、手術痕、また運動機能の低下など、さまざまな変化が起こります。これらの変化によって、子どもは人とは違うという不安、劣等感、羞恥心をもつ可能性

表2-11-1 ● ボディイメージへの配慮のポイント

- 変化が予測される場合は、あらかじめ伝えておく
  - 例）手術の痕は、この場所に○cmくらいの予定だよ
- 変化の医学的理由を伝える
  - 例）顔がぽっちゃりするのは、○○の影響だよ
- 変化への対処方法を考えておく
  - 例）髪の毛が抜けたら、帽子、バンダナ、ウィッグなどをつけることができるよ
- 外見について、安易に冗談にしたり、否定的な言葉を言ったりしない
- 変化について肯定的なメッセージを伝える
  - 例）見た目が変わっても、あなたはあなたで変わらないよ

があります。

思春期にボディイメージの変化を経験することは、子どもにとって非常に大きなストレスであることを医療者は認識しておかなければなりません。自分自身について否定的な感情を抱いてしまうことは、アイデンティティを確立していく過程の大きな課題となります。

ボディイメージの変化に関して配慮すべきポイントを表2-11-1に示します。ボディイメージは、周囲からの言葉や態度の影響も大きいため、子どもが自分自身の身体にできるだけ否定的な感情を抱くことなく、変化を受け入れていけるような支援が求められます。

また、親が、子どものボディイメージの変化を肯定的に受け入れられると、それは子どもに伝わり、子ども自身の受け入れにつながります。親自身も子どもの変化にとまどい、ショックを受けている場合は多いですから、親の気持ちも受け止めながら、親にも表2-11-1に示したポイントを伝えたり、帽子やウィッグを用意するなど、親ができることを伝えていけるとよいでしょう。

[思春期の子ども・親へのかかわり方]

弱音を吐かずがんばっている子どもへの支援

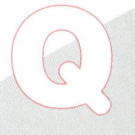

いわゆるとても "いい子" で、親にもスタッフにも弱音を吐かず、ぐちも言わずにがんばっている子どもがいます。無理をしていないか、がまんしすぎていないか、心配です。このような子どもに対して、どのような支援ができますか。どのような気分転換や遊びの支援ができるでしょうか。

思春期の子どもは、生活面では自立しており、幼少の子どものように泣いたり怒ったりしてニーズを伝えてくることはあまりありません。ご質問にもあるように、いわゆる "いい子" で、スタッフから見ると "手がかからなくて助かる" 子どもも多いのではないでしょうか。しかし、泣いたり怒ったりできない分、不安や悩みを内に秘め、苦しんでいる場合もあります。思春期に特有のニーズを理解し、支援の方法を考える必要があります。

思春期の友だち関係

···▶ 思春期の子どもには、その子の友だち関係を支えるような支援を考える

学童期までの友だちは、いっしょに遊ぶのが楽しいという遊び相手であり、それ以上に親密になることはあまりありません。思春期に入ると、友だちは、悩みを相談したり、秘密を共有したりと、お互いに心を通わせ、支え合う存在になります。親から自立していこうと葛藤するこの時期は、親に代わって大きな心の支えになるのが友だちです。

大人には言えないことも、友だちには打ち明けられる、大人の前では泣けなくても、友だちとなら泣ける、ということも多いでしょう。語り合う中で、「自分だけじゃない、あの子も同じ境遇なんだ」「同じ気持ちなんだ」とわかると、子どもは安心感を得ることができます。

したがって、思春期の子どもには、大人からの直接的な支援だけでなく、その子どもの友だち関係を支えるような支援を考える必要があります。入院している子どもが、子ども同士で支え合い、困難を乗り越えていけるように、環境を整え、交流を促し、あたたかく見守っていけるとよいでしょう。同じ境遇の人、同じような経験をもつ人がお互いに支え合うことを "ピアサポート" といいます。思春期の子どもには、このピアサポートの機会が大切といえます。

同年代の子どもや同じ病気の人との交流の場の提供

···▶ 同年代の子どもが集まれる場や、同じ病気の人と出会える場を提供する

（1）環境設定

思春期の子どもは、子どもっぽい装飾に抵抗

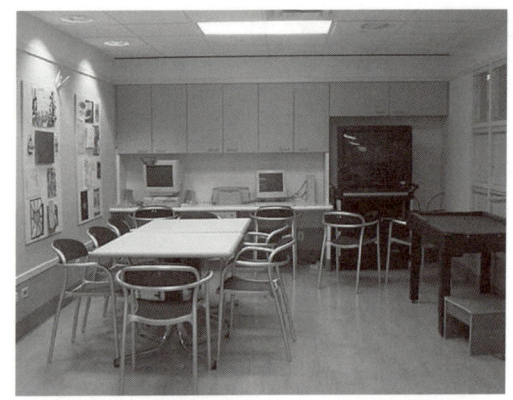

青年期の子ども専用の空間で、パソコンやオーディオ機器、ビリヤード台などの設備が整っている。12歳以下の子どもは入室できない

図 2-12-1 ● ティーンラウンジ（オークランドこども病院）

したり、年少の子どもと同じように扱われることに苦痛を感じたりすることもあるため、年少の子どもとは別の遊びの空間が必要だと指摘されています。欧米の子ども病院には、"ティーンラウンジ"と呼ばれる思春期の子ども専用の空間があり、パソコンやオーディオ機器、ビリヤード台など、この時期の子どもの興味関心に沿った設備が整っています。12歳以下の子どもは入室することができません（図2-12-1）。

ティーンラウンジのような空間をすぐに準備することは難しいと思いますが、例えば、院内学級の部屋を放課後に開放したり、使用していない時間に面談室を使ったりなど、思春期の子どもが集まれる空間をつくる工夫はできるでしょう。また、年少の子ども用のおもちゃだけでなく、思春期の子どもの興味関心に沿ったものも揃えておく必要があります。

(2) 時間の調整

同年代の同性の子どもを同室に集める配慮は大切です。同年代の子どもが同室にいないときには、それぞれの部屋の子どもに声をかけて、交流を促せるとよいでしょう。同年代の子どもたちが集まって、遊んだり語り合ったりできる

ように、時間を調整し、環境を整えます。最初のきっかけを手伝うことができれば、子どもたちは自然に自分たちで声をかけあって遊ぶようになります。

(3) 患者会などの情報提供

同じ病気の子ども、特に年上の同じ病気の人に出会うことは、貴重で有効なサポート資源です。自分と同じ病気の人が社会で活躍している姿を知ることは、子どもが自分の病気を受け入れ、"病気をもった自分"の将来を思い描いていくうえでのモデルとなるでしょう。

進学や就職の困難さから、退院後に意欲を失い、社会復帰が難しいケースも少なくありません。患者会や支援団体などの情報を提供し、参加を提案してみることも大切です。

日常の会話で気をつけたいこと

┈▶ 子どものプライドを傷つけるような言葉を言わないように気をつける

子どもから大人へと移行する思春期の子どもは、子ども扱いを嫌い、プライドをもっています。ご質問のケースのように、弱音やぐちを言わないのも、プライドを守り、強い自分、理想の自分を保つためかもしれません。子どものプライドを傷つけないように気をつけたいものです。

「"さすが、お兄さんだね"って言われると、がんばらないといけない。俺だって泣きたいときはあるのに」と教えてくれた中学生の男の子がいました。励ましや称賛のつもりでかけた言葉が、プレッシャーになり、気持ちの表出を抑えさせてしまうこともあるようです。

「あなたと同じ年の子が、手術の前は不安で眠れなかったって言っていたよ。あなたはどう？」とか、「この検査、大人でも苦手な人は

事例 ▶ 　中学生以上の子どもを対象とした遊びの時間「中高生の会」

思春期の子どものピアサポートの場として、「中高生の会」を定期的に開催することにしました。

- ●**時間**：夕食後から消灯まで。「9時なんかに眠れない！」という声に応え、この日だけは消灯時間を少し遅くする配慮をしています。
- ●**内容**：ボードゲームや調理、映画鑑賞など。テスト期間は、勉強会になります。

病室では見られない、生き生きとした表情を見せる子どももいます。普段は全然話さない子が、友だちとのおしゃべりを楽しむ姿に驚いたこともあります。「将来は○○になりたい」と将来への希望や夢が語られることもあれば、「（化学療法）治療中の気持ち悪さは最悪」「手術の傷、めっちゃ大きいんだよね」「○○って検査したことある？」と病気や治療へのぐちを言ったり、情報交換をしたりする場面もありました。さらには、「移植の前は死ぬかもって考えた」と、死への恐怖が語られることもありました。

同年代の子どもたちが集まる機会は、子どもたちの楽しみの時間となり、貴重な気分転換やストレス軽減の機会になっているようです。大人の前では多くを語らないこの時期の子どもにとって、貴重な感情表出、自己表現の場にもなっています。気持ちを共有し、お互いを支え合う様子が見られ、この時期の子どもにとってのピアサポートの重要性を再認識することができました。

多いんだよ。あなたも嫌だなって思う？」など、同年代の子どもや大人の様子や気持ちをさりげなく伝えることで、子どもは「不安を感じてもいいんだ」と思えたり、不安やストレスを表出しやすくなったりします。

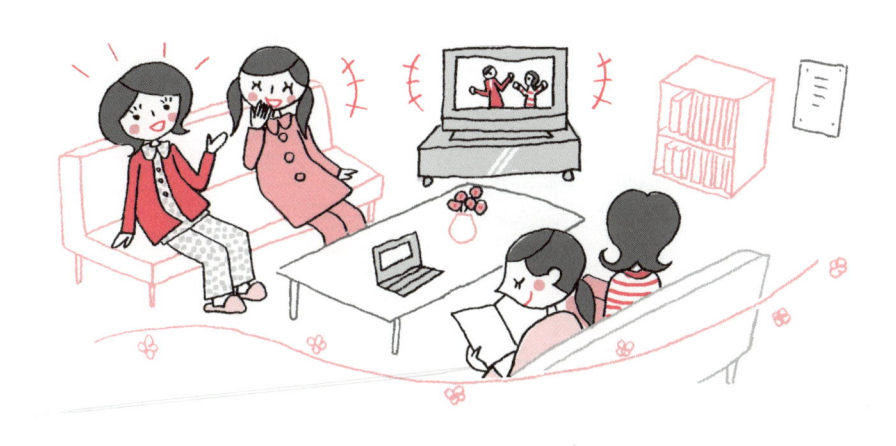

【参考文献】

1) 岡堂哲雄 監：小児ケアのための発達臨床心理，へるす出版，1983.

2) 坪井良子 監：小児看護学，看護学サマリー第1巻，学習研究社，1994.

3) ハーヴェイ・カーブ（土屋京子 訳），仁志田博司 監：赤ちゃんがピタリ泣きやむ魔法のスイッチ，講談社，2003.

4) Thompson, R.H. : Child Life in Hospitals ; Theory and Practice, Charles C Thomas, 1981.

5) 後藤宗理 編著：子どもに学ぶ発達心理学，樹村房，1998.

6) 奈良間美保ほか：小児看護学概論・小児臨床看護総論，系統看護学講座 専門分野Ⅱ，小児看護学1，第13版，医学書院，2015.

7) 柏木惠子，藤永 保 監：育児・保育現場での発達とその支援，ミネルヴァ書房，2002.

8) Rollins, J.A. et al. : Meeting Children's Psychosocial Needs Across The Health-Care Continuum, Pro-ed, 2005.

9) 廣末ゆか：入院中の遊びの必要性，小児看護，22（4）：430-433，1999.

10) 平賀紀子，古谷佳由理：小児がん患児の復学支援に関する文献検討，日本小児看護学会誌，20（2）：72-78，2011.

11) 濱中喜代：臨床看護と学校教育①入院中の支援，小児看護，30（11）：1512-1517, 2007.

12) 大見サキエ：臨床看護と学校教育②退院・学校復学時の支援，小児看護，30（11）：1518-1523, 2007.

13) 栃木県弁護士会「医療における子どもの人権を考えるシンポジウム」実行委員会 編：医療における子ども人権，明石書店，2007.

14) 内閣府：第2回青少年の生活と意識に関する基本調査報告書，2001.

15) 坂元 章ほか：青少年と放送に関する調査研究—テレビおよびテレビゲームにおける暴力が青少年の攻撃性に及ぼす影響を中心として，平成13年度総務省委託研究報告書，2002.

16) Children, adolescents, and death : myths, realities, and challenges. A statement from the Work Group on Palliative Care for Children of the International Work Group on Death, Dying, and Bereavement, Death Stud, 23（5）: 443-463, 1999.

17) アール・A・グロルマン（重兼裕子 訳）：死ぬってどういうこと？—子どもに「死」を語るとき，春秋社，1992.

18) ダギーセンター：大切な人を亡くした子どもたちを支える35の方法，梨の木舎，2005.

19) 無藤 隆ほか 企画・編：講座生涯発達心理学第4巻，自己への問い直し：青年期，金子書房，1995.

20) 丸 光惠：思春期患者の発達課題と看護，小児看護，28（2）：137-144，2005.

21) 石崎優子：思春期を迎える慢性疾患児の心理的問題，小児看護，28（2）：190-193, 2005.

22) 天野奈緒美：思春期の対人関係と支援者のかかわり方のポイント，小児看護，28（2）：177-180，2005.

23) Arnett, J.J. : Adolescence and Emerging Adulthood ; A Cultural Approach, Pearson Prentice Hall, 2001.

24) 田中千代：思春期患者における病状／治療方針の不確かさと看護のポイント，小児看護，28（2）：210-214, 2005.

きょうだい支援

きょうだい支援

子どもが病気で入院するとき、まわりの大人の気持ちや時間の多くは、その病気の子どもへ向けられることになります。病気の子どもに"きょうだい"がいる場合、そのきょうだいは、家族の中でつい忘れられがちな小さな存在ではないでしょうか。

両親は、多くの時間を病院で過ごすことになり、たとえ家にいても、きょうだいといても、心は病気の子どものことでいっぱいというときも少なくないでしょう。学校を含めた地域社会でも、大人の心配は病気の子どもで、きょうだいが話題の中心になることは少なくなっているかもしれません。病院のスタッフにとっても、なかなか病院で会うことのないきょうだいは、遠く知らない存在になりがちです。

しかし、きょうだいも、大きな変化の中で精一杯がんばっています。きょうだいなりに状況を察知して、"いい子"でいようと無理してしまうときもあるのではないでしょうか。

子ども・家族中心医療を目指すとき、家族の中の"きょうだい"も忘れてはならない大切な存在です。子どもの入院中に、きょうだいががんばりすぎて疲れてしまわないように、心に傷が残らないように、きょうだいを含めた家族支援を目指す必要があります。

きょうだいの経験

子どもが入院するとき、そのきょうだいは、家や地域社会でどのような経験をすることになるのでしょうか。きょうだいの経験を表3-1に示します。

(1) 母子分離

近年、臨床の場面では、母子関係の重要性が広く認識されるようになり、入院中の子どもの精神的安定のために、母親が入院に付き添うことが多くなっています。そのため、必然的に、きょうだいは母親と離れて生活することになります。祖父母や親戚の家に預けられたり、親の帰りを待てずに祖父母と食事をしたりと、母親とはすれ違いの生活になります。

しかし、入院している子どもと同じように、きょうだいの成長発達や精神的安定のためにも、母親の存在は大切です。母親と離れて生活していることだけでも、きょうだいにとって大きな影響があることを認識しなければなりません。

(2) 生活パターン、生活環境の変化

母親が入院に付き添う場合、きょうだいは、一人で家で過ごす時間が多くなるかもしれません。初めて延長保育や学童保育を経験することになるきょうだいもいるでしょう。

家に祖父母などが面倒を見にきてくれたり、逆に祖父母の家に預けられたりと、祖父母や親戚の支援、また近所の人や知人など地域社会からの支援が得られる場合もありますが、いずれの場合も、慣れない大人との生活、慣れない環境での生活となります。特に、遠くの祖父母な

表 3-1 ● きょうだいの経験

- ● 母子分離、家族分離
- ● 生活パターン、生活環境の変化
- ● 家族内役割の変化
- ● 情報の欠如

どに預けられる場合は、転園や転校といった学校生活の変化も経験することになります。これらの生活パターンの変化は、きょうだいにとって大きなストレスになる可能性があります。

(3) 家族内役割の変化

母親が入院に付き添っているとき、特に年長のきょうだいには、母親の代わりに家事をこなすことが期待される場面があるでしょう。家事に慣れない父親といっしょに、父親の帰りが遅い場合にはきょうだいだけで、食事の支度や洗濯、掃除などを行うことになります。

また、例えば三人きょうだいの一番上の兄が入院することになると、真ん中の子どもが「お兄ちゃんみたいにしっかりして」「弟の面倒を見て」と、急に兄役割を期待されるようになってしまいます。また、明るいムードメーカー的な妹が入院すると、姉がそのようなムードメーカー的な役割を求められるようになったり、姉自身もあえてそれを担おうともしてしまいます。

このように、母親や入院中の子どもの役割を期待されることは、きょうだいにとって大きな精神的負担になり得ます。

(4) 情報の欠如

現在の日本では、感染予防の点から、きょうだいの面会を制限している病院が少なくありません。そのため、きょうだいが病院に来る機会は少なく、入院中の子どもに会うことはあまりできません。また、両親も、きょうだいに入院中の子どもの病状や様子を話せていない場合は多いようです。

このような状況の下では、きょうだいは、入院中の子どもの病状や様子を知ることはなかなかできません。正しい情報を十分に得ることができないと、大人から聞く少しの言葉やマスメディアの情報から、自分なりの誤った想像を膨らませてしまうことになります。誤解や疑問の

中にいるきょうだいも少なくないでしょう。

（　きょうだいの気持ち　）

上述のように、多くの変化や困難を経験するきょうだいは、どのような気持ちや悩みを抱え得るのでしょうか。

(1) とまどい / 困惑

「どうしてお母さんは帰ってこないの？」「なんでお兄ちゃんは入院しないといけないの？」「どうして妹の髪の毛は抜けちゃったの？」と、環境や病気の子どもの突然の変化に、とまどい困惑する場合があります。大人よりも、情報や経験の少ないきょうだいは、とまどう場面も多いでしょう。

(2) 不安 / 心配

「弟の病気は治るの？」「もし、お姉ちゃんが元気にならなかったらどうしよう」と、病気の子どもを気遣い、心配する気持ちがあります。また、「僕も同じ病気かもしれない」「同じ病気になったらどうしよう」などの同一視や、「病気がうつってしまう」という誤解から生じる不安や心配の気持もあるようです。

(3) 恐怖 / 恐れ

「病院で何が起こっているの？」「お兄ちゃんが死んじゃったらどうしよう」と、病院という知らない世界の出来事は、きょうだいの中で誤解や過剰な想像を生み、恐怖心にまでなってしまう可能性があります。

(4) さびしさ / 孤独感

「お兄ちゃんと遊びたい」「お母さんに会いたいよ」と、いつもいっしょに遊んでいたきょうだい（患児）に会えないさびしさ、大好きな母親といっしょに過ごせないさびしさは大きいで

しょう。祖父母や親戚、地域社会からの支援を得ることが難しく、一人の時間が多いきょうだいにとっては、より深刻です。

また、「こんな気持ちは誰にもわかってもらえない」「友だちにも言えない。みんなとは違うんだ」と、同じ境遇の子どもと出会うことも少なく、なかなか気持ちを共有できる相手がいないために感じる孤独感もあるようです。

(5) 怒り / 憤り

「どうして私だけがまんするの？」「お兄ちゃん、お兄ちゃんって、パパもママも嫌い！」と、いつもはがまんして抑え込んでいる気持ちが、怒りとなって爆発することもあるでしょう。怒ったあとは、怒ってしまったことへの罪悪感や不安など、新たな感情が生まれることもあるようです。

(6) 恨み / 嫉妬

「お姉ちゃんばっかり、お母さんといっしょにいたり、おもちゃを買ってもらったり、ずる

い」「弟が入院したせいで、僕は一人なんだ」「私ばっかり怒られる」と、入院している子どもに嫉妬する気持ちを抱えることもあります。

(7) 罪悪感

「僕だけ外で遊んでいて、妹に悪いな」「私だけ楽しんでいいのかな」という罪悪感だけでなく、「僕が意地悪したから、弟は病気になったのかな」「私が悪い子だったから、罰が当たったんだ」と、誤解から生じる罪悪感に苦しむきょうだいもいるようです。

(8) 喪失感 / 悲嘆

病気の子どもや母親と離れて、いままでと違う生活になることは、一種の喪失体験です。また、病気の子どもが亡くなるとき、きょうだいはさらに大きな喪失を経験することになります。情報や経験が少なく、入院中になかなかいっしょに時間を過ごせていないきょうだいは、両親とはまた違った喪失感を経験することになるでしょう。

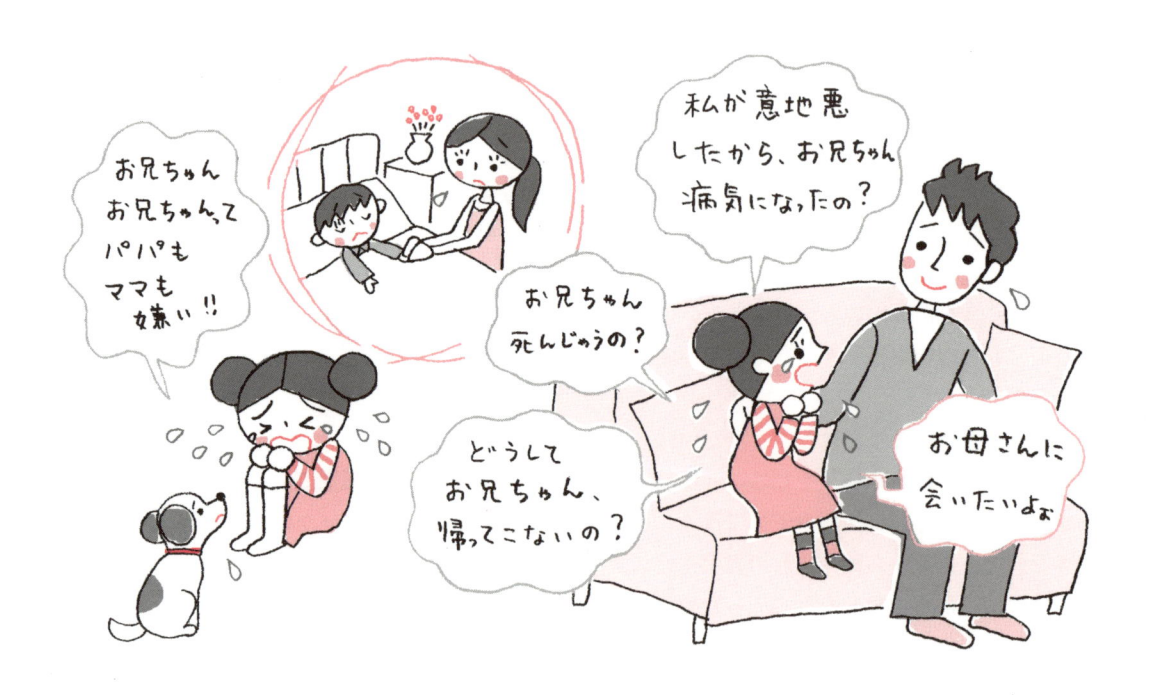

（9）プレッシャー／あせり

「僕ががんばらないと」「心配はかけたくない」と、病気の子どもや両親を気遣い、"いい子"になろうとがんばりすぎてしまうきょうだいもいるようです。大人も、知らず知らずのうちに、きょうだいに"いい子"でいることを期待してしまいがちです。

それは、言葉に出しても出さなくても、きょうだいは敏感に感じ取るでしょう。大人に、弱音を吐けなくなったり、相談できなくなったりしてしまうこともあります。がんばってもうまくいかないと、「いい子じゃないと認めてもらえない」「私なんて」と自尊心が低くなってしまうかもしれません。

(きょうだいの反応)

上述のように、複雑な気持ちを抱え得るきょうだいですが、その気持ちを言葉で表出することは難しく、さまざまな言動の変化でそのメッセージを伝えてきます。どのような反応が考えられるでしょうか。

（1）情緒的な反応

笑顔が少なくなったり、ふさぎ込んだり、些細なことで怒ったり、かんしゃくを起こしやすくなったりと、感情の起伏が大きくなり、情緒的に不安定になるのは当然の反応といえるでしょう。特に、久しぶりに母親に会うときに、いつも以上に母親に甘え、母親のそばを離れなかったり、また、母親と離れるときには、泣いて抵抗したり、不安がったりと、感情が大きく揺れることが考えられます。

（2）行動の変化

情緒的な不安定さは、きょうだいの行動にまで変化を及ぼす場合があります。年少のきょうだいの場合、指しゃぶりや夜尿、夜泣きなどの退行現象が見られたり、学童期以上になると、登校拒否などの行動に表れたりする可能性もあります。

（3）体の変化

夜なかなか眠れなかったり、食欲がなくなったりと、体に変化が現れる場合もあります。チック症状や吃音の出現、悪化が見られる場合もあるでしょう。重篤なケースの場合は、ほかにもさまざまな要因が関連していると思われますが、子どもが入院中や退院後に、そのきょうだいが拒食症や失語症になってしまった事例も報告されています。

(きょうだいへの支援)

上述のような、きょうだいのさまざまな情緒的反応や行動、体の変化は、きょうだいからの「僕のほうを見て。私もがんばっているよ。助けて」というサインです。たとえ、一見なんの変化もなく、大丈夫そうに見えるきょうだいも、感情を抑制していたり、うまく表出できていなかったりするだけかもしれません。期待に応えようといい子でがんばっている子どもも、いまは大丈夫でも、無理がたまって疲れてしまい、将来なんらかの問題を抱える可能性もあるのです。

そのため、子どもが入院するときには、その陰できょうだいが経験していることや、きょうだいの気持ちや反応を理解して、きょうだいを含めた家族支援を考える必要があります。

特に近年は、核家族化、少子高齢化、離婚率の増加、共働き夫婦の一般化に伴い、家族機能の変化や家族の危機対応能力の脆弱化が指摘されており、子どもが入院するときのきょうだいへの影響は大きくなっています[1]。より細やかな充実した支援が求められているといえるでしょう。きょうだいへの支援のポイントを表3-2

表3-2 ● きょうだい支援のポイント

- ● 適切な方法で、正しい情報を伝える
- ● できるだけ通常の生活が維持できるようにする
- ● 親と過ごす時間を確保する
- ● 入院中の子どもとの面会、交流を促す
- ● 気持ちを聞き、感情表出を促す
- ● ピアサポートの場を設ける
- ● 学校など地域社会と連携する

に示します。

　きょうだい支援を考えるときに大切なのは、入院の早い時期からきょうだいを巻き込み、きょうだいが、家族関係の中で自分も家族の一員として大切な存在であると実感できるようにすることです。そうすれば、きょうだいの不安は軽減され、前向きな状況を生み出すことができます[2]。

　まわりの大人がきょうだいのニーズに気づき、きょうだいとしっかり向き合って支援したとき、きょうだいは、きっと入院している子どもにとっても、家族にとっても、よき協力者、力強い応援者になってくれるでしょう。思いやりやいたわりの気持ち、自立心や協調性、感受性が育まれるなど、きょうだいが成長する機会にもなり得るのです。

【引用文献】

1) 新家一輝, 藤原千恵子：小児の入院と母親の付き添いがきょうだいに及ぼす影響—母親の認識を通した, きょうだいの肯定的な変化, 日本看護科学会誌, 30 (4)：17-26, 2010.

2) 太田にわ：入院児への母親の付き添いが同胞に及ぼす影響と看護ケア, 小児看護, 25 (4)：466-471, 2002.

【参考文献】 (Part 3「きょうだい支援」)

1) Spinetta, J.J. et al. : Guidelines for assistance to siblings of children with cancer ; Report of the SIOP Working Committee on Psychosocial Issues in Pediatric Oncology, Med Pediatr Oncol, 33 (4)：395-398, 1999.

2) 末永 香：小児がん患児の発病・療養が同胞に及ぼす影響と看護ケア, 小児看護, 25 (4)：472-477, 2002.

3) キッズエナジー 編：難病の子ども情報ブック—子どもの無限の可能性を信じて, 東京書籍, 2001.

4) Meyer, D.J., Vadasy, P.F. : Sibshops ; Workshops for Siblings of Children with Special Needs, Revised edition, Paul H. Brookes, 2007.

5) 栃木県弁護士会「医療における子どもの人権を考えるシンポジウム」実行委員会：医療における子どもの人権, 明石書店, 2007.

6) Murray, J.S. : Social support for school-aged siblings of children with cancer ; A comparison between parent and sibling perceptions, J Pediatr Oncol Nurs, 18(3)：90-104, 2001.

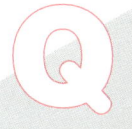

学校へ行きたがらない きょうだいへの支援

Q 母親から、「（入院している子どもの）きょうだいが、学校へ行きたがらなくなってしまった」と相談を受けました。きょうだいへは、どのような支援をしたらよいのでしょうか。

"学校へ行きたがらない"というのは、きょうだいが発する「さみしいよ。こっちを向いて。助けて」というサインです。学校へ行かせることを第一の目的とするのではなく、まずは、きょうだいが"私も大切な存在なんだ"と安心感を得て、精神的に安定することを目指せるとよいでしょう。両親とともに、きょうだいのサインを理解し、きょうだいの気持ちを受け止めるところから、支援はスタートします。

親への支援

> きょうだいが抱き得る気持ちや起こり得る反応を親に伝え、前向きにきょうだいに向き合えるように支援する

(1) 親にきょうだいのニーズを伝える

病棟スタッフは入院している子どものきょうだいと会う機会が限られているため、両親を通してきょうだいを支援する方法を考える必要があります。

そのはじめのステップは、上述したようなきょうだいのニーズを、両親と共有することです。「○○くん（きょうだい）も、いつもと違う生活の中でがんばっているんですね。少し疲れてしまったきょうだいが、いつもと違う様子を見せ

たり、学校に行きたくなくなったりすることは、めずらしい反応ではありませんよ」と、きょうだいが経験していること、抱え得る気持ちや起こり得る反応を伝えます。

(2) 親の気持ちにも寄り添う

病気の子どもに加え、きょうだいの変化も経験することになった両親は、心に余裕がなくなっているでしょう。きょうだいに目を向けられていなかった自分を責める気持ちも生まれているかもしれません。

両親を責めるのではなく、両親にも寄り添い、ともに考える姿勢を大切にしたいところです。「お母さんも体が一つでつらいですね。お母さんが○○くん（きょうだい）の気持ちに気づいて心配していることは、きっと○○くんにも伝わりますよ」と、きょうだいのニーズに気がつき、向き合おうとしている両親を認め、肯定的にフィードバックできるとよいでしょう。両親も安心感を得て、前向きにきょうだいと向き合えるような支援が大切です。

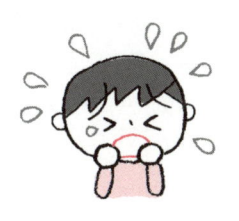

きょうだい自身への支援

> ┈▶ 大きな変化の中でもできるだけ日常が維持できるように調整するとともに、きょうだいの感情を受け止め、不安や孤独感を抱かせないように支援する

(1) 日常生活を維持する

　きょうだいが、できるだけいままでと同じ生活を維持できるように調整します。朝起きて、保育園、幼稚園や学校に行く、習い事に行く、家でご飯を食べて、お風呂に入って寝る、といったルーチンをできるだけ続けられるように、祖父母や親戚の支援は得られないか、利用可能な地域の社会資源はないかなどを、両親といっしょに相談、検討していきましょう。

　もし、きょうだいが祖父母の家などほかの家で生活することになる場合には、できるだけ早く環境の変化に適応できるように、その生活の場を整えます。面倒を見ることになる大人に、きょうだいの生活習慣や自立度、性格や好みを伝えたり、近くの子どもとの交流を促したりできるとよいでしょう。

(2) 感情表出を促し、感情を受け止める

　子どもは、自分の気持ちを理解し、受け止めてもらうことで、安心感を得ることができます。きょうだいが、大きな変化の中で、さまざまな感情を抱えるのは当然のことです。「悲しいときは泣いてもいいよ。イライラして怒っちゃうときもあるよね。そのままのあなたでいいんだよ」と、伝えられるとよいでしょう。きょうだいのがんばりを十分認め、ありのままを受け止めます。そうすることで、きょうだいは、安心して大人に自分の気持ちや悩みを話せるようになるかもしれません。

　多くの場合、両親がその役割を果たすことに

なると思いますが、親だから伝えられないという場合もあるかもしれません。必要に応じて、祖父母や親戚、また学校、病院などで、きょうだいが話せる場や人を見つけられるように支援することも大切です。

(3) 入院している子どもについての正しい情報を伝える

　"わからないこと"は、きょうだいの不安や孤独感を増強させます。入院している子どもの病気や治療、入院生活や今後の見通しなどについて、きょうだいにも正しい情報を伝えることが大切です。そうすることで、きょうだいは、正しい情報を得ることで安心し、また自分も家族の大切な一員であることを実感することができるでしょう(情報の伝え方や内容については、次項を参照)。

家族関係の支援

> ┈▶ きょうだいができるだけ親と過ごせたり、コミュニケーションがとれたりできるように調整する

(1) 親と過ごす時間を確保する

　きょうだいが、できるだけ両親と会えるように支援できるとよいでしょう。例えば、病院できょうだいが過ごせる場所やきょうだいをケアするスタッフを確保することで、きょうだいが病院に来ることを促すことができます。また、入院中の子どもをケアするスタッフやボランティアが確保できれば、付き添いの母親が安心して一時家に帰ることもできるでしょう。

　最近は、子どもが入院中に利用できる宿泊施設なども増えつつあります。家族が利用できる社会資源の情報を提供することも大切です。

(2) 家族のコミュニケーションを促す

実際にきょうだいが親と会うことが難しい場合は、少しでも心理的な距離が近づくように支援していきましょう。電話やメールを通して、きょうだいが親と会話するのも貴重な時間です。「今日は学校で何をしたの？ 給食は何だった？ 困っていることはない？」という何気ない会話も、きょうだいにとってはとても大切です。

病院と家の間で、手紙やプレゼントを交換することもよい方法です。例えば、きょうだいの誕生日プレゼントを、入院中の子どもや付き添いの母親といっしょに手づくりしたり、いっしょに手紙を書いたりすることもできます。

（ 地域社会における支援 ）

> …▶ 地域社会の大人も見守りができる体制づくりや、社会資源などの情報提供を行う

(1) 学校など地域社会と連携する

きょうだいの通う保育園や幼稚園、学校と、入院している子どもやきょうだいの置かれている状況についての情報を共有しておきましょう。きょうだいが、いままでと同じように遊びや学習活動を継続できる環境が大切です。

また、保育園や幼稚園、学校で、家では見せない言動の変化が見られるかもしれません。きょうだいからのサインを見逃さないためにも、地域社会できょうだいについての情報を共有し、家族だけでなく、地域社会の大人もきょうだいを見守れる体制づくりを行いましょう。

(2) 社会資源を紹介する

家族宿泊施設（アフラックペアレンツハウス、ドナルド・マクドナルド・ハウス、NPO法人ファミリーハウス、病院併設の家族宿泊施設など）、きょうだいが参加できる地域のイベント、子どもの一時預かり施設や制度など、家族が利用できる社会資源の情報を集めて、紹介することもできます。最近は、がんの子どもを守る会など、きょうだいを対象としたイベントを企画したり、相談窓口となる団体も増えています。ソーシャルワーカーとも連携して、さまざまな情報を提供できるとよいでしょう。

*

このような支援を実践しても、すぐに"学校へ行く"という行動の変化は見られないかもしれません。しかし、大切なことは、きょうだいが少しでも精神的に安定し、安心して生活できることです。そのことを両親にも伝え、支援を続けていくことが大切です。

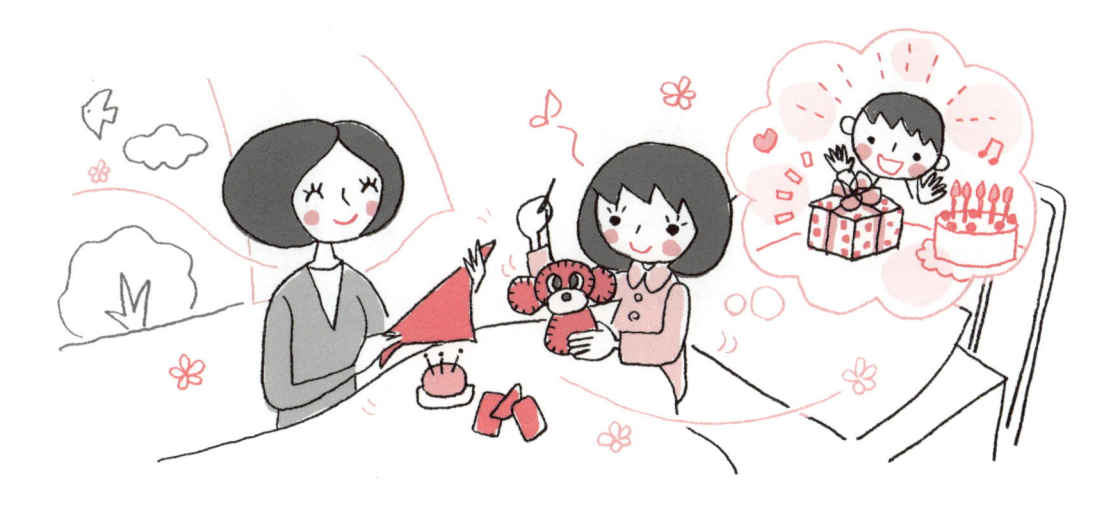

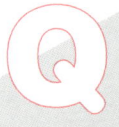

きょうだいへの病気や治療についての伝え方

> **Q** 「きょうだいに、入院している子どもの病気や治療の話をどのようにすればよいのですか」と親から相談を受けました。どう答えるべきでしょうか。

入院している子どもについての きょうだいへの説明

…▶ きょうだいも入院している子どもの病気や治療について、知りたいと思っている

きょうだいにも、入院している子どもの病気や治療について、正しい情報を伝えることはとても大切です。きょうだいは、入院中の子どもを心配し、"知りたい"という気持ちをもっています。しかし、現実には、両親が「(病気のことを)きょうだいにどう伝えてよいかわからない。きょうだいには、つらくて伝えられない」と悩み、きょうだいに入院中の子どもの病気や治療について伝えられていない場合も多いようです。

また、親がきょうだいに病気のことを話していると思っている程度と、きょうだいが病気について認知している程度には、ずれがあることを指摘する研究報告もあります。親は説明しているつもりでも、実はきょうだいには伝わっていない、わかっていない場合があるということです。

…▶ きょうだいにも入院している子どもについて適切に説明することが必要

正しい情報が伝えられていないと、親やまわりの大人の言動やマスメディアの情報から、きょうだいなりの想像を膨らませてしまうことになり、誤解や混乱の中でより苦しむことになりかねません。きょうだいの年齢や発達段階に合った方法で、わかりやすく伝える方法を両親と考えられるとよいでしょう。

両親に任せるだけではなく、必要に応じて、医師や看護師などの医療に携わるスタッフが、きょうだいへ話ができるように調整することも求められます。きょうだいが、実際に病気の子どもに会い、点滴をしている様子を見たり、体調の変化を肌で感じたりする機会も、きょうだいが理解を深めるためには貴重な時間になります。

きょうだいに伝えたい情報、 伝え方のヒント

きょうだいに伝えたい情報を表3-2-1に示します。

表 3-2-1 ● きょうだいに伝えたい情報

- 病気：誰のせいでもない、うつる、もしくはうつらない等
- 治療：経過、今後の見通し等
- 入院している子どもの様子：体調の変化、外見の変化等
- 会えない理由
- 病院の様子：入院生活、病棟スタッフ等

（1）病気について

…▶ きょうだいの年齢や理解度に応じて、わかりやすい言葉を用いて説明する

病気の子どもに告知するのと同じように、きょうだいにも、病気について、病名を含めて、うそのない正しい説明をすることが大切です。年齢や理解度に応じて、わかりやすい、やさしい言葉を心がけましょう。絵やおもちゃなどを使うのも、効果的な方法の一つです。

また、特にきょうだいが年少の場合は、「妹が病気になったのは、僕がいじわるしたからだ」「私が"（けんかしたとき）お兄ちゃんなんていなくなっちゃえ"って思ったから、お兄ちゃんは入院することになったんだ」と、きょうだい（患児）が病気になったことを自分への罰ととらえたり、自分を責めたりする気持ちを抱え、苦しんでいる場合もあります。病気の原因は誰にもわからないこと、誰のせいでもないことをいっしょに伝え、誤解を防げるとよいでしょう。

（2）治療について

…▶ 治療内容や予定、退院の見通し、体調の変化などを可能な範囲で伝える

どのような治療を受けているかや、治療の予定、退院の見通しなどを、可能な範囲で説明しましょう。入院している子どもの様子や体調の変化も、できるだけ時間差がないように、こまめに伝えます。特に、治療の過程でのよい変化や明るい見通しを強調して伝えていくことで、

きょうだいは安心感を得ることができます。

（3）外見の変化

…▶ 外見の変化がある場合は、驚きや困惑を軽減するために、事前に伝えておく

病気や治療の過程で、入院中の子どもの外見が変化する場合は、その変化を伝えておくことが大切です。脱毛やムーンフェイス、手術の痕など、変化の理由も併せて伝えておくと、変化を目の当たりにしたときの驚きや困惑を軽減することができます。なかなか実際に会えないときは、写真やビデオ映像を見せるなどして、変化を伝えておくのもよい方法です。

（4）会えない理由

…▶ 入院中のきょうだいに会えない理由を伝え、誤解や不安を取り除く

入院中の子どもや付き添いの母親に会えないことは、きょうだいにとって大きな精神的負担です。長期間会えないことで、「会えないくらい大変な状況なんだ」と過剰に悪い想像を膨らませたり、「僕が悪い子だったから、お母さんは帰ってこないんだ」「（うつる病気ではないのに）うつる病気なの？」と誤解したりする可能もあります。どうして会うことができないのか、いつ会える予定なのかを伝え、きょうだいの不安や誤解を取り除く必要があります。

（5）病院の様子、入院生活について

…▶ 未知の世界である病院の様子を伝えることで、きょうだいにとっても病院を身近な場所にしておく

なかなか訪れることがない病院という場所は、きょうだいにとって未知の世界です。病院はどんなところなのか、そこでの生活はどんな

様子なのかを伝えることも大切です。写真やビデオ映像を使うのも効果的でしょう。病室の様子や院内学級、プレイルーム、談話コーナーなどの様子を見て、穏やかな生活をイメージできれば、きょうだいの安心感につながります。処置室や検査室など、入院中の子どもががんばっている場所の様子を伝えることは、病気や治療の理解を深めることにつながります。また、病棟のスタッフを写真で紹介したり、実際に会う機会をつくったりすることも大切です。

病気の子どもが外泊するときなど、家族が集まるときの話題は、病院での出来事やスタッフとのやりとりになることが多くなります。そのようなときに、きょうだいが話題についていけず、疎外感を味わうのを避けるためにも、きょうだいが病院について知るための工夫をして、病院をきょうだいにとっても身近な場所にしておくことが大切です。

終末期の子どもの きょうだい支援

····▶ きょうだいを巻き込んだ終末期のケアを考えていくことが必要

病気の子どもの状態が悪くなると、両親は、ますますきょうだいにどのように話をしてよいか迷うことになります。両親に、きょうだいを巻き込むことの大切さを伝え、できるだけ早くからきょうだいにも情報を伝え、きょうだいを巻き込んだ終末期のケアを考えていきましょう。

きょうだいに、病気の子どもの状況を適宜伝えます。恐怖心を増さないように、やさしい表現を使えるとよいでしょう。挿管チューブやモニター類などの役割についてや、医療者が行っている処置の意味、きょうだいが目にすること

についてやさしく正しく説明することで、不安や恐怖心は軽減されます。

また、そばにいる、手を握る、体を拭く、プレゼントを届ける、部屋を飾りつけるなど、"きょうだいができること"も大切な情報です。「いっしょに体を拭いてあげることもできるよ。やってみたい？」と、"きょうだいができること"を伝え、きょうだいの気持ちを確認します。きょうだい自身が選択し、どのような選択をしても、その気持ちが尊重されることが大切です。きょうだいが、無理のない範囲でケアに参加し、穏やかな時間を過ごせるようにしたいものです。

生や死について、子どもと話をすることは簡単ではありません。しかし、子どもから"話したい"サインがあったときには、いっしょに話ができるように準備しておけるとよいでしょう。自分の言葉で語ることが難しいときは、生や死についてをテーマにした絵本をいっしょに読んで、気持ちを共有するのもよい方法です（絵本についてはp.68 表2-9-2を参照）。

*

きょうだいにも早い段階で正しい情報が伝えられると、きょうだいは自分も家族の一員であると感じることができ、孤独感や疎外感は軽減されます。きょうだいにとってのプレッシャーになるのは避けたいですが、きょうだいなりに、病気の子どもを理解し、その治療を応援したり、協力したりする気持ちが生まれるかもしれません。両親に、きょうだいへも正しい情報を伝える必要性を繰り返し伝え、入院中から退院後まで、家族の中でオープンなコミュニケーションが継続され、きょうだいも含めた家族全員での協力体制が築けるように支援していきましょう。

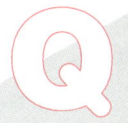

面会が制限されている きょうだいへの支援

Q 当院の病棟では基本的にきょうだいの面会が制限されています。病棟できょうだいにできる支援は何かあるでしょうか。

（ 普段の会話の中でできること ）

···▶ **入院時にきょうだいの情報を集め、入院中も両親にきょうだいの様子を聞くようにする**

　両親がきょうだいのニーズに気づき、きょうだいにも目を向けられるように、普段からきょうだいの話題を出すように心がけます。

　入院時から、きょうだいの情報を集めましょう。きょうだいの名前、年齢、性格、きょうだい間の関係、誰が面倒を見ているのかなど、き

ょうだいの情報や家族の支援体制の情報を得ておきます。そして、入院中も、ときどき「○○ちゃん、お家で元気にしていますか？」「○○くん、もうすぐ卒業式ですね」など、きょうだいの名前を出して様子を聞けるとよいでしょう。そうすることで、両親がきょうだいのことを考えるきっかけになります。

　また、両親も、スタッフがきょうだいのことも気にかけていることを感じることができるので、きょうだいのことで困ったり、悩んだりしたときには、躊躇なくスタッフに相談をもちかけることができるようになるでしょう。

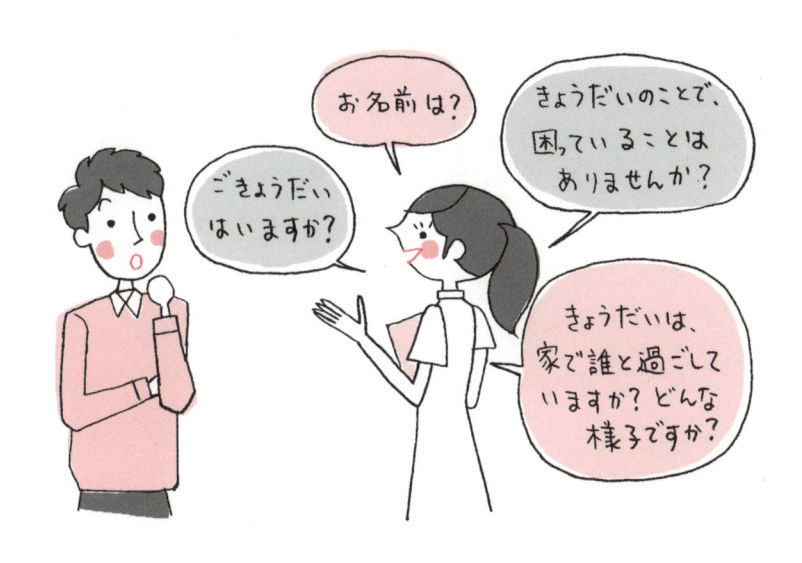

きょうだいと出会ったら

…▶ 病院できょうだいを見かけたら、名前を呼んで、きょうだい自身のことを話題に語りかける

　日本では、きょうだいが家族に連れられて病院に来て、でも病棟に入れないため病棟入口や待合コーナーで一人で待っている、という場面も多いのではないでしょうか。そんなときは、きょうだいに声をかける絶好のチャンスです。

　「○○ちゃん、こんにちは」と、"△△くんのお姉ちゃん"や"△△ちゃんの弟くん"ではなく、きょうだい自身の名前を呼んであいさつをします。そして、「○○ちゃんは、最近学校でどんなことをしているの？」「○○ちゃんは、どんなゲームが好きなの？」と、きょうだい自身のことを話題に、語りかけられるとよいでしょう。そうすることで、きょうだいに、"病気の子どもだけじゃなく、あなたもとっても大切な存在"というメッセージを伝えたいものです。

　病院はまったく未知の世界であり、普段話題の中心になることが少なくなっているきょうだいにとっては、病院のスタッフに名前を呼んでもらうこと、語りかけてもらうことだけでも、どれだけ大きな意味があるかわかりません。些細なことかもしれませんが、大きな意味のあるきょうだい支援ではないでしょうか。

ピアサポート

…▶ 病気の子どもをもつきょうだい同士が集まれるような機会を設ける

　ピアサポートとは、一般に、同じような立場の人がお互いに支え合うことを意味します。病気の子どものきょうだいを支援するときにも、ピアサポートの機会を提供することは大きな意味があります。同じような経験をもつきょうだいが集まり、交流する機会を設けるのです。

　アメリカでは、シブショップ（Sibshops：きょうだいを意味するsiblingとワークショップworkshopから付けられた名前）という、きょうだいを対象としたワークショップ形式の支援プログラムが各地で展開されています。1980年代から始まったこのプログラムは、近年、アメリカだけでなく世界にも広がりをみせ、その効果が報告されています。

　日本でも、シブショップのようなきょうだいを対象としたイベントやキャンプの取り組みは始まりつつありますが、まだ数は多くありません。今後、きょうだい同士が集まり、遊んだり、語り合ったりする中で、お互いの気持ちを共有し合い、支え合う場が増えていくことを期待したいところです。病棟でも、病棟の行事にきょうだいを招いたり、きょうだいを対象としたイベントを企画したりしてみてもよいでしょう。きょうだいにとって、貴重なピアサポートの機会になるはずです。

事例 ▶ きょうだいを対象とした病棟ワークショップ「きょうだいの会」

　きょうだい支援の一環として、病棟で定期的に「きょうだいの会」を開催しています。会の目的は、①きょうだいが主役になれること、②「あなたが大切」というメッセージを伝えること、③同じ立場の子と出会い、自分だけではないと知ってもらうこと、④病院を身近に感じてもらうこと、です。

　病棟スタッフに加えて、学生ボランティアの協力も得て実施しています。工作やゲームなどの楽しいアクティビティに加えて、CTやX線撮影などの検査室（写真）、リハビリ室、院内学校や図書室など、院内を見学するスタンプラリー、病院に関するクイズ、聴診器や血圧計の体験などを行っています。

　参加したきょうだいたちが、久しぶりに母親にべったり甘えたり、新しくできた友だちと笑顔ではしゃぐ姿が印象的でした。病院に関するクイズでは、病棟内に学校があることに驚いたり、"処置室"という言葉の意味がわからなかったりと、きょうだいにとって、病院が未知の世界であることを実感しました。

　両親からは、「久しぶりにきょうだいの笑顔を見ることができ、安心しました」「いつもがんばっているお兄ちゃんに何もしてやれていなかった

ので、久しぶりにゆっくり遊べてよかったです」「同じ境遇の子と出会えたことは、励みになると思います」「名前をおぼえてもらって、呼んでもらえて、とてもうれしそうでした」、などの声が聞かれました。

　両親も、きょうだいのニーズは感じながらも、なかなかいっしょに過ごせず、何もしてあげられないジレンマや自責の念を抱えており、「きょうだいの会」のような病棟の取り組みは、きょうだいにとっても、両親にとっても、大きな意味があるのではないかと考察されます。

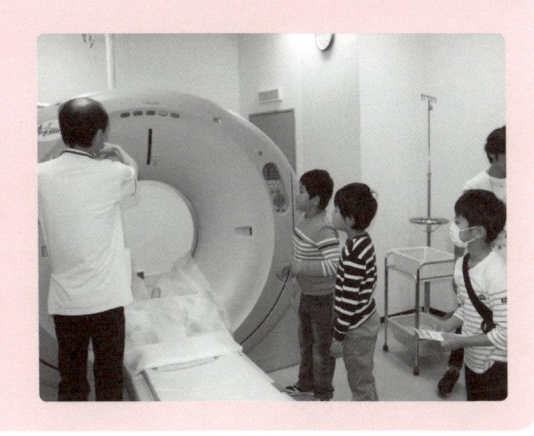

子どもへの病気・検査・治療などの説明

子どもへの説明と
プリパレーション支援

説明の種類

　医療現場において医療者は、子どもや親に対し、診療や医療行為などに関連した説明を行う義務と役割があります。子どもの入院から退院までの過程においては、どのような説明の場面があるでしょうか。

　例えば、入院時には入院オリエンテーションを行い、子どもと親が初めての病棟環境に順応できるようにするための説明が必要になります。検査、処置、治療、手術のインフォームド・コンセント、インフォームド・アセント*においては、子どもによる法的な承諾と同意は認められないものの、親だけでなく、子どもの発達段階に適した説明を行うことが必要です。

　そして、診断と治療開始のための親や子どもへの病気説明や、退院後の生活に向けた自己管理のための患者/家族教育・指導が必要になりますが、特に自宅での治療や処置ケアを継続していくためには、親だけでなく、子ども自身の理解と協力が大切になります。そのため医療者は、現在の病態や医療行為の必要性と方法、子どもの役割などを誤解のないようにわかりやすく説明し、またいつでもその内容を再確認できるような指導パンフレットや個別の冊子を作成して、自宅に持ち帰れるような工夫も行っているでしょう。

　このように、医療者が子どもと親へ説明を行

---

*インフォームド・アセント：これから実施する行為等について、医療者が子どもに理解できるようわかりやすく説明し、その内容について子どもの納得を得ること。

う機会は実に多く、説明の方法や種類、内容も異なります。意義ある効果的な説明を行うには、子どもの発達段階や理解度、子どもの抱える感情を把握する観察力と洞察力、子どもの疑問や不安に対応していく知識と応用力が求められます。

病気や病状の説明

　子どもに病気や病状の説明をせずに、検査、処置、治療の説明を行うことはないでしょうか。親や医療者は、目先の医療行為を実施することに気をとられてしまうことがあります。一方、子どものほうは、自分の病気や病状について説明を受けなければ、入院や検査・処置などの医療行為に対して「なんで？」「どうして？」と疑問を抱き、その必要性を納得できません。病気や病状の説明は、親と相談しながら、子どもの発達段階を考慮し行っていくことが基本になります。

　幼児や小学校低学年の子どもに説明する際には、「"感じている症状"や"目に見える症状"を治す」ことを伝えます。自覚症状がない場合は、「おしっこの検査をしたら、目には見えないけれど、少しだけ血が混じっていたの。体の中にあるおしっこをつくるところが病気なのかもしれないから、ほかの検査もすることになったよ」など、追加検査の必要性や検査結果をわかりやすく伝える必要があります。

　小学校高学年の子どもに対しては、自覚症状や検査結果だけでなく、診断名、治療計画、副作用など詳細な説明が必要になってきます。子どもが病気や病状を理解するためには、絵や模

表 4-1 ● 病気の原因と医療行為や医療者に対する認識

ステージ	病気の原因	医療行為や医療者に対する認識
ステージ1 （7歳未満）	人の悪い行いに 起因	●医療行為は医療者から受ける罰
ステージ2 （7〜10歳）	ばい菌	●医療行為の理由は説明できる ●医療者は、子どもの気持ちに気づけない（子どもは、叫ん だり泣いたりして痛いことを訴えなくてはいけない）
ステージ3 （11歳以上）	さまざまな原因が ある	●医療行為の理由を的確に説明できる ●医療者は子どもの気持ちがわかる

（Brewster, A.B. : Chronically ill hospitalized children's concepts of their illness,
Pediatrics, 69（3）: 355-362, 1982 を参考に筆者作成）

型などのツールや、X線写真やエコー写真などの使用も検討するとよいでしょう。

　例えば、7歳の男児に特発性肺動脈性高血圧症と薬の持続投与の必要性を説明したことがありました。病気の機序については、絵を使用して説明を行いました。薬の重要性については、心臓の模型を使用し、機能、心臓弁の位置と働きを説明し、発病時と現在の心臓弁の状態をエコー動画で比較してもらいました。彼は、「心臓にぱふぱふって動いているのが4つあって、いまはちゃんと動いているけど、ここに運ばれたときは心臓もぐちゃっとなっていて、ぱふぱふもちゃんと動いていなかったんだ。初めて知ったよ。フローラン®（エポプロステノールナトリウム）は大事だね」と薬の持続投与によって心室の形が元に戻ったこと、心臓の弁も正常に動いていることを理解することができました（説明内容は、医師、看護師、チャイルド・ライフ・スペシャリストで内容を検討し、両親に提案して、医師が中心となって説明を行いました）。

医療行為の説明

　医療行為の説明は、手順を話すことだと思っていませんか。子どもは、医療者や医療行為に対して、不安や誤解を抱いている場合があります。子どもの不安を軽減する、誤解を解いていくことも重要です。

　入院経験のある子ども8〜10歳にインタビューを行った結果、自分が悪いことをしたから、言われたことをやらなかったから病気になったと理由づけている子どもがいました。さらに、その子どもたちの約半数は、治療は罰であり、医療者は敵意をもって処置を行っていると考えていました[1]。

　慢性疾患を有する5〜12歳の子どもが考える病気の原因と、医療処置や医療者に対する認識について調べた研究があります[2]。この研究によると、病気は人の悪い行いに起因していると考える子どもは、医療行為は医療者から受ける罰であるととらえていました。病気は、ばい菌の感染により罹患すると考える子どもたちは、医療行為の理由は言うことができましたが、叫んだり泣いたりして痛いことを訴えなくては医療者は気づいてくれないと思っていました。病気にはさまざまな原因があると考える子どもたちは、医療行為の理由も的確に説明でき、医療者は子どもの気持ちをわかっていると考えていました（表4-1）。

　入院している子どもが、「家に帰りたい」「医療行為を受けたくない」と言った場合、「言うことを聞かないと病院においていくよ」「注射をしてもらうよ」と親が脅すことは、子どもに医療行為が罰であると勘違いさせてしまいます。病気が罰であるととらえる子どもや、病気になった本当の理由を知らされていない子ども

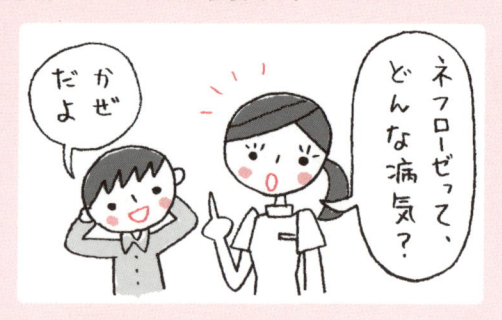
は、医療者が子どもを支援しているとは感じられず、治療や検査も自分のためではないと考える可能性があります。

医療者は、認知発達段階によって子どもの病気に対する理解が違うことを念頭に置き、子どもが誤解することなく病気の原因や医療行為の目的を理解できるよう説明していく必要があります（検査や手術の説明については、次項を参照）。

プリパレーション

プリパレーションは、英語のpsychological preparation（サイコロジカル・プリパレーション）を短縮した言葉です。日本語では「心理的準備」と訳します。プリパレーションは、医療者が行う業務や行為ではなく、子どもがこれから経験する出来事に対して、心理的準備をしていくプロセスを意味します。大人は子どもの心理的準備を支援します。

（1）プリパレーションの目的

子どもとその家族が、病気などの打ちのめされるような人生経験に対して、コントロールを学ぶこと、その経験に伴う出来事（例えば、入院生活、検査や治療など）に対する予測をつけることで、子どもとその家族が前進でき、最終的には、できる限り不安や苦痛が少なく、その経験に熟達感を得られることがプリパレーションの目的です。このような体験ができると、子どもとその家族は、その後の病院生活、医療、病気、その他のストレスの高い出来事に対して適応しやすくなります。

（2）プリパレーションの段階

プリパレーションは、入院や一つの医療行為から始まるものではなく、子どもの人生経験という大きな流れの中にあるものです。❶受診および入院前、❷受診中および入院中、❸受診後および退院後、の三つの段階を通して、医療者や多職種がどのように子どもと家族を支援して

いくことができるかについて、述べていきます。

❶第1段階：受診および入院前

幼稚園を休んでいた友だちがお腹にある大きな傷痕を見せてくれた、あるいは入院していた祖母が亡くなったという経験がある子どももいるでしょう。また、過去に予防接種や歯科治療を受け、痛い経験や怖い思いをしたことがある子どももいるでしょう。

これらの医療に関する体験は、子どもの病院に対する印象や理解を形成します。「病院に入院したらお腹を切られるのかな。死んじゃうのかな」と思っていることもあります。日常的に、また通院時や入院する前に、子どもに病気や病院について、通院や入院する場合はその理由などを正確に話していくことが重要です。

❷第2段階：受診中および入院中

子どもが第1段階で経験した出来事は、これからの医療体験に影響を与えます。子どもの過去の体験について情報を得たうえで、介入方法を検討することが重要です。また、入院から退院までのすべての体験が子どもの将来に影響を与えることを考え、子どもにとって支援が必要な出来事は何かを常に考えながら、親と多職種で連携し、かかわっていく必要があります。

特に、医療行為は子どもにとって恐怖であるため、一つひとつの医療行為に対して、可能な限り、事前から支援を行います。しかし、例えば、来院後すぐに治療を施す必要がある危機的状況など事前準備が難しい場合は、出来事が起こっている間、あるいは出来事のあとにも支援を行うことが大切です。

出来事前の支援（事前準備）

事前準備の目的は、子どもが、発達段階に適した正確な情報と、不安を軽減するために必要な情報を得て、出来事に対して予測がつけられ、疑問や不安を解消でき、対処方法を見出すことです。

子どもの過去の体験やいま感じている疑問や不安について、子どもや親から情報を得たり、子どもとの遊びや会話を通してアセスメントします。そして、子どもがその出来事を可能な限り予測できるような情報を提供し、対処方法を考える支援をします。次に、子どもが、その出来事に対して適切な対処方法を現実的に実施できると思えるためにリハーサルを行うなどして、自信がもてるよう支援します。

一方的に医療行為を説明していくのではなく、子どもが言葉や医療物品などを使用した説明やデモンストレーションに対してどのように反応しているか、また子どもに自由に物品を使用してもらう中で、どのような言動をとるのかを注意深く観察し、子どもの記憶、想像、感情などを把握し、子どもの不安や恐怖の軽減、誤解の修正を行っていくことが重要です。

> **事例▶** Uちゃんはポート穿刺をすることになりました。看護師はUちゃんがポート穿刺の方法を予測できるように、人形にポート針を入れるところを見てもらい、その手順や感覚を伝えました。
>
> 次に、Uちゃんに人形へのポート穿刺を勧めると、人形の胸に針を何度も刺すという行動が見られました。Uちゃんは静脈ルート確保の際に何度も刺し直しになった経験があり、今回も何度も刺すのではないかと心配になったようです。一度で穿刺できる理由を伝えると、Uちゃんは安心することができました。

このように、子どもは遊びの中で心配事を表現することがあります。子どもの感情を読み取り、その子にとって必要な説明を加えていくことが大切です。

出来事中の支援

出来事中は、事前に得た情報をもとに子どもが出来事を予測でき、準備してきた対処方法を

実施することができるよう、感情面の支援とコーピング促進の支援を行っていきます（支援の詳細についてはPart 5「検査・処置中の支援」を参照）。

事例 ▶ Cくんに事前準備を行ったところ、「がんばってみる。眠くなるまでは、キラキラ棒を見ながらリラックスするね」と、腰椎穿刺に積極的に臨もうとする様子が見られました。しかし、処置室にある太い針を見てしまったCくんは、「やっぱりできないかも。嫌になってきちゃった。先生、いま何やっているの⁉」と不安が高まり、自分でどう感情をコントロールしたらよいかわからなくなり、医療者の手を叩き、興奮してきてしまいました。

「いまは痛み止めを点滴から入れているところだよ。Cくんは、眠くなってくるからキラキラ棒を見ながらリラックスするんだったよね」と落ち着いた声のトーンで伝えると、Cくんは「そうだね、痛み止めを使うから大丈夫なんだ。棒の中の星を数える予定だったね」と対処方法を思い出し、取り組み始めました。

このように、子どもの不安に対する対処方法を"医療者への攻撃"から"リラクセーション、注意転換、大丈夫と自分を安心させる"という方法へと子どもが変化させていけるように支援します。

出来事後の支援

体験した出来事について語る"処置後の遊び"は、子どもが出来事に対する感情を表現し、体験を整理し理解していくこと、またできたことを確認したり、次のときにはどうしたらよいか対策を考えることにつながります。どのようなことを感じたか、自分はどんなことができたか、助けになったことは何か、どうしたらよりよか

っただろうか、難しくさせていたことはなんだろうか、次回はどうしたいか、医療者に対する要望は何かなどを、子どもが言葉で語ったり、遊びを通して語っていくことを支援します。

事前準備をしていた子どもが、「思ったほどできなかった」と感じていた場合は、その中でできていたことを認め、支持しながら伝えていくことで、自分に対する自信を維持することができます。

事後の振り返りからかかわることもあります。恐怖体験であっても、何を行っていたかを知ることで、「そういうことをしていたんだ。針じゃなかったんだね」と恐怖記憶を軽減させることができます。

事例 ▶ Kちゃんは、定期的に骨髄穿刺を受けています。鎮静薬を使用していますが、寝ることはできず、いつも動くなどして抵抗を示していました。しかし、処置後は何もおぼえていないと話していたため、医療者は問題視していませんでした。

4回目の骨髄採取後、Kちゃんとチャイルド・ライフ・スペシャリストが事後遊びを行ったとき、Kちゃんが操る人形は、どの時点でどのような感覚があり、どのように思っていたかなどを語ってくれました。そしてKちゃんは、「本当は、おぼえているんだ。針を入れたときは痛くなかったけど、変な感じがした。押さえつけられたのが怖かったし、すごく嫌な思いをした。夜までずっと寝ちゃって、お昼ご飯が食べられないのも嫌なんだ」と教えてくれました。

その後の検査時には、Kちゃんと医療者が相談し、リラックスして入眠する方法を考え、鎮静薬も変更することになりました。

❸第3段階：受診後および退院後

子どもは今回の受診や入院経験をどのように

感じたのでしょうか。疑問、不満や怒り、不安や恐怖を一人で抱えてはいないでしょうか。退院後、親から離れることができなくなってしまった、夜間何度も起きては親を探すなど、入院中の体験が子どもを不安定にさせている場合もあります。

また、長期入院をしていた場合、身体的・外見的変化があった場合、処置や治療を自宅でも継続しなくてはいけない場合などでは、子どもは友だちに再会する準備や、退院後の日常と学校での生活をおくっていく準備ができているでしょうか。

自己管理に対する必要性は理解していても、継続していくことに抵抗を感じている場合もあります。帰宅後、退院後の主な支援者は親や地域リソースになっていきますが、病院の多職種も継続して子どもがその子らしい生活をおくっていけるよう、引き続き支援していくことが必要です。

*

子どもへの説明、子どものプリパレーション（心理的準備）支援を行っていくうえで、最も重要なことは、大人が子どもにわかりやすく"説明する""伝える"だけではなく、むしろ子どもの考えや気持ちを"聞く""知る"という姿勢です。特に、プリパレーション支援では、子ども

のありのままの思いを受け止め、その状況を共有し、子どもが自分の気持ちに気づいていくプロセスを大切にします。どうしたらよいかわからないところから対処方法を見出していくプロセス、気持ちを発散することで整理していくプロセスといった過程を歩むことが、その経験の熟達感につながり、新たなストレスを乗り越える力になっていくのです。

【引用文献】

1) Peters, B.M. : School-age children's beliefs about causality of illness ; A review of the literature, Matern Child Nurs J, 7 (3) : 143-154, 1978.

2) Brewster, A.B. : Chronically ill hospitalized children's concepts of their illness, Pediatrics, 69 (3) : 355-362, 1982.

【参考文献】

(Part 4「子どもへの病気・検査・治療などの説明」)

1) Thompson, R.H. : Psychosocial Research on Pediatric Hospitalization and Health Care, A Review of the Literature, Charles C Thomas, 1985.

2) Thompson, R.H. : The Handbook of Child Life ; A Guide for Pediatric Psychosocial Care, Charles C Thomas, 2009.

3) Rollins, J.H. et al. : Meeting Children's Psychosocial Needs Across The Health-Care Continuum, Pro-ed, 2005.

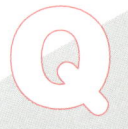

子どもへの説明と親への支援

Q 子どもは「これ何の薬? 何の検査? どうしてするの?」と医療処置に興味津々ですが、両親は子どもにあまり自分の病気について知ってほしくないと思っているようです。子どもに説明することで、子どもが怖くなり、拒否してしまうことを心配している親への対応方法を教えてください。

親の疑問や思いを傾聴する

···▶ 親はわが子の病気罹患に衝撃を受け、さまざまな疑問を抱いている

親は子どもの診断がつくまでは、大変な病気でないとよい、大変な病気であるはずがないと、信じ願っています。医師からさまざまな難病の可能性が指摘された場合は、不安と恐怖で精神的に押しつぶされそうになりながらも、よい結果が出ることを切望しています。

検査の場面では、親は早く検査結果が出て治療方法がわかるようにしなくては、と必死になっているため、子どもの苦痛や不安の軽減にまで意識が回らず、子どもが検査を怖がり受けたがらないと、心を鬼にして子どもを叱りつけ、検査を受けるよう促すことがあります。

その一方で、子どもが親から離され、処置室に連れていかれ、大声で泣き叫んでいると、親はいたたまれない気持ちや精神的に不安定になり、わが子の悲痛な叫びや泣き声を聞いて、どんなことをしていたのか、痛くないようにできないのか、と医療者に対して怒りのような気持ちが芽生えたり、子どもの腕にタオルのような痕が残っていると、強く押さえつけられてトラウマになることはないのか、精神的な苦痛を味わうのだったら、薬で寝かせてほしかったなどと、つらい思いを抱いたりします。

子どもに検査について説明してあげたいと思っている親もいますが、親自身も医療について知識や体験がなく予測がつかないため、対応方法が見出せないでいる場合もあります。

診断がついたあとは、もっと早く気づいてあげられたらよかった、なぜうちの子がこのような病気になってしまったのか、食事に気を遣っていなかった自分がいけないのだ、病気になるような体に生んでしまって、本当に申し訳ないなどと、自分を責める親もいます。

親は、子どもに親の思いが伝わらないように、子どもの前では気丈に振る舞おうとします。つらい思いには向き合わないようにしている人もいますが、自宅や宿泊先に戻ったときや、昼食のために子どもから離れたときに、つらい思いがわき上がり、一人涙を流して過ごす親もいます。特に自宅が遠方で、他の子どもの世話で夫や祖父母がなかなか病院に来ることができない場合などは、つらい気持ちを話し、表出する相

手が必要です。

親が自責の念を抱いていたり、親自身を支える存在が少なく不安な中で、子どもに病気や治療について質問されても、「元気になれるようにがんばろう」「お家に帰れるようにがんばろう」「○○買ってあげるからがんばろう」と、子どもを励ますことで精一杯だったりします。

特に入院初期は毎日あわただしく検査や処置が続き、親は何か疑問があっても、「医療者は忙しそう」「いろいろ聞くとうるさい親だと思われて、子どもを見てくれないと困る」と、医療者に話しかけることに消極的になっている場合があります。親が病気、検査、治療などについて疑問や不安をもっていることや、医療者を信頼できず対応を誤解しているケースもあることを念頭に置き、医療者から積極的にコミュニケーションを図っていくことが必要です。

親と医療者が協力してはじめて、子どもを支援することができます。まずは、子どもの昼寝中や他の面会者が子どもと過ごしている間に、面談室などを使用して、親と座って話す機会をもちましょう。「突然入院となり、親御さんも驚かれましたよね。わからないことや困っていることなどがあればお聞かせいただきたいのですが、○○ちゃんがお昼寝している間にあちらでお話をうかがってもよろしいですか」などと声をかけ、医師からの説明は理解できたか、疑問はないか、いまの思いなどについて話を聞くことは、親と医療者がパートナーとしてともに子どもを支援していくための重要なスタートとなります。

(子どもの反応の意味を伝える)

> ⋯▶ 子どもの行動に隠された不安を理解し、説明することの重要性を伝える

子どもがいろいろな反応を示したとき、親は

どのように対応したらよいか悩み、説明することを躊躇している場合もあります。子どもに落ち着きがなく、ちょっとしたことですぐに泣いたり怒ったりしていると、このままで精神的に大丈夫だろうかと心配したり、子どもの退行や静かになったりふさぎこんでいる様子を不安に感じ、いまは病気や治療について話す時期ではないと考えている場合もあります。

しかし、このような子どものいつもと違う行動は、初めての体験に対する子どもの不安の表れで、自然な反応である場合が多いです。筆者（チャイルド・ライフ・スペシャリスト）が支持的なかかわりを行っている中で、ある5歳の男児は「俺のことをだまさないで」と母親に言うことができました。彼は正しい情報を知りたいのに話してくれない親に対して、不満を感じていたのです。

学童期や思春期の子どもは、親や医療者に迷惑をかけてはいけない、あるいは、どうせ話をしてもわかってもらえないという思いから、気持ちを伝えない場合もあります。医療者は、子どもが示している行動の意味と、今後の闘病生活を親子で乗り越えていくためには説明することが重要であることを、親に伝えましょう。

(検査や処置に対する子どもの思いを伝える)

> ⋯▶ 子どもに説明することが、子どもの苦痛や不安の軽減につながる

具合が悪くなった子どもが病院に来たときに、親と医療者が第一優先にしたいことは、診断のための検査と病気を治すための治療です。

一方、子どもは痛みや気持ち悪さなどの不快を取り除いてほしいのですが、そのために怖いことや痛いことはしたくないと考えている場合があります。「お腹が痛いのだから、お薬をお腹に塗ればいいのに」「前に飲んだお薬を出し

てくれればいいのに」と、過去の体験から自分なりにシナリオをつくり上げている場合もあります。「なんで、お腹が痛いのにお腹を押すの？」「なんで、血を採るの？　血を採ったら死んじゃうじゃないか！」「なんで、裸になって一人で機械の前にお腹をくっつけるの？　痛いものとか熱いものが出てくるの？」「何をするの？」などと、子どもの頭の中は疑問と不安と不満だらけであることが想定できます。

　各処置や検査が数分であっても、子どもが納得できない場合は、怒りや不満が募り、医療者への不信感が増してきます。医療者は子どもが苦しんでいる症状や病気を治そうとしていることを、子どもが理解できるようにかかわっていくことが大切です。子どもは、何をするかがわからないと、たとえ1分の出来事であっても、長時間の恐怖体験に感じます。不安な感情が、状況をさらに怖いと感じさせ、痛みを増強させる場合があります。子どもがこれから行われることの目的と具体的な内容を知り、予測できると、不安は軽減します。

　以上のような検査や処置に対する子どもの思いについて親に伝え、子どもが安心して医療を受けることができるように、親と医療者は協力していくことが重要です。

（　子どもへの説明について　）
親と打ち合わせる

…▶ 親と医療者がお互いの考えを伝え合い、子どもへの説明と対応方法を検討する

　子どもに病気、治療、処置、検査などについて話すときは、親と打ち合わせして行うことが必要です。医療者は、子どもに説明することが

不安や痛みの軽減につながること、子どもの誤解を解く必要性、説明後も誤解や疑問がないか確認していくことの重要性を親に伝えます。

　また、子どもへの説明や確認は親といっしょに行うことを、親に伝えることが大切です。親は、医療者が子どもに何を言うのかを心配している場合があります。子どもに伝えてほしくないこと、言い方で気をつけてほしいことなどもあるでしょう。子どもに説明したあと、子どもの反応に対応し、一番近くで子どもを精神的に支援するのは親ですから、親と十分に相談することは必須です。

　親はどのように話そうと思っているのか、医療者から伝えてもらいたい内容は何か、使用する言葉や伝えるタイミングなどの親の要望も聞いたうえで、医療者が話そうと思っている内容を提案します。親が話す内容、医療者が話す内容、子どもに提示する資料、どの順番で話すかも考えておきます。また、子どもからどのような質問が出るかを考え、それに対する返答も親といっしょに考えておくことが重要です。

　親と面談し、お互いの考えや子どもへの対応方法を詳細に検討していくことは、多忙な業務の中では難しいこともあります。このプロセスを専門とする職種に委ね、情報を共有することは、非常に効率のよい方法です。さまざまな専門家が子どものことを考え、親と相談したうえで子どもへの説明の場を設けることは、親にとっても心強く、安心できます。親や子どもとの面談を専門とする職種がいない場合は、一つのことを取り上げ、どうしたらよいかを短時間でも親と相談することを繰り返すなどの工夫をすると、親は安心することができ、子どもへの具体的な支援にもつながります。

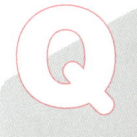

説明の時期とタイミング

Q 病気、検査、治療などについて、子どものペースで説明する時間が十分にとれません。子どもに納得してもらうまで待つ時間もありません。事前に話をしたほうがよいかどうかの判断方法、説明の時期、タイミング、説明の所要時間を教えてください。

事前説明の判断方法

⋯▶子どもへの説明は、何をどの時期に伝えるかを検討することが大切

　子どもは発達段階に適した説明を求めています。病気のことは怖くなるから聞かなくていいと思う子どももいますが、それは多くの場合、親のそれまでのかかわりが大きく影響しています。親が不安な様子だったり、子どもに「怖くなってしまうと思うから、聞かないほうがいい」と伝えていたり、そのようなメッセージを無言のうちに放っているため、子どもも知ることを恐れてしまうのです。子どもも親も、"知ることで安心できる"という事実を知らないので、知ることのメリットを伝えると、説明を受けることに前向きになれます。

　判断すべき内容は、事前説明をするか否かではなく、何をどの時期に伝えるかということです。子どもに確かな内容を正確に伝えていくことが、混乱や不要な心配を軽減することにつながります。子どもを安心させるために事実と異なる内容を伝えると、子どもは親や医療者がうそをついていると不信感を抱き、その後の説明

や治療の受け入れが難しくなってしまうことがあります。予測される診断や治療など不確かな内容に関しては、年齢に応じて説明を控えることも考慮します（p.106事例参照）。

　事前に話をして、子どもに正確な情報を伝えることで、罰を受けているという誤解や、いままでに経験したことのない痛みを経験するのではないかという不安を取り除くことができます。子どもからの質問や不安などの感情にどう対応したらよいか、とまどう親や医療者もいると思います。しかし、子どもにとって、具体的な疑問や不安が芽生え、親や医療者と解決できること、感情を表現でき、受け止めてもらえることが、大きな支えとなります。

　医療者が、子どもからの要望を他部署に伝えることで、多職種連携にもつながります。例えば、「麻酔導入で使用するマスクが怖い」という子どもにマスクを貸し出し、徐々にマスクに慣れてもらいました。実際の麻酔導入では、マスクを少し離れた場所に置き、子どもが眠くなってきた様子を見計らって麻酔科医が口もとに装着しました。子どもは、「ママと練習したからマスク着けられるようになったんだ。先生とお話していたら、知らない間に寝ちゃった。怖くなかったよ」と話してくれました。

| 事例 ▶ | 脳腫瘍疑いのあるSくんへの手術の説明 |

脳腫瘍疑いで生検術を受ける小学5年生のSくん。両親は「2回も手術するなんて子どもには言えません。がんかもしれないなんて子どもが知ったら、精神的にどうなってしまうか……。絶対に、手術やがんという言葉は使わないでください。検査と伝えてください」と話しておられました。

この時点で、子どもが知るべき内容は、入院目的と生検術を受けることです。疑われている病名や2回手術する可能性があることは、現時点では不明確であるため、必ずしも伝えなくてはならない情報ではありません。ただし、思春期以上であれば、両親と相談し、伝えることも考慮する必要があります。

Sくんの場合は、両親と相談し、医師が「頭が痛いことがあったので、いろいろな写真を撮ってもらいました。頭の中におできみたいなものがあり、水がたまっていることもわかりました。○月○日に検査をすることにしました。Sくんが麻酔で寝ている間に、水を取り除くことと、おできを少し取って調べることを行います。手術室に行き、麻酔で寝ている間に行います。今回の検査が終わったら治療法がわかると思うので、また話しますね」と説明しました。Sくんは、「痛くないか」「麻酔がかからないことはないのか」「何時間かかるのか」などと質問しました。生検当日は、「ずっと頭が痛い原因がわからなかったから不安だった。早く調べて、治療したい」と話し、手術室に向かいました。

説明の時期

…▶ 子どもの認知発達段階を考慮し、状況に合わせた説明の時期を選択する

説明する時期は、子どもの認知発達段階によって異なります。一般的に、幼児期前期は直前から前日、幼児期後期は5〜7日前、学童期は7日前までに説明することが理想です（表4-2-1）。しかし、医療の現場では、突然予定が入ることもあります。予定がわかり次第、あるいは、日程が決まっていなくても行うことが決定すれば、子どもの発達段階に適した時期を考慮し、伝えるようにします。

(1) 0〜2.5歳

0〜2.5歳は、説明を理解することは難しい年代です。親に説明を十分に行い、術前術後に予測される子どもの反応と対応方法を伝えることで、親が安心し、子どもの安心にもつながり

表4-2-1 ● 子どもへの説明の時期

年齢	説明の時期
0〜2.5歳	直前〜1日前 ＊親へ子どもの反応と対応を説明する
2.5〜5歳	5〜7日前
6〜11歳	遅くても7日前までに
12歳以上	随時　＊医師からの説明に同席する

ます。

9か月頃から、子どもは医療物品に触れ、模倣することができるようになります。医療資材に触れ親しむことで、子どもはその医療資材が自分に不快を与えるものではないことを学習することができます。

(2) 2.5〜5歳

2.5〜5歳には、5〜7日前に説明することが効果的です。この年代は、口頭や紙面による説明では理解しにくいため、実際の場所に行く、写真を見る、使用する医療資材などに触れてリハーサルする、実体験に即した物語で伝えるなどの工夫を行い、支援することが理想です。

(3) 6〜11歳

6〜11歳の学童に対しては、最低でも7日前までに説明を行います。具体的に理由や機序も添えながら説明することが必要です。自分に適した対処方法や提案を行えることが理想です。

(4) 12歳以上

12歳以上になると、抽象的な説明も理解できるようになり、外来受診の際は自ら症状や状況を伝えることができます。医師からの説明には親だけでなく本人も同席し、自分の体について正確な知識を得て、治療などの決定に参加していくことが重要です。この年代になると多くのことを理解できるため、不安に感じる要素も多く、感情も複雑になってきます。幼い行動をとったり、反発を示したり、親に気持ちを打ち明けることができない場合もあります。日常的なかかわりを通して関係を築いた医療スタッフとの会話も支えになります。

（ 説明のタイミング ）

> …▶ 生理的に満足し、精神的に落ち着いているときのほうが、子どもは話を聞いてみようと思うことができる

説明のタイミングは、基本的には生理的に満足しており、精神的に落ち着いているときが理想です。眠い時間、空腹時、痛みが強いとき、親がそばにいないとき、他の検査の前などは避けたいものです。また、大好きなテレビ番組を見ているとき、他児との遊びに夢中になっているときなども、子どもにとっては邪魔されたくない時間でしょう。子どもや親と相談し、説明のタイミングを決定しましょう。

時間に余裕がある場合は、説明する時間を事前に子どもに伝えておきます。時間に余裕がない場合は、「とても楽しく遊んでいるところ、

ごめんね。大切な検査が入ったから、お話させてね」と、子どもの状況と中断させてしまい申し訳なく思うことを伝えたうえで、説明をする場所まで誘導します。

（ 説明の所要時間 ）

> …▶ 子どもの集中力を考慮し、伝えるべき内容や安心できる情報を明確に伝える

説明に要する時間は、長ければよいというわけではありません。処置や検査までに時間がない場合、説明するスタッフに時間がない場合、子どもが集中できる時間も考慮しなくてはなりません。内容によっては、何回かに分けて話す場合もあるでしょう。最低限子どもに伝えるべきこと、つまり、どのような検査か、子どもに実施してほしいこと、子どもが安心できる情報などを明確に伝えるようにします。

X線撮影を行う場合には、「お胸の写真を撮るよ。四角のカメラの前に立っていれば写真が撮れるからね。痛くないから大丈夫だよ。動いちゃうときれいな写真が撮れないから、じっとしてね」などと話すとよいでしょう。X線撮影室に向かう途中で、「エレベーターに乗っている間、じっとできるか練習してみよう！ どっちが動かないでいられるかな？」などと、遊び感覚で動かない練習をしてみるのも効果的です。何度も説明の機会を必要とする子どもや、練習が必要な子どももいます。一人ひとりの子どもに合わせて行っていくことが理想です。

子どもの場合は、納得できることが、必ずしも積極的に医療を受けるという行動に結びつくわけではありません。検査までに時間がない場合は、子どもに検査の内容がわかるように説明を行い、検査中は子どもが安心できるかかわりを行っていくことが大切です（Part 5「検査・処置中の支援」を参照）。

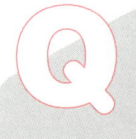

説明時の言葉の選び方

Q 子どもがわかる言葉の選び方、怖がらせない声かけや表現などがわからないので、説明するときに困っています。どのような話し方をしたらよいのでしょうか。

子どもへの伝え方と言葉の選び方

…▶ 正しい情報を、子どもの知っている言葉を使用してわかりやすく伝える

子どもと話をする際に、その子どもに適した言葉、文章の長さ、伝え方は、子どもの言語発達段階や認知発達段階に大きく関係してきます（Part 2「発達段階に応じたかかわり方」も参照）。幼児には、怖いことを連想させない表現を使います。学童には、わかりやすい表現を多めに、多少の医療用語を使用します。思春期の子どもには、わかりやすい表現と医療用語の両方を使

用しながら話していきます。高校生に対して、採血を「チックンするよ」と表現したり、麻酔を「眠くなるマスクを着けるよ」などと伝えると、子ども扱いされていると感じ、自尊心を傷つけかねないので、年齢を考慮した言葉を選択していく必要があります。

子どもは、入院によるストレスや心理的混乱、病気による心身の疲労などにより、通常の情報処理能力、記憶力や認知能力が発揮できない状況にあります。また、恐怖心、心配、緊張の高まりにより、情報を誤解してしまう場合もあります[1]。まずは、子どもが安心できる環境を準備します。そして、新たな恐怖や誤解を招かない言葉や伝え方を考えます。Stanfordがあげて

表 4-3-1 ● 子どもと会話する際の 9 つのポイント

①発達段階に適した言葉で正しい情報を伝える
②その子ども特有の言外の意味を理解し、通常使用している言葉やフレーズを反映する
③的確かつ響きのやわらかい、やさしい言葉を使用する
④子どもが感じる感覚に忠実な表現を選ぶ
⑤子どもが直接体験しない詳細な情報は必要ない。情報量が多いと混乱させ、恐怖となる
⑥子どもに何が起こると思うか、または聞いているかを尋ね、誤解している場合は的確にわかるように説明する
⑦医療用語を使用する際には、必ず発達段階に適した説明を行う。子どもが知っている具体的な例を使う
⑧医療処置中や処置後に感じる感覚については、いくつか例を出し、感じ方を限定しないほうがよい。一人ひとり感じ方が違うことを伝える
⑨子どもができることを伝え、子どもが主体的に参加できるよう支援する

(Stanford, G. : Beyond Honesty ; Choosing Language for Talking to Children about Pain and Procedures, Presented at the Annual Conference, Association for the Care of Children's Health, Boston, MA, 1985 より筆者訳す)

いる子どもと会話する際の9つのポイントを表4-3-1に示します[2]。

医療者は、気づかないうちに医療特有の言葉を使っています。親でさえ、瞬時にわからない場合や、紙に記載された漢字を見て誤解していたことに気づくこともあります。入院経験がない子どもは、「てんてきをとる」と言われ、自分の体から何かを取るのだと誤解したり、「麻酔のガス」と言われて悪魔と毒ガスを連想することもあります。医療用語は、説明するか、言い換えなければ、子どもには伝わりません。親や医療者が子どもへ話をする際には、子どもがその言葉と意味を知っているか、どのように理解しているのかを確認し、誤解や偽りがないように適切に伝える必要があります。

表現方法

┈┈▶ 使用する言葉が子どもにどのような印象を与えるか、考える

子どもと会話をする際には、使用する言葉を意識する必要があります。Gaynardら[1]は、その言葉が"不明瞭な言葉（誤解を生じる言葉）"であれば"明瞭な言葉"に変えること、子どもにとって"親しみのない言葉"であれば、"親しみやすい言葉"に変えること、"怖いことを連想する言葉"であれば、"響きのやわらかい、やさしい言葉"に変えることが大切だと述べています。例えば、「針を刺す」よりは「針を入れる」、「腹を切る」よりは「お腹を少し開ける」、「動けないように押さえる」よりは「じっとできるように支える」と言い換えることで、やさしい印象を与えます。

子どもの発達段階や経験によって適切な言葉は異なってきます。親の協力を得ること、子どもの反応を見ること、理解を確認していくことが必要です。例として、3〜6歳の子どもに使

用する表現方法を表4-3-2に示します。

臨床に生かして実践する方法

┈┈▶ 多職種でロールプレイを行い、日々の連携に役立てる

日々の多忙な業務の中で、一つひとつの言葉を意識し、子ども向けの言葉へと変換作業をしていくことは難しいものです。子どもがわかる言葉、怖がらせない表現や親しみのある言葉を実際に使用していくためには、子どもの視点から医療を見る、聞く、触れるようなロールプレイを取り入れた勉強会が役に立ちます。

筆者が看護大学生を対象にロールプレイを行った際には、「子どもが怖がらない、わかりやすい言葉に変えることは難しいと思いました。説明する側も、一つひとつの医療行為を子どもの視点から理解していなければいけないと思いました」などというコメントを頂きました。

このような練習は、看護師だけでなく多職種でいっしょに考える機会をもつと、さらに子どもにとって安心できる環境づくりにつながります。特に子どもが受ける検査においては、検査技師らとの協力が必須です。看護師と検査技師が検査の説明をする際に表現が異なると、子どもは異なった解釈をし、「言っていることが違う」と感じ、不安になることがあります。

勉強会を通して、子どもへの説明内容を確認し合い、子ども向けの言葉を多くのスタッフが知る機会になれば、子どもの医療体験がよりよいものへと変わるに違いありません。子どもが安心して医療体験に向き合うことができるよう、親やスタッフが相談しながら、子どもに合わせた言葉と伝え方を慎重に選び、使用していくことが重要です。

表4-3-2 ● 3～6歳の子どもに使用する言葉と配慮

Ⅰ．異なった意味のある用語は子どもを混乱させる。子どもに医療用語を使用する際には、わかるように説明されるか、言い換えらると、子どもの理解や安心につながる。例えば、左と右のフレーズを比較してみてほしい

不明瞭 （誤解が生じる可能性のある言葉）	明瞭
「麻酔ガスを使用して眠ります」 →「ガス？ ガソリン？ マスクに入れるの？ 催眠ガス？ 毒ガス？…」怖いイメージが膨らんでしまう	「眠るのをお手伝いする風がマスクから吹いてくるよ。麻酔というんだよ」「マスクをしていても普通に息を吸ったり吐いたりできるよ。マスクのにおいを選べるんだけど、何がいいかな？ 麻酔で寝るときは、お昼寝とか夜に寝るのとは違って何も感じないし、手術の途中で起きることもないから、安心してね。手術は起きたときには終わっているよ」

Ⅱ．脅威的に感じるか否かで、用語は「ハード」または「ソフト」な印象になる

ハードな印象 （怖い脅威的なイメージが広がってしまう表現）	ソフトな印象 （想像が一定に収まる表現、日常にある親しみのある言葉、その処置や物品が"予測できる"範囲ということを意味している表現）
（採血の感覚） 「ここに針を刺します。痛いけど、いい子にしていたらすぐ終わるから。いい子にしていないとママとパパに会えないよ、帰っちゃうかもしれないよ」 →パニックや脅威的な感じを強めてしまう。「絶対に痛いはず」という気持ちも合わさり、「逃げたくなるほど痛いのではないか」と感じさせてしまう	「この青く見えるのが、血が通っている道。ここに細い針を入れて、5ccくらい（体の血を全部採られると思う子もいるため具体的にシリンジや指で示す）血を採ります。細い針を入れるときは、『あれ？全然痛くない』っていうときもあるし、『チクッとした』という子もいるよ。一人ひとり感じ方が違うから、○○ちゃんはどうだったか教えてね。痛くないようにするための方法はいろいろあるよ。手を見ていたほうがいいって言う子もいるし、絵本を見ているほうが痛くないと言っていた子もいるよ。深呼吸するのもいいんだって。○○ちゃんはどうする？」
（点滴挿入時） 「動かないように抑制します。点滴をとってしまうと危険なので、抑制しますね」 →子どもは医療者同士や医療者と親との会話をよく聞いている	「じっとできるように支えるね。（手/体を）まっすぐできるようにお手伝いするね。看護師さんの手をここにおくね。支えるね」
（CTやMRIで使用するベルト装着時） 「落ちたら危険だから、ベルトを着けるね。ベッドも高いし、落ちて頭ごっつんしたら痛いよね。もっといっぱい入院しないといけなくなっちゃうし、点滴とか注射もいっぱいしなくちゃいけなくなっちゃうのは嫌だよね」	「ベッドがゆっくり動きます。車に乗るときみたいにシートベルトをしようね」
（CTで使用する造影剤の感覚） 「この薬を入れると熱くなるよ」	「体が少しぽかぽかするかもしれないよ」
（手術の方法について） 「切開するよ」「切るよ」	「小さな入り口をつくって治すよ」 →具体的な長さがわかる場合は、小指くらいなどと伝える 例：扁桃腺切除術を受ける場合、のどを切ると思っている子ども・親もいる。「大きくお口をあけて扁桃腺を"取る"んですよ」と伝える。本当のことを正確に伝えることが重要

(傷痕やカテーテルの大きさについて) 「このくらい大きいよ」	「～より小さいよ」
(処置や検査などの時間) 「このくらい長いよ」「このくらい時間がかかるよ」	「～するよりは短いよ」 例:「○○(テレビ番組)の1回分を見るより短いよ」
(薬の味) 「この薬はまずいよ、くさいよ。でも飲まないとお家に帰れないよ」	「飲んだことのない初めての味かもしれないね。どんな味がするか教えてね」 (ほかの子どもからの情報がある場合や、子どもが渋っている場合は) 「とっても甘いとか、おもしろい味がするとか、最初は甘くて、あとで少し苦い気がするけど、飲んだあとに甘いシロップをなめるといいよって言っていたお友だちもいるよ。○○ちゃんはどんなふうに感じるかな?」 →味見ができるようであれば、試し内服しやすい方法を薬剤師や親と相談する

③

Ⅲ. なじみのない用語や複雑な医療用語は、子どもを混乱させ、怖がらせてしまう

なじみのない用語	なじみのある用語を使用した具体的な説明
心電図	「お胸のところにある心臓がどう動いているのか、元気に動いているのか、どんなお仕事をしているのか、調べるものだよ」
バイタル(サイン)	「お熱を測りますよ」「もしもししますよ」「お胸の音を聞きますよ」「シュパシュパしますよ」「腕にやさしくベルトを巻いてシュパシュパすると、ベルトが膨らみますよ」
鎮静	「眠くなるお薬を飲んで/眠くなるお薬をここ(点滴の側管)から入れて、ぐっすり寝ている間に検査しましょう」
包交(包帯交換)	(例えば、中心静脈や創部の包帯交換) 「お胸をきれいに拭いて、新しいガーゼに変えるよ。お胸の点滴はそのままで、取ったりしないよ。点滴の上/傷の上をやさしくこれ(綿球や綿棒)でポンポンってきれいにするだけだよ」
点滴	(脱水になっている場合の点滴) 「○○ちゃんの体の中のお水が少なくなっちゃったから、お熱が出ているんだよ。(点滴のボトルを見せて)ここに元気になる特別なお水が入っていて、おててから体の中にお水を入れるんだよ。これを点滴といいます」
ICU	「ICUは手術が終わってから行くお部屋です(起きるお部屋)。看護師さんやお医者さんがすぐそばにいて、○○ちゃんのことをよく見ていてくれるから安心だよ。パパとママも○○ちゃんに会いに来れるからね」
ストレッチャー	「動くベッド、タイヤのついたベットだよ」
X線(レントゲン)撮影	「お写真を撮るカメラだよ。四角い箱にお胸をつけるだけで/ベッドに横になって胸をカメラに見せるだけで写真が撮れる特別なカメラだから、体の中の写真が撮れるんだ」

Ⅳ. 人の考えや経験をよくないイメージへと傾かせる表現

よくない例	よい例
「両親にバイバイをして別れないといけません」 →永遠の別れのような気持ちがしてしまう	「パパとママに行ってきますって言って、こっちのお部屋に行くよ。パパとママは、あっちのお部屋で待っているよ」 →ただいまがあると思える

表4-3-2●（続き）

「がんばってね」「がんばろうね」 →痛いことやつらいことがあると思ってしまう	（手術の場合） 「おやすみ。起きたらお迎えに来るからね」 「お洋服を脱いだり、寝るお手伝いをするね。よろしくね」
「術後は、多くの子が、お腹が気持ち悪くて、起きたときに吐いてしまいます」 →自分もそうなると思い込んでしまう	「お腹も、ずっと寝ていたのでお休みしていたの。しっかりとお腹が起きて、動くのに時間がかかるんだ。お腹が起きてくると、少しずつゆっくりと飲めるようになるし、そのあとでご飯も食べられるようになるよ。お腹が起き始めたときに、お腹が気持ち悪いって言う子もいるし、なんともない、大丈夫と言う子もいるよ」
「あなたは怒っているのね」「怖いのね」「悲しいのね」 「それはつらいわね」 →相手に聞かずに、感じていることや体験していると推測して言うのは避ける	「どうだったかな？ 思っていたとおりだった？ ほかの子もが同じことを受けるときに、何か言ってあげたほうがいいことはあるかな？」

＊言葉の感じ方は個人差があるため、一人ひとりの子どもの様子や言動を注意深く観察し、言葉を選択する必要がある。

（Gaynard, L. et al. : Psychosocial Care of Children in Hospitals ; A Clinical Practice Manual from the ACCH Child Life Research Project, p.62-65, Child Life Council, 1990 を参考に筆者作成）

【引用文献】

1) Gaynard, L. et al. : Psychosocial Care of Children in Hospitals ; A Clinical Practice Manual from the ACCH Child Life Research Project, Child Life Council, 1990.

2) Stanford, G. : Beyond Honesty ; Choosing Language for Talking to Children about Pain and Procedures, Presented at the Annual Conference, Association for the Care of Children's Health, Boston, MA, 1985.
（Cited in Gaynard, L. et al., 1990, p.59-60）

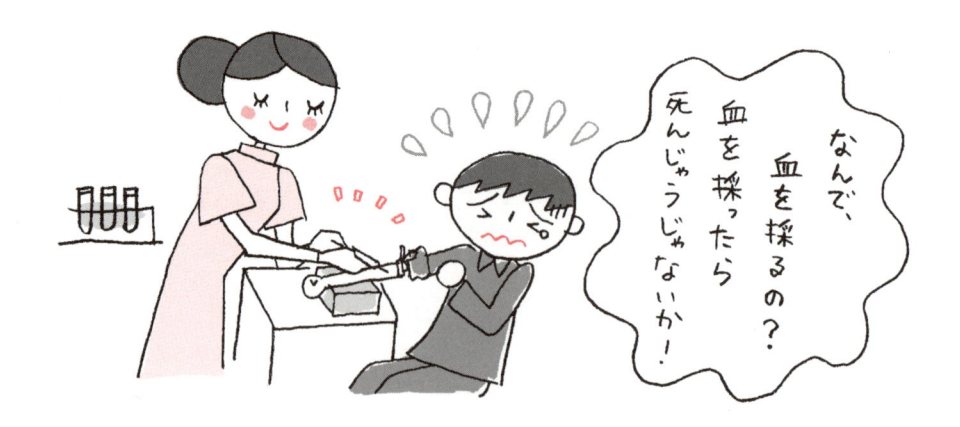

痛みについての説明

うそをついてはいけないと思うのですが、痛みを伴う検査であると伝えてしまうと、子どもが嫌がって検査にならないのではないかと恐れ、言わないようにしています。痛いことは言ったほうがよいのでしょうか。

痛みの感じ方に影響する要素

┈> 不安と恐怖は痛みを増強させる

子どもの痛みの感じ方は、多くの要素に影響されます。例えば、不眠、疲労、親などの安心感を与えてくれる存在がそばにいない、病気や痛みに関する情報がない、痛みを伴う過去の体験が恐怖と無力を感じるものであった、不安が強い、何をするのかわからないなど、このようなストレス状況下に置かれると、子どもの痛みは増強します。ストレス状況下にいる子どもは、状況を把握する際の情報処理能力が普段と異なることも、痛みの増強を招いている一因です[1]。

処置時に親から離され、子どもの心理的支援をする人がいない状況は子どもにとって脅威で、ますます不安と恐怖が増し、痛みの増強につながります（図4-4-1）。このような状況で処置を経験すると、子どもは処置や医療者に対する恐怖が記憶に刻み込まれ、次の処置のときもその恐怖が思い起こされ、強い抵抗を示す、という悪循環に陥ってしまいます。さらに、このような脅威的な医療体験が繰り返されると、子どもはトラウマ様症状を示し、退院後にも継続

して不安や不適応を何か月も呈することがあります。

痛みを伝えないことによる弊害

┈> 不安や恐怖を長時間感じると、親や医療者を信じられなくなる

処置に関する説明がないまま、処置室に連れていかれた子どもは、不安や恐怖により痛みが増強され、実際以上の痛みを経験することになります。痛みについて説明しない場合は、親や周囲の大人は、子どもが気づくまで子どもの不安と向き合わなくてよいのですが、子どもは「いつ痛いことをされるのか」と常に不安に思っていなくてはなりません。いつ痛いことがあるのかを知らされていなければ、子どもの痛みと恐怖は、痛い処置時だけでなく、親から離され処置室に入った時点から、処置室から出て親に抱っこされるまでの長時間となります。いつ何をされるかわからないという不安が付きまとい、恐怖と闘い続けることになります。痛いことがあると知らされずに処置を受けた経験をすると、痛くない処置であっても親や医療者の言葉を信じることができず、処置を拒否するように

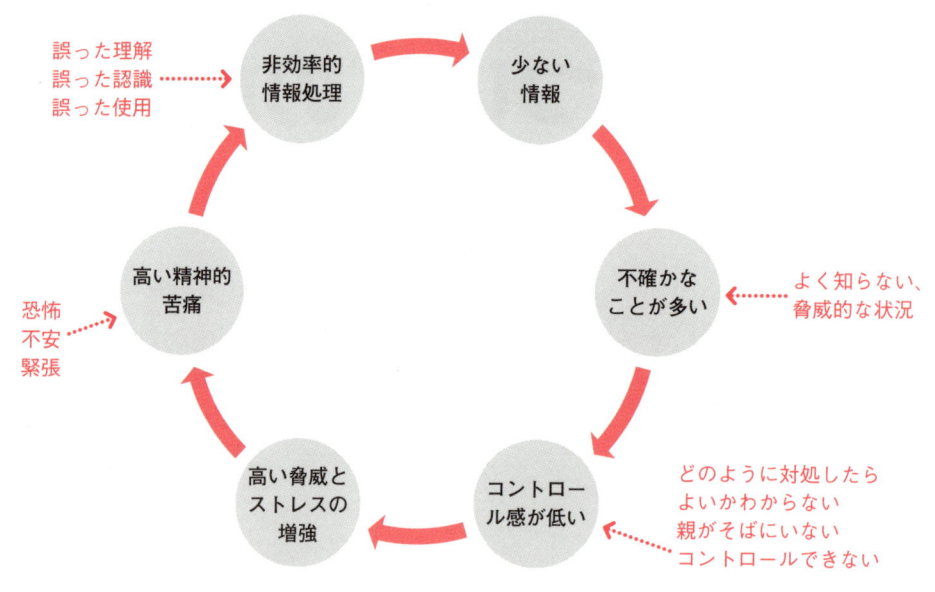

図 4-4-1 ● 脅威的な状況下における情報処理とストレスの増強

（Gaynard, L. et al. : Psychosocial Care of Children in Hospitals ; A Clinical Practice Manual from
the ACCH Child Life Research Project, Child Life Council, 1990 より筆者訳す）

なります。

一度でもうそをつかれると、子どもは、医療者や親の言葉を信じることができなくなってしまいます。安心できず、緊張した入院生活をおくり、過度なストレスを経験することになります。よって医療者は、病院で行われる医療行為やケアすべてについて、うそのない説明を子どもに行う必要があるのです（事例参照）。

痛みの説明方法

┈▶ どの時点でどのような感覚を感じるか、どのような痛み止めを使用するか伝える

子どもに痛みを伴う可能性を伝えると処置を嫌がるかもしれませんが、「だまされた」「罰を受けている」「敵意をもたれている」「痛めつけようとしている」「殺そうとしている」と感じながら処置を受けることほど、恐ろしいことはあ

りません。正確な情報が得られるほうが、精神的苦痛は軽減されます。

痛みを伴う処置について説明する際には、子どもの発達段階に適したわかりやすい方法で、処置の目的、罰ではないこと、処置の流れ、どの時点でどのような感覚を感じることが予想されるか、どのような痛み止めを使用するのか、本人ができる不安や痛み軽減の方法について提示し、子どもの感情、要望を聞きながらいっしょに対処方法を検討していくことが重要です。このようなプロセスを経ていくことで、不安や恐怖が軽減され、子どもの痛みが軽減し、その体験を子どもが主体的に乗り越えたと感じられる体験へと変えることができます。子どもが不意打ちを経験しないよう、院内で"うそをつく"ことの弊害と"真実を伝えること"の大切さを周知し、痛みを軽減する対応や工夫を取り入れていく必要があります（痛みの軽減方法については、Part 5「検査・処置中の支援」参照）。

子どもにとって、痛みは恐怖であり、痛みを

痛みについて説明されないまま検査が行われた子どもの反応

緊急入院となった4歳の男児Gくん。親から離され、「痛くない。ちょっとだけよ」と言われ、覚醒下で痛みを伴う処置を受けました。精神的にも大きな苦痛を受けたようで、その後、Gくんは、看護師がバイタルサインの測定に来たときに拒否しました。エコーの際にゼリーを塗布したときは、冷たさが痛みに感じてしまい、検査を受けることができませんでした。

*

膀胱造影検査を受ける5歳の女児Hちゃんに、外来看護師が検査の説明を行いました。Hちゃんが不安そうな顔で「検査やりたくない」と言うと、母親がすかさず「大丈夫よ。すぐ終わるから。ぜんぜん痛くないし」と言いました。外来看護師も母親と口裏をそろえて「そうだよ。大丈夫だよ。赤ちゃんもやっている検査だから」と補足しました。

当日、検査室で母親は「がんばってね」と言って検査室を出ていきました。Hちゃんは、「何かがんばること、つまり痛いことがあるのではないか」と不安になっていきました。検査室の看護師が「管を入れるときは痛いかもしれないけど、そのときだけだからね。痛み止めのゼリーも……」と対策を話そうとすると「うわーん」と泣き出し、検査室から出ようとしてしまいました。

このエピソードは、検査室の看護師が本当のことを伝えたことが間違っていたわけではありません。「痛くない」と言われていたのに「痛い」と聞いて、"うそをつかれていた"という不信感が大きく影響していると考えられます。

感じないようにしてほしいと望んでいます。アメリカでは、痛みの軽減は重要視され、徹底されており、"痛みを伴う処置の説明は、当然痛みをなくす方法がセットである"という環境になりつつあります。しかし日本はまだそのような環境にありません。今後、日本も痛みを軽減するさまざまな方法を積極的に導入していくと同時に、痛みの軽減につながる説明や支援方法を導入できるとよいでしょう。

以下に、海外で行われた痛みを伴う処置のさまざまな介入に関する研究を紹介します。

(1) 共感的介入と支持的介入についての研究

FernaldとCorry[2]は、採血を受ける3歳から9歳までの39人の子どもたちに共感的介入と支持的介入を行いました。

共感的介入では、検査技師が子どもの目線までしゃがみ、処置の内容と感覚、罰として行うのではないこと、痛いかもしれないこと、泣いてもよいことを伝えました。採血中は、子どもに空の注射器をもってもらう、消毒綿で腕を拭いてもらうなどの参加をしてもらいました。支持的介入では、強い子でいること、泣いてはいけないこと、じっとしていることを伝え、採血中は淡々と処置を行いました。その結果、共感的介入を受けた子どものほうが、泣くこと、悲観的な行動、びくっとする行動、採血に応じない行動が少なかったそうです。一方、支持的介入を受けた子どもの多くは、検査技師に対する怒りを表現し、検査技師がわざと痛くさせるように行ったと思い込んでいました。

この研究から、子どもが経験する情報、誤解を解く情報、感情を押し殺す必要がないことを伝えたうえで、処置に参加できるようなかかわりを行うことが、不安の軽減につながるといえます。病気を罰だととらえていた子どもは、採血を行った際に動揺するような行動と心拍数の増加が顕著であったという報告[3]があるように、誤解をしやすい時期の子どもに対しては、

誤解を解くことが痛みの軽減につながります。

(2) 映像を使用した介入方法の研究

映像を使用した介入方法を試した研究者もいました[4]。採血を受け、痛みを表現している子どもの映像を見るグループ、痛みを表現していない映像を見るグループと、何も見ないグループの子どもたちの様子を観察しました。

どのグループの子どもたちも、採血直前の様子は変わらなかったのですが、採血中の様子に違いが認められました。現実に即した映像を見たグループの子どもたちは、採血中に痛みを示すことが少なく、痛みを表現していない映像を見た子どもたちの多くが痛みを示していました。このことにより、事実に即した情報と、どのタイミングで痛みを伴うのかがわかること

が、痛みの経験を改善することがわかります。

【引用文献】
1) Gaynard, L. et al. : Psychosocial Care of Children in Hospitals ; A Clinical Practice Manual from the ACCH Child Life Research Project, Child Life Council, 1990.
2) Fernald, C.D., Corry, J.J. : Empathic versus directive preparation of children for needles, Child Health Care, 10 (2) : 44-47, 1981.
3) Thompson, R.H. : An investigation of factors related to five-year-old children's psychosocial upset during an outpatient physical examination (Doctoral dissertation, University of Wisconsin-Madison, 1983. [Cited in Thompson, R.H., 1985])
4) Vernon, D.T.A. : Modeling and birth order in responses to painful stimuli, J Pers Soc Psychol, 29 (6) : 794-799, 1974. (Cited in Thompson, R.H., 1985)

ツール活用時の工夫

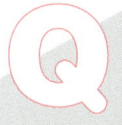 子どもが好きなキャラクターを主人公にした紙芝居や人形劇などのツールを使用して検査や手術の説明を行っていますが、子どもにすぐにあきられてしまいます。どうすれば、子どもに最後まで話を聞いてもらえるでしょうか。

心理的準備（プリパレーション）の視点を取り入れた説明

…▶ ツールを子どもとの対話に活用していくと、より子どもに適した説明を行うことができる

　子どもの検査や手術が決定したとき、予定であっても、緊急であっても、多くの場合は医師は親に向けて説明し、子どもは、直前まで何が起こるのか知りません。そのような状況で進めていくことは、子どもの不安を高め、精神的ストレスとなります。子どもにも、これから起こることをわかるように説明する必要があります。

　通常、検査や手術の説明は、禁飲食、前投薬や鎮静薬の内服時間、出発時間、子どもに守ってもらいたいことを伝えるという注意事項の説明になりがちです。「明日はご飯なしだよ。勝手にお水を飲んだらだめだからね」「動いたらだめだからね」といった一方的な説明は、子どもは威圧的と感じ、不安が増します。なんのために検査や手術を行うのか、その流れなどについても情報を伝えることで、子どもはこれからの出来事を具体的に予測することができ、不安は軽減します。

　紙芝居や人形劇による検査や手術の説明は物語性があり、幼い子どもにも目的や流れが理解しやすいといえます。説明の中では、これから受ける医療体験の中で子どもが感じる不安とその対処方法について取り上げると、子どもは自分に置き換えて考えやすくなります（p.40表2-1「発達段階ごとの医療現場におけるストレス要因と介入のポイント」参照）。

　しかしこれだけでは、一人ひとりの子どもの心理的準備（p.98参照）につながるとはいえません。その子どもの発達段階、過去や現在の体験、病状などについて情報を得たうえで、子どもが抱いている疑問、不安や恐怖に感じていることなど、子どもとのやりとりの中から理解していき、心理的準備の支援につなげることが理想です。紙芝居や人形劇を行ったあと、すぐに片づけてしまうのではなく、自由に子どもに紙芝居のページをめくってもらったり、人形を使って遊べるような時間をもつと、子どもの気持ちを知る機会が生まれ、よりその子どもが必要としている説明を行うことができます。

ツールの選択

····▶ 発達段階に適したツールを選択することが重要

　使用するツールは、発達段階を考慮し、子どもが理解しやすく、予測がより正確になるようなものを選択します。

(1) 乳児期

　乳児期は、親がそばにいないことが一番の恐怖であるため、可能な限り親の付き添いを配慮します。親の付き添いができない場合は、親から子どもが安心できる方法（おしゃぶりをくわえる、大好きなタオルに包まれる、など）について情報を得ておくことが、子どもの不安軽減につながります。

(2) 幼児期

　幼児期は、なじみのない感覚、初めて見るものや人に対しても恐怖心を感じます。子どもが実際に使用するものに触れる、目にするものを写真で見たり、実際に見学することで確認する、聞いたり嗅いだりするものに事前に親しんでおく、などが不安の軽減につながります。

(3) 学童期以降

　学童期以降では、正確な情報を得るために実物を使用することが理想ですが、絵でも実際の場で情報を組み合わせることはできます。臓器の働きと病気や治療との関連、手術の合併症など複雑な情報を求めているため、それに対応できる教育的ツールを準備する必要があります。

　情報によっては医師が直接説明をするべき内容や、子どもが医師からの説明を求めている場合もあります。のちに疑問が出てくる場合もあるため、何度か質問をしたり、理解を確認した

りできる期間があることが理想です。

キャラクター使用のデメリット

····▶ キャラクター使用にはデメリットもあるため、実際の写真を使用するほうがよい

　子どもが好きなキャラクターやかわいい絵の使用が、理解の促しや説明の支援になるわけではありません。子どもの注意を引くキャラクターを使用した説明にはデメリットがあります。

　キャラクターの使用は、子どもたちの想像を説明内容ではないことに移してしまう場合があるからです。テレビ番組のキャラクターであれば、その話の内容を思い出し、子どもの頭の中は「おもしろかったな」「また見たい」などと想像の世界に入ってしまうことがあります。

　キャラクターを使用していない場合でも、テレビ番組の内容を連想することがあると、話がその話題に移ってしまうことはよくあります。例えば、放射線科検査で位置確認に使用する光の話から、ある戦士がどのように怪獣を光でやっつけたかという話になったことがありました。子どもの好きな話題を傾聴したうえで、検査で使用する光は触れても痛くないことを伝え、安心して検査が受けられるようイメージの修正を行いました。

　幼児後期の子どもに適していると思って使用したキャラクターであっても、「もう赤ちゃんじゃないんだから、○○（キャラクター）は好きじゃない。△△（ヒーローもの）が好きなんだ」と、幼稚に見られたことに気分を害する子どももいます。また、小学生以上の子どもには、キャラクターの紙芝居は適していないと考えたほうがよいでしょう。伝えたい内容が明確になるような挿絵、動画、模型を使用すると具体的に理解する手助けになります。

幼児期の子どもも、実物や他の子どもが登場する写真に興味を示しますし、実際に見るものや場所の写真や映像のほうが正確な情報が伝わります。実際の写真は、すべての年齢に対応できるという意味でもメリットがあります。

紙芝居や人形劇をする際の注意点

…▶ 子どもの反応を注意深く見て、疑問や不安に対応し、子どもが積極的に参加できる支援をすることが重要

スタッフが紙芝居を読んだり、人形劇をしている間は子どもの表情が見づらく、表情の変化を見落としてしまうことがあります。内容に対して子どもから言語的反応が出た場合に、スタッフに子どもの疑問に答えられる余裕があるとよいのですが、最後まで読み聞かせるという形式の場合は、子どもの表現を拾うことなく、流れてしまうこともあり、子どもの中に浮かんできた疑問や思いについて語る機会を逃してしまいます。

所要時間も重要です。紙芝居の読み聞かせや人形劇は何分くらいで行っていますか。対象の子どもは何歳で、どのような特徴があるでしょうか。その子どもが集中できる時間、適した情報収集方法や学習方法はなんでしょうか。

一般的に、小学校低学年までの集中力は15分以内、または、〔月齢＋1〕分が目安になると考えられます。集中できる時間をつないでいけるような工夫、そして、子どもがより説明に興味を示し、より理解することができる工夫が必要です。工夫の一つとして、紙芝居や人形劇のあとに、実際に使用する物品を子どもが触れてみる、試してみるといった能動的な参加ができるような機会を設けるのはいかがでしょうか。手術や処置で使用する心電図やサチュレーションモニターを子どもが人形に貼るなど、子どもが参加できるような工夫を行うと「これ痛くないね」と実体験が理解につながったり、「どうしてつけるの」と具体的な疑問が出てくるようになります。

わかりやすいツールを使用していても、コミュニケーションを促したり、子どもの表現や疑問を知る助けになっていなければ、子どもの理解を深めることにはつながりません。子どもに説明が伝わり、子どもの考えや感情についてコミュニケーションをとることができれば、ツールはなくてもよいのです。ツール作成やツールを使用することに集中しすぎて、一方的な説明になったり、子どもの表現を見落としたりしないようにしたいものです（説明の実際とツールの活用については、p.123 Pick Up「検査や手術の説明方法の例」も参照）。

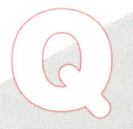

検査や手術の説明

Q 検査や手術を受ける子どもに、どのように話をしたら理解し、納得してもらえるのでしょうか。話したことで、逆に不安や恐怖を増強させてしまいそうで心配です。

(子どもとのコミュニケーション)

┅▶「自分の気持ちが伝わる」と子どもが感じられることが大切

　子どもへの検査や手術の説明では、説明の仕方も大切ですが、それ以上に子どもへかかわるときの姿勢、子どもとの関係づくりが重要な鍵になります。子どもとコミュニケーションを図るうえで困難と感じる場面を医療者に聞いてみると、子どもが「聞きたくない」というメッセージを発している場合や、医療者の姿を見るだけでおびえてしまい、声をかけても反応が返ってこない場合などがあげられ、子どもとのコミュニケーションの導入の難しさがうかがえます。

　子どもに聞く準備ができていなければ、子どもにわかりやすい言葉で話をしても、正確に十分な情報が入らないだけでなく、安心にもつながりません。子どもが、「この人となら安心していっしょにいられる」「自分の気持ちが伝わる」と感じることができて初めて、医療行為について話をする段階に入ることができます。

(子どもとの関係づくり)

┅▶子どもが安心できる環境・関係をつくる

　子どもが安心できる関係を築くうえで、大切にするべきことを3点ご紹介します。

(1) 子どもにとって恐怖や不安となる要因を知る

　子どもにとって、知らない人、突然近づいてくるものや人、暗闇、一人になることは、恐怖心をかき立てる要素です[1]。子どもが不安になる要因は、発達段階によっても異なります。

　例えば、幼児にとって、親から離れた直後は不安や恐怖が高まっているため、検査室で幼児に検査について話をすることは難しい状況といえます。子どもにとって安心できる親がいる環境で、検査室ではない場所で説明を行うことが重要です。

(2) 子どもの非言語的なメッセージや言葉の裏にあるメッセージを受け取り、返していく

　Gaynardら[2]は、「子どものやりとりの一つひとつを意識し、言語的コミュニケーションだけでなく、非言語的コミュニケーションに注意をはらいながら会話することが大切である」と

述べています。

例えば、医療者が子どもに近づいたときに、子どもが親の後ろに隠れたとします。親が「あいさつしなさい」と子どもに言ったときに、医療者は、「知らない人が突然近づいたら心配になるよね。『こんにちは』を言いに来たのよ」と静かなトーンで伝えます。すると、子どもは相手が自分の非言語的コミュニケーションを受け止めたと感じ、少し安心することができます。

(3) 子どもが安心して感情表出できる関係を築く

FossonとdeQuan[3]は、そのための3つのステップを紹介しています。まず、子どものありのままの感情を受け止める。次に、子どもがその感情に気づけるよう支援する。そして、子ども自身が気づいた感情を言語化できるように教えていく。このプロセスが進むにつれ、子どもは安心して感情を表出できるようになり、治療への取り組み方も積極的になっていくと述べています。

例えば、足の牽引を行っている子どもが物を投げて怒っていたら、医療者はまず「ベッドから動けなくてイライラしているのかな」と感情を確認します。子どもが物を投げつけてきたら、「突然ベッドの上で過ごさなくてはいけなくなったから、つらいよね。怒りたくなるよね。枕を叩いて"なんでベッドにいないといけないんだ！""早く取りたい！"って言うと、気持ちがすっきりするよ」と、怒りの表出を支援します。

子どもに検査や処置について話をする前に、子どもが安心できる環境と関係をつくることが必要です。まず子どもをよく観察し、子どもを知ることから始めてみましょう。それが子どもとのコミュニケーションのはじまりなのです。検査や処置までに時間がないときでも、この3つのポイントを踏まえて子どもとかかわることができれば、子どもが安心できる関係を築き

ながら話すことができます。

（ 子どもの理解度を知る ）

┈➤ 子どもは誤解している場合があるため、対話や遊びを通して理解度を確認する

子どもが医療者を受け入れ、話をしてみようと思える関係性を築きながら、子どもの理解度を知ることが重要です。親から聴取した子どもの状況と、実際に子どもがとらえている内容は違うこともあります。ある5歳児の親は、「まだ小さいので、何も話していません。何もわからないと思います」と言いました。子どもに「どうして病院に来たの？」と尋ねると、「お熱がいっぱい出てね、ここが大きいの。首を切るの」と指で首を切る動作をしました。人形を使用した遊びの中では、首を切って人形が死んでしまったという物語をつくり出しました。誤解により怖いことを想像をしていたことがわかります。

親が「説明した」と言っていても、子どもは誤解している場合もあります。ある7歳児に手術部位を尋ねると、「腎臓の手術です」としっかりとした返答がありました。しかし、腎臓の位置を確認すると胸を指し、腎臓と心臓を勘違いしていました。この子は、人形と医療物品を使用した医療遊びの中で、人形を乱暴に扱い、心臓を取り出して心臓マッサージを行い、不気味な笑顔を浮かべ、いつまでも手術が終わらないという遊びを行いました。彼は心臓手術を行うドラマを親と見ており、自分も心臓を取り出すのではないか、医療ミスや悪い医者がいるのではないか、と不安に思っていたのです。

子どもが医療用語を使用していても、その言葉をどのように理解し、検査や手術をどのように想像し、とらえているのかを知ることが必要です。親にどのように説明しているかを尋ねる

だけでなく、子ども自身にどのように理解しているのかを確認します。施設内に、遊びを通して子どもとコミュニケーションをとれる職種がいる場合には、遊びの中で子どもが表現した内容を参考にすることも有効です。家庭で子どもがお医者さんごっこをしていたときのエピソードを親が教えてくれることもあり、子どもの理解を知る手がかりになります。

子どもの理解度は、質問して知ることができる場合もあれば、説明しながら子どもと対話する中で次第にわかってくる場合もあります。自分の説明内容に集中するのではなく、伝えている内容を子どもがどのような表情で聞き、どのように反応しているのか観察し、確認しながら進めていくことが重要です。子どもの感情の変化や重要なメッセージを見落とさずに説明を行うことが、子どもの理解度を知り、よりその子が必要としている内容を伝えることにつながり、子どもの理解度を深める支援となるのです。

（ 説明のポイント ）

┈┈➤ 子どもと対話しながら説明していく

検査や手術の説明では、目的、実際に子どもが体験する内容、注意点、持ち物について伝えていきます。ここで重要なのは、一方的な説明を続けないことです。子どもと"対話"しながら具体的に説明すること、説明している中で、子どもの中に生じてきた疑問や不安に"そのつど正確に対応"することを心がけます。

子どもは、「何をするのだろうか」と疑問をもっています。具体的に説明されていない場合、子どもは怖いことや痛いことがあるのではないかと思い、不安が増強するため、正確で具体的な情報を伝え、事実とは異なる誤解を解く必要があります。これからのことを予測できるようになると、無力感や怖さは軽減していきます。

しかし当然、得られた情報から新たな疑問や不安、心配が生じることがあります。これは、説明を受けたことが原因で不安や恐怖が増強したのではなく、それまで想像上でしかなかった曖昧な不安が、現実に沿った具体的な心配に変化したということです。例えば、扁桃腺切除術の具体的な説明を受けたあと、子どもは"首は切らない"ことはわかったけれども、「どうやって扁桃腺を取るの？」「取るのは痛くないの？」という心配に変わります。腎臓移植手術を行う子どもは、命に直結する"心臓"の手術ではないとわかったけれども、「腎臓は取っても大丈夫なの？」という心配が生じてきます。

先に述べたような、安心感と信頼感が子どもと医療者の間に構築されていると、子どもは新たに生じてきた心配を医療者に教えてくれるようになります。子どもの一つひとつの疑問に、言葉の表現に気をつけながら正確に返答し、安心できる情報を伝えることが重要です。さらに、不安などへの対処方法をいっしょに考え、実際の場ではその対処方法を少しでも遂行できるように子どもを支援することが、子どもの主体性や達成感を支えることにつながります。説明とは単に"情報を伝える"ことではなく、"情報を相手にわかるように伝える"ことであり、子どもがわかるためには、言語的・非言語的対話がポイントになることを忘れてはなりません。検査や手術の説明例については、Pick Up「検査や手術の説明方法の例」を参照してください。

【引用文献】
1) Bowlby, J. : Separation Anxiety and Anger, Basic Books, 1973.
2) Gaynard, L. et al. : Psychosocial Care of Children in Hospitals ; A Clinical Practice Manual from the ACCH Child Life Research Project, p.58, Child Life Council, 1990.
3) Fosson, A., deQuan, M.M. : Reassuring and talking with hospitalized children, Child Health Care, 13 (1) : 37-44, 1984.

検査や手術の説明方法の例

ここでは、造影CT検査と扁桃腺切除術の説明を紹介します。一般的には以下の内容を説明するとよいでしょう。

①子どもが実感している症状、実感していない問題となる事象。

②検査や手術の目的（上記の症状や事象が起きている理由を調べる、上記を治す、症状悪化の防止など）。

③子どもが覚醒している間に体験する内容について、順を追って伝える。

④子どもに実施してほしい行動（禁飲食、静止など）。

⑤子どもに準備してほしいもの（洋服やおもちゃなど）。

上記の説明に加えて、以下のようなかかわりを行うことが、子どもが「主体的に参加できた」と感じられる体験につながります。

⑥子どもの表現を観察し、子どもの疑問や思いについて確認する。

⑦子どもの疑問を解消する。子どもの思いを傾聴し、対処方法をいっしょに検討する。

（ 造影CT検査 ）

5歳の女児Kちゃんは、幼稚園に行くために家を出ようとしたところ、玄関で転んでしまい

ました。大声で泣いていると、突然の脱力発作が出現し、手に力が入らなくなってしまったため、母親が急いで近院に連れていき、入院して造影CT検査を行うことになりました。

（1）説明

看護師がKちゃんと母親にやさしくあいさつし、幼稚園の話や何をして遊ぶのが好きなのかなどをお話し、その後、検査の説明をすることを伝えました。

❶子どもが実感している症状を確認する

「泣いていたら手に力が入らなくなっちゃったって先生から聞いたよ。いまはどうかな？」

❷検査の目的を伝える

（外来で点滴挿入をすでに終えている場面で）

「なんで手に力が入らなくなったのかを調べるために、これから頭のお写真を撮りに行きます。痛いことはないから安心してね」

❸子どもが体験する内容

「お母さんと看護師さんといっしょに、1階まで行きます」

「Kちゃんって呼ばれたら、看護師さんといっしょにお部屋に入ります。お母さんはすぐ近くの廊下で待っています」

「丸いドーナツのような形をした機械とベッドがあります」

「Kちゃんは、ベッドに横になって、シートベルトを着けます」

「ドーナツから赤い光が見えます。頭がまっすぐになっているか見るための光だよ。頭がまっすぐになったら、ベッドがドーナツのトンネルにゆっくり入って、ゆっくり出てきます。その間に、写真がいっぱい撮れます。写真を撮っている間はウィーンウィーンって音がするよ」

「次は、さっき手につけた点滴からお薬を入れます。お薬を入れるのは痛くないけど、体がぽかぽかしてくるよ。そして、もう1回トンネルに入って、出て写真を撮ります」

「これで、検査はおしまい」

「Kちゃんが写真を撮るときは、看護師さんは、隣の部屋でKちゃんのことを見ているね」

❹子どもに実施してほしい行動を伝える

「お写真を撮っている間は、じっとしていてね。動いてしまうときれいな写真が撮れなくて、やり直しになっちゃうから、じっとしていてね。おしゃべりもなしね。お口を動かしちゃうと顔が動いて、きれいなお写真が撮れないからね」

「検査が終わったら、麦茶を飲んだり、お昼ご飯を食べたりできるからね。検査の前は、飲んだり食べたりはしないでね」

❺子どもに準備してほしいことを伝える

「横になるから、髪の毛は2つ結びにしておこうか。そのほうがあたらなくていいし、しっかり上が向けるからね」

「お気に入りの縫いぐるみを抱っこしてお写真撮れるけど、持っていきたいかな？」

「お写真を撮る前におしっこしておいてね」

(2) 子どもの主体性を支援するかかわり

子どもは、説明を受けることで、これからの出来事を具体的に理解することができてきます。同時に、いろいろな疑問や不安も出現することがあります。

❻子どもの表現を観察し、子どもの疑問や思いについて確認する

機械の説明をしていると、Kちゃんは不安そうな表情になり、母親の顔を見ました。「ドーナツのトンネルに入るのが心配なのかな？」と尋ねると、「赤い光はビーム光線みたいなの？目がつぶれる？」と光にあたると痛いことが起こるのではないかと不安に思っていました。

トンネル内に入ると、何か出てくるのではないかと心配になる子どももいます。また、じっとできるか自信がない子どももいます。

❼子どもの疑問を解消し、子どもの思いを傾聴し、対処方法をいっしょに検討する

「赤い光は、懐中電灯や車のライトと同じで、触っても大丈夫だよ。細い光だからまぶしくないよ。目が痛くなったりもしないよ。心配なことを教えてくれてありがとう。ほかに聞きたいこととか、嫌だなって思うことある？」と子どもの疑問に答えたうえで、疑問に思うことを聞くことがよいことだと伝え、疑問を出しやすい関係をつくります。

静止に関しては、母親に、Kちゃんが普段テレビを見ている際に、何分程度静止できているかを尋ねます。撮影時間については、あらかじめ診療放射線技師に確認しておく必要があります。子どもに"自分はできる"という自信をもってもらえるように、「"じっとしていてね"って言われたら、氷になったつもりで、上をじーっと見ていたらいいよ」と言うなど、イメージを利用して静止を促します。

実際の検査では、「Kちゃんは、気をつけができるか練習してみようか」と言って、10秒静止してもらいました。きちんとできたので、できたことを伝えました。

(3) 検査部と連携してできる工夫

● 開始前：部屋の装飾。かわいい絵をパウチし、子どもが撮影に来るときに壁、天井や機械に貼る、など。

● 撮影中：子どもが好きなアニメの曲を流す、テレビが見られるようにする、マイク越しに絵本の読み聞かせをする、マイクで数字を数える、など。

● 終了時：「上手に写真が撮れたね」と伝え、"できたねシール"を渡す、など。

(4) ツールの活用

模型を使用しトンネルを出入りすることを伝え、少しずつ情報を加えていくという方法がわかりやすい場合もあります。説明の際は、CTの台に横になっている人の写真や、実際に撮影

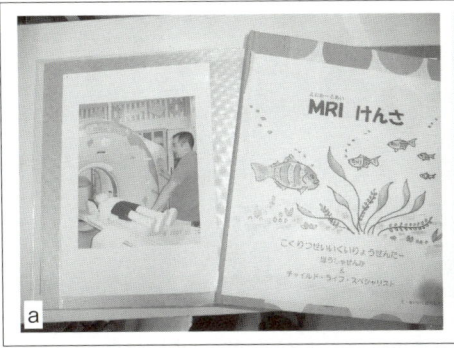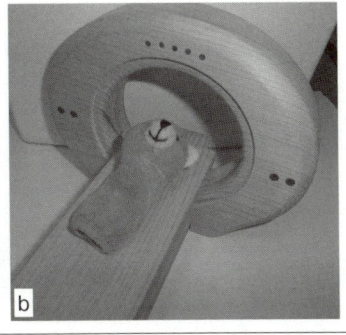

a：CT検査の写真や説明
を集めたバインダー

b：CT検査の模型
（堀内ウッドクラフト）

図1●CT検査のプリパレーションツールの一例

している子どもの映像を見せると、子どもはよりイメージしやすいようです（図1）。

扁桃腺切除術

7歳の男児Mくんは扁桃腺炎を繰り返し、夜間に無呼吸も認められるため、手術を受けることになりました。しかし、本人は症状を自覚しておらず、不本意な入院と感じていました。

（1）説明
❶❷子どもが実感していない問題となる事象と、手術の目的を伝える

「Mくんはあまり困っていないみたいね。扁桃腺はのどの奥についているものです。普通の人はこれくらいの大きさなのだけど、Mくんの場合はこんなに大きくなっているの。寝ていると、この大きな扁桃腺が呼吸をする道をふさいで、息がしにくくなってしまうことがあるの。よく熱が出たり、のどが痛くなったりするでしょ。ここが大きくなっているので、ばい菌がついて腫れやすくなっているんだよ。このままではMくんの体によくないので、明日、大きくなった扁桃腺を取ることになったのよ」

❸❹子どもが体験する内容と、子どもに実施してほしい行動を伝える

禁飲食、予定出発時間、手術室までの道順、両親がどこまでいっしょに行くことができるか

を伝えます。その後、周術期の体験について説明します。「眠くなる薬、麻酔と、空気が出てくるマスクを口にあてて眠ります。眠っている間に、口を大きく開けて扁桃腺を取ります。取れたら麻酔を終わりにするので、起きます。起きたときには、手に点滴がついています。点滴は少し邪魔かもしれないけど、しばらく体にお薬や水分を入れるために必要だから、大事にしてね。痛み止めが効いているけど、のどが少し痛いかもしれません。痛くなってきたら教えてね。痛み止めのお薬をもってくるね。薬は飲み薬とお尻から入れる薬があるので、そのときに、どっちがいいか教えてね」

❺子どもに準備してほしいことを伝える

前開きパジャマ、着替え、安心感を与えるグッズなどを準備してほしいことを、子どもと親に説明します。

（2）子どもの主体性を支援するかかわり
❻❼子どもの疑問や思いを確認し、対処方法をいっしょに検討する

検査同様、子どもは説明を受けると具体的な理解が進みます。同時に、いろいろな疑問や不安も出現してきます。特に手術については、テレビ番組の影響で、怖いイメージや事件や事故などを連想し、不安に感じていることもあります。また、小学生以上になると、「扁桃腺はどうやって切るの？ ナイフで切るの？ 切ったあ

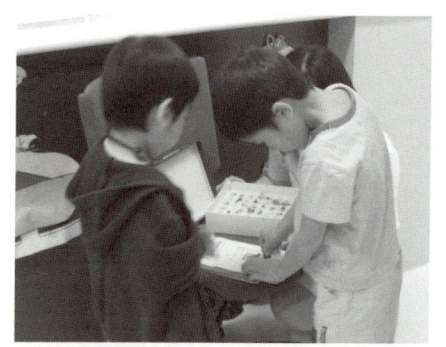
図2●手術部へのスタンプラリー見学ツアー

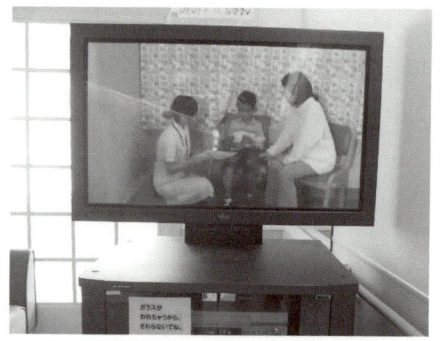
図4●子ども向け映像「手術体験記」

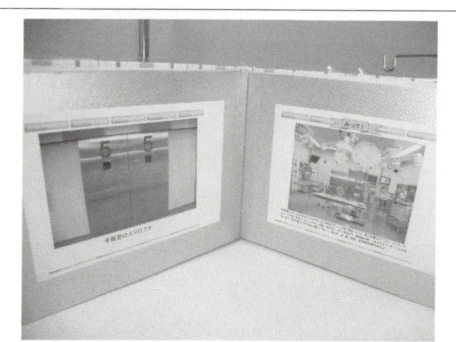
手術室までの道のりや手術室の写真を集めたバインダー

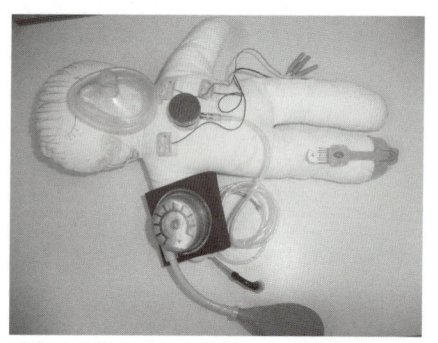
手術時の医療器具を装着した人形（キワニスドール®）
キワニスドール®は、綿を詰めた白無地の人形で、身長40cm、重さ50g。入院中の子どもたちが自由に顔や洋服を描き、抱きしめて寝たり、いっしょに手術室に行くなど、病気の子どもたちに大きな力を与えている

図3●手術のプリパレーションツールの一例

とは縫うの？ どのくらい血が出るの？」など、具体的な疑問をもっている場合もあります。

手術室の写真、手術室で装着する物品、手術

を受ける子どもの写真などを使用して説明していくと、イメージがしやすくなります。また、人形や医療器具を使用し、医療遊びをしている中で疑問が具体的になり、教えてくれることもあります。言語的コミュニケーション、非言語的コミュニケーションを通して、子どもの疑問に答え、不安への対処方法をいっしょに考えていくプロセスが支援となります。

（3）手術部と連携してできる工夫
- ●開始前：季節の装飾、手術部への見学ツアー（図2）、など。
- ●麻酔導入時：子どもの好きな音楽をかけたり、テレビ番組が視聴できるようにする、寝るまで親が付き添えるようにする、楽しい会話をしながら麻酔導入を行う、など。
- ●終了時：リラックスできる音楽を流す、起きたときに親がそばにいられるようにする、持参した縫いぐるみを添い寝させる、など。

（4）ツールの活用
子どもは、実際の手術室の写真を見たり、実際に装着する物品に触れると親しみがもて、不安軽減にもつながります（図3）。

施設などで子ども向け手術体験記の映像を作成し、外来や病室のベッドサイド端末で子どもが見ることで、手術について具体的なイメージを抱き、理解する助けとなります（図4）。

検査・処置中の支援

検査・処置中の支援

　子どもにとって、検査や処置という未知の医療体験は、「どんなことをされるのだろうか」「痛いことがあるのだろうか」など、実際に体験するまで、心の中はずっと不安と恐怖の思いでいっぱいです。「検査や処置に行きたくない」と泣いて嫌がり、ベッドや部屋から出ないで抵抗する子どもも多いでしょう。そんな子どもを検査室や処置室に向かわせることは、医療者にとってとまどいや困難を抱えることでしょう。

　しかし、そのような嫌がる子どもに、"怖い検査ではなく、写真を撮るだけ"であること、"痛みは伴わない"ことを伝えただけで、その子どもの表情や言動が一変する場面に遭遇したことはないでしょうか。また、処置においても、嫌がっている子どもに声をかけながらその処置を終えると、「全然平気だった！」とすぐにケロリとすることもあるでしょう。翌日また処置室に行く際、初日の大変さとは打って変わって、なんら抵抗を示さない子どもの反応に、それまでの医療者の四苦八苦や、子どもの説得に費やした時間と労力はなんだったのだろうか、と思ってしまう場面もあるのではないでしょうか。

検査・処置における プリパレーションの効果

　CTやMRI、アイソトープなど、長時間の体動制限が必要な検査の場合、子どもがずっとじっとしていることは無理だと考え、子どもに鎮静薬を投与し、眠らせてから行うことが多いのが現状ではないでしょうか。子どもの年齢や発達段階、理解度などを考慮して鎮静薬の使用の必要性を検討することをせずに、安易に不必要

な鎮静薬を子どもに投与することによって、呼吸抑制などの副作用のリスクを伴うことが、小児医療の現場で問題になっています。

　子どもに鎮静薬を投与した医療者にとっては、検査後も眠る子どもがいつ呼吸抑制をきたさないかと、不安な思いを抱えることもあるでしょう。検査の一時中断や鎮静薬の追加、子どもへの説得に時間をかける労力を減らすために、子どもに内服や座薬、点滴による鎮静薬を投与することは、子どもにも、医療者にも、不利益でしかありません。しかしながら、血液・腫瘍疾患の子どもは、骨髄穿刺や腰椎穿刺、髄腔内注入など、治療において何度も苦痛体験をしなければならないため、子どもの恐怖や苦痛を軽減し、トラウマ体験をなくすために、プリパレーション（心理的準備）に加え、効果的で適切な鎮痛・鎮静薬の使用は必要です。

　長時間の体動制限が必要な検査であっても、子どもに効果的なプリパレーションを行い、十分な支援を提供することで、不必要な鎮静薬の使用と副作用のリスク、検査にかかる時間や医療コスト、人件費を削減する効果もあります。

子どもにとって 楽しい検査体験にする

　子どもにとっては、不安や恐怖が少なく、痛みを伴わずに主体的に取り組めるような検査であれば、楽しい体験にもなります。4歳の男児Nくんは、普段の行動や様子から、下肢のMRI撮影中、1人でずっと動かないでいられるかが心配でした。担当看護師は、眠らせるために鎮静薬を使用すべきかどうか悩み、チャイルド・

ライフ・スペシャリストが相談を受けました。

　日々のかかわりの中で、Ｎくんは得意なことがあると友だちに自慢したがる性格であること、電車が好きであることがわかっていました。ＮくんにMRI装置の写真を見せたところ、すぐにMRIを電車のトンネルに見立てて興味を示しました。Ｎくんの好きなことをうまくMRI検査時に使えば、鎮静薬を使用しなくても検査ができると判断しました。また、Ｎくんは一人で検査ができたことも、きっと親や同室児に自慢したいと思うに違いないと考えました。

　プリパレーションを行って実際に検査室に入ると、ＮくんはMRI装置を見て「わー！かっこいい！」と、写真で見たとき以上の感動の言葉を口にしました。検査ベッドに臥床することも嫌がらず、Ｎくんが車掌になり、MRIの撮影装置の中に「出発進行ー！」と言って喜んで入って行きました。“撮影中には足を動かさない”という約束はきちんと守り、音が鳴ったり止まったりするタイミングに合わせて、東京駅から順に新幹線の停まる駅名を声にしていました。Ｎくんの頭の中では、検査の進行に合わせて、新幹線の車掌として新幹線を運転しているイマジネーションを膨らませていたのでしょう。このような反応を見せながら、Ｎくんは問題なくMRI撮影を終えることができました。検査ベッドから降りる際には、「もっと乗っていたかった！」と話し、次回の検査を楽しみにする姿も見受けられました。

　その他の例では、脳波検査で1本ずつ異なるカラフルな色の電極コードに、次は何色を頭につけるか当て合いながら検査準備をして、検査を待つ楽しみにします。アイソトープ造影検査では、動いて三角形になって近づく装置をおにぎりづくりと連想させ、その真ん中にいる自分の体をおにぎりの具に見立てて、検査中におにぎりをつくるイメージを抱かせながら楽しめるコミュニケーションを図ります。

　このように、大人からすると、子どもには一見怖そうかもしれないと思う検査や、じっと動かずに静かに行う検査は、子どもは嫌がったり、すぐにあきて退屈したりすることもありますが、子どもの想像力をかき立て、好奇心を刺激することで、子どもにとっては楽しい検査に変えることができます。また、子どものがんばりや取り組む姿勢を認めながらほめることで、楽しくもうれしい医療体験になります。

検査・処置中の子どもに必要な支援

（1）抵抗や拒否の意味や理由を知る

　子どもが検査や処置に対して、何かしらの抵抗や拒否を示す場合には、必ずその意味や理由があります。

　子どもの抱えている思いをくみ取ったり、考えを聞いたり、嫌だという気持ちを支持して寄り添うことが、一番最初に必要なかかわりです。そうすることで、子どもは、この人は、検査や処置が嫌だという自分の気持ちをわかってくれていると感じられるようになり、そこから少しずつ子どもと検査や処置に対する対話ができるようになります。そして、子どもの抱える疑問に一つずつていねいに答え、誤解を解いていきます。

（2）プリパレーションの一連のプロセス

　プリパレーションの一連のプロセスを通して、子どもの検査・処置の必要性の理解を深め、検査・処置における精神的な支援を行うことで、子どもにとって、検査や処置が医療体験における新たな発見や楽しみの時間となり、子どもが主体的に取り組む機会に変えることができます。また、子どもが検査や処置を「自分でできた」「一人でも大丈夫だった」と感じ、自信をつける機会を得ることは、その子の自立心を育て、自己肯定感を高めることにもつながります。

そのためには、子どもに検査や処置がどのようなものなのかを説明し、子どもの不安や恐怖を軽減させることが、一番重要なポイントです（p.96 Part 4 ★「子どもへの説明とプリパレーション支援」参照）。そして、子どもが本来もっている好奇心や興味をうまく引き出し、プリパレーションの一連のプロセスを通して、"検査や処置は自分の病気を知り、治すために必要なこと"なのだと、子どもの認識が変化していくことが大切なのです。

（3）ディストラクション技法

ディストラクションとは、検査や処置中に痛みや不安などの身体的・精神的な負荷がかかる際に、子どもの注意・関心が検査や処置の苦痛とは別のことに集中できるように、おもちゃや絵本を使用したり、呼吸法やリラクセーション法、イメージ法などの非薬理学的技法を用いて、苦痛緩和を図る方法です。

検査や処置中に行うディストラクションには、検査や処置の妨げにならない方法を選択します。プリパレーションの中で、子どもとどの方法で何をするか、何を使うかをいっしょに決めることが重要です。子どもが「これがあるから落ち着いていられる」「これならできる」と思えたり、「これがよいと自分で決めたのだ」と考えられたりすることも、子どもの大きな精神的支えになります。検査や処置中の苦痛を乗り越えるために、ディストラクションに使用するおもちゃなど（ディストラクションツール）や方法に子ども自身が頼ることもあります。

ディストラクションツールの例を表5-1と図5-1に、ストレスボールの使い方を図5-2に示します。子ども一人ひとりに合ったおもちゃや好みで選びます。また、処置の種類や状況によって、うまく使い分けることが必要になります。例えば、処置が開始されるまでは緊張緩和のために絵本を使い、痛みや苦痛を感じる瞬間には呼吸法を用いたものに変え、終わったら元に戻すなど、子どもの意識をうまく転換させたり、苦痛を緩和させたりするために、いくつか種類を使い分けることもあります。

*

たとえその検査や処置で動いてしまったとしても、結果ではなく、プリパレーションを通した子どもとのかかわりや、検査・処置に臨む姿勢、検査・処置中に主体的に行えていたことなどの一連の過程が大切です。また、次回に向けて何が必要なのか、いま以上にどのような工夫をすればよいかなどを再度子どもと検討することが、検査や処置を受ける子どもの姿勢や意欲を支えることになります。

表 5-1 ● ディストラクションツールの例

本	絵本、探し絵本、影絵本、なぞなぞ本、飛び出し絵本など
片手遊びおもちゃ	○×ゲーム、お絵描きボード、迷路、水圧式のおもちゃなど
意識集中おもちゃ	キラキラ棒、バブル棒、癒しビーズ棒、回転おもちゃ、砂時計、滴下おもちゃなど
呼吸法用おもちゃ	シャボン玉、風車、紙風船、吹き戻しなど
握りおもちゃ	ガラガラ、ストレスボール（ビーズ、砂袋、ゴムなど）、丸い小石など
のぞきおもちゃ	万華鏡、写真双眼鏡おもちゃなど
処置や検査中にかける音楽	オルゴールやピアノなどのクラシック音楽、静かで穏やかな落ち着ける音楽、自然の中（海・山など）にいるような音楽

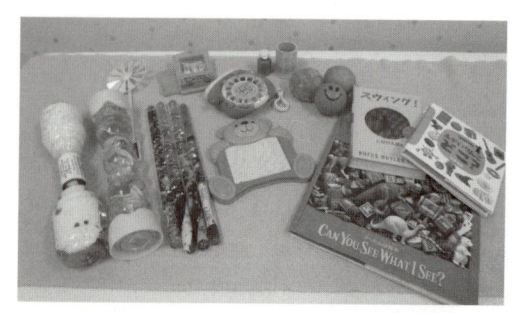

図 5-1 ● ディストラクションツールの例

ストレスボールは、ゴム状、スポンジ状、小さなビーズやボールが入っているもの、砂のようなものが入っているものなど、種類はさまざまです。

ストレスボールを、採血や点滴など針を挿入する手と反対の手に握らせます。針の挿入時にストレスボールをギュッと強く握ると、痛みを伴う手から反対の手のほうに意識が集中します。ボールを握ることや、力の加減、ボールがつぶれる様子を見ることなどに注意や関心を向けさせることで、針を挿入する際の痛みを緩和する効果があります。

針が挿入される際の一番痛い瞬間をこのようにやり過ごせれば、あとは深呼吸やリラックスを促したり、じっと動かずに絵本読みに戻ることも可

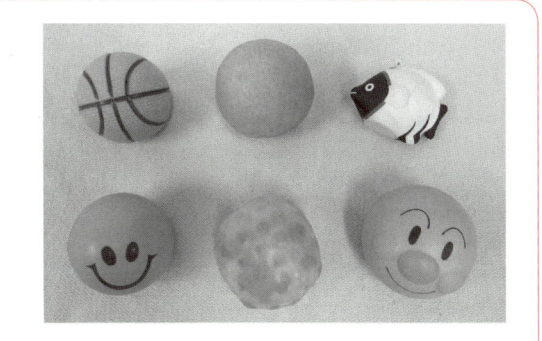

能です。処置や検査のときに、手にストレスボールを握っているだけでも、子どもの気持ちが落ち着いたり、安心感につながったりします。

ストレスボールは、子どもに限らず、針や注射の嫌いな大人にも使用できます。

図 5-2 ● ストレスボールの使い方

【参考文献】（Part 5「検査・処置中の支援」）

1) American Academy of Pediatrics. Committee on Psychosocial Aspects of Child and Family Health ; Task Force on Pain in Infants, Children, and Adolescents : The assessment and management of acute pain in infants, children, and adolescents, Pediatrics, 108 (3) : 793-797, 2001.

2) Baker, C.M., Wong, D.L. : Q.U.E.S.T. ; A process of pain assessment in children, Orthop Nurs, 6 (1) : 11-21, 1987.

3) Bulloch, B. et al. : Reliability of the color analog scale ; repeatability of scores in traumatic and nontraumatic injuries, Acad Emerg Med, 16 (5) : 465-469, 2009.

4) Bulloch, B., Tenenbein, M. : Validation of 2 pain scales for use in the pediatric emergency department, Pediatrics, 110 (3) : e33, 2002.

5) Brewer, S. et al. : Pediatric anxiety ; Child life intervention in day surgery, J Pediatr Nurs, 21 (1) : 13-22, 2006.

6) Cavender, K. et al. : Parents' positioning and distracting children during venipuncture ; Effects on children's pain, fear, and distress, J Holist Nurs, 22 (1) : 32-56, 2004.

7) Doellman, D. : Pharmacological versus nonpharmacological techniques in reducing venipuncture psychological trauma in pediatric patients, J Infus Nurs, 26 (2) : 103-109, 2003.

8) Fernald, C.D., Corry, J.J. : Empathic versus directive preparation of children for needles, Child Health Care, 10 (2) : 44-47, 1981.

9) Gaynard, L. et al. : Psychosocial Care of Children in Hospitals ; A Clinical Practice Manual from the ACCH Child Life Research Project, Child Life Council, 1998.

10) Goldberger, J. et al. : Helping children cope with health-care procedures, Contemporary Pediatrics, March, 1990.

11) Kuttner, L. et al. : A Child in Pain ; What Health Professionals Can Do to Help, Crown House Publishing, 2010.

12) Rollins, J.H. et al. : Meeting Children's Psychosocial Needs Across The Health-Care Continuum, Pro-ed, 2005.

13) Thompson, R.H., Stanford, G. : Child Life in Hospitals ; Theory and Practice, Charles C Thomas, 1981.

14) Thompson, R.H. : The Handbook of Child Life ; A Guide for Pediatric Psychosocial Care, Charles C Thomas, 2009.

15) Wong, D.L., Baker, C.M. : Pain in children ; Comparison of assessment scales, Pediatr Nurs, 14

(1)：9-17, 1988.

16）及川郁子，田代弘子 編：病気の子どもへのプレパ
　　レーション―臨床ですぐに使える知識とツール，中
　　央法規出版，2007.

17）及川郁子 監：チームで支える！子どものプレパレ
　　ーション―子どもが「嫌」「怖い」を乗り越え，達成
　　感を得るために，小児看護ベストプラクティス，中
　　山書店，2012.

18）岡堂哲雄 監：小児ケアのための発達臨床心理，へ
　　るす出版，1983.

19）谷川弘治ほか 編：病気の子どもの心理社会的支援
　　入門―医療保育・病弱教育・医療ソーシャルワーク・
　　心理臨床を学ぶ人に，ナカニシヤ出版，2009.

20）リチャード・H・トムソン，ジーン・スタンフォー
　　ド（堀 正 訳）：病院におけるチャイルドライフ―子
　　どもの心を支える"遊び"プログラム，中央法規出版，
　　2000.

21）特集 子どもの痛みの理解と症状緩和，小児看護，
　　23（7），2000.

22）特集 子どもが「痛い」と言ったとき，小児看護，29
　　（9），2006.

23）特集 子どもが「こわい」「さみしい」と感じたら，小
　　児看護，30（13），2007.

24）総特集 プレパレーション実践集，小児看護，31（5），
　　2008.

25）及川郁子：特集 子どもの外来看護―病院・クリニ
　　ックで活かすヒント，小児看護，33（10），2010.

26）特集 子どもの痛みの看護ケア―疼痛緩和に向けて
　　の心と身体へのアプローチ，小児看護，34（8），
　　2011.

27）岩崎紀久子ほか 編：一般病棟でもできる！終末期
　　がん患者の緩和ケア 第3版，日本看護協会出版会，
　　2014.

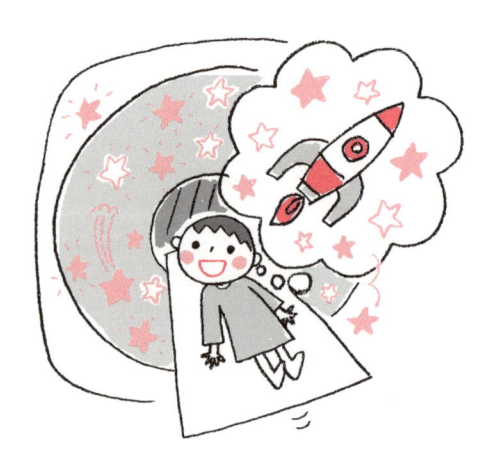

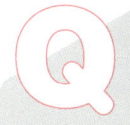

処置を嫌がる子ども への対応

Q 処置室に入りたがらずに抵抗する子どもや、処置を繰り返すたびに処置が嫌いになる子どもに、どう対応すればよいでしょうか。

処置に関する プリパレーションの実施

⋯▶ 処置に関する説明だけでなく、処置室に関する説明も行う

まずは、子どもに処置に関するプリパレーション（心理的準備）を行うことが必須です（p.96 Part 4 ⭐「子どもへの説明とプリパレーション支援」参照）。プリパレーションを行い、病室を出るまでは処置を嫌がっていなかった子どもが、処置室に近づくにつれて急に泣いたり、処置室に入ることに抵抗したりする場合もあるでしょう。

そのようなときに医療者側が思い起こさなければならないことは、子どもに対して、処置だけではなく、処置室に関する説明も行っていたかどうかです。処置室まではどのように行くのか、処置室がどのような場所であるのか、どのような部屋でどんな雰囲気なのか、どんなものを見たりするのかなどを知らなければ、処置室に向かうまでに子どもの不安は増強してしまいます。「どこに連れていかれるのだろうか」と、子どもにとってはお化け屋敷に入りに歩いているようなものでしょう。処置の怖さに加えて、未知な場所に行くという初めての体験に対する不安が重なることで、子どもたちの心は不安と恐怖でいっぱいになってしまいます。病室から処置室までの行き方、処置室の場所、処置室内の環境などについても、子どもに十分に伝えておくことが重要です。

処置室内の環境と配慮

(1) 処置室内の壁装飾

⋯▶ 子どもが処置室に入ってみようと思えるような工夫

無機質な白い壁や処置ベッドと、薬品や医療資材ばかりが見えるような処置室環境ではなく、子どもが少しでも安心して処置室に入れるような工夫が必要です。壁にウォールステッカーを貼ったり、季節ごとにその装飾を変えたりすることも処置室の雰囲気を変えることに役立ちます（図5-1-1）。壁装飾は、処置中に壁を見ながら探し出す遊びとしても活用できます。

(2) 子どもの視線と医療資材

⋯▶ 子どもの視線や視点を考え、医療資材・機器が子どもの目に触れることで不安や恐怖を増長させない配慮が必要

病室を出て処置室の入口まではスムーズに歩いて来られたのに、急に処置室の中に入れなく

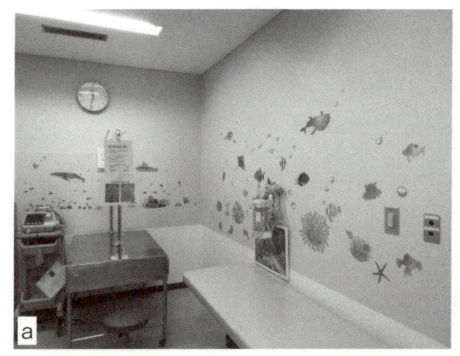
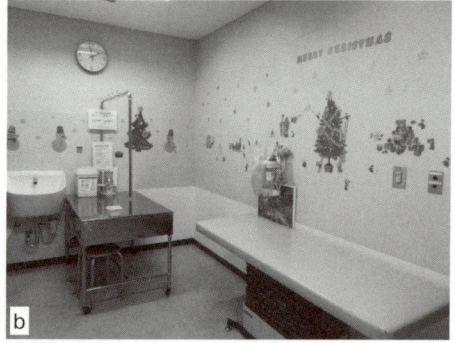

図 5-1-1 ● 壁の装飾の工夫

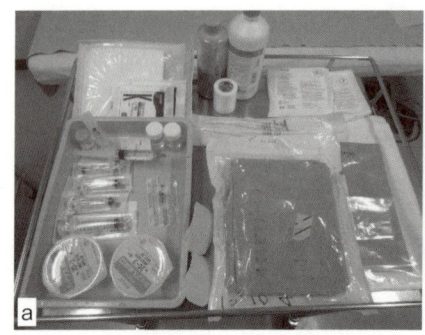
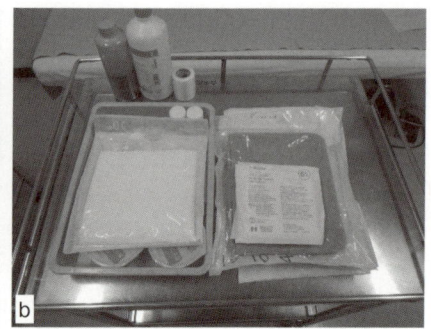

処置室に入ってきた子どもが目にするワゴンに入った処置物品。写真aは、ワゴンに注射器や薬剤があることが一目でわかるので、子どもは恐怖を感じてしまう。写真bは、必要物品を広げずにコンパクトにまとめ、ワゴンに載せた注射器をほかの物品（資材）で覆い、見えないように配慮している

図 5-1-2 ● 処置室内の環境の配慮

なる子どももいます。その子どもの視線の先には、何が見えているのでしょうか。

トレーやワゴンの上に無造作に針や注射器が置かれ、子どもに見えてしまっていたということは多くあります。針や注射器が置かれているのを見れば、子どもは一気に不安や恐怖を抱くでしょう。他児に使うために準備して置いてあっただけでも、子どもは自分に使用されると思ってしまいます。そのため、処置室内では、できる限り、針や注射器といった医療資材や点滴などの薬剤、輸液ポンプなどが、処置室に入る子どもに見えないように配慮し、環境を整えておくことが必要です（図5-1-2）。

（3）処置室で必要なものや大切なこと

⋯⋯▶ 子どものお気に入りや安心感を与えるものを持ち込む

子どもにとって、処置を乗り越えるうえで力になるものはなんなのでしょうか。処置室にお気に入りの人形や絵本を持参することも大切ですし、さびしいときやがんばりのときに、手にもっておいたほうがよいタオルやブランケットがあるのであれば、処置で汚れないようにしながら、その子が手に握れるようにすることも大切です。処置中に読みたい本や、遊びたい簡単なおもちゃは、先に処置ベッドに準備しておくか、いっしょに持参します。「○○があれば処置はがんばれる、処置室に行ける」と子どもが

言うのであれば、それらも処置室にいっしょに持っていきましょう。

(4) 病室から処置室への移動の際の配慮

…▶ 処置室に移動しながらも、会話ややりとりを楽しむ

病室から処置室までの移動の際に、処置に関係のない他愛ない話や、その子どもの好きなことなどに関する話をしながら処置室に向かうことも、子どもの処置への不安を軽減します。昨晩の過ごし方やテレビ番組のこと、友だちの話をしたり、クイズを出し合いながら入室したりするのもよいでしょう。処置室に向かう間に緊張が増し、子どもの頭の中が処置への不安でいっぱいにならないようにすることが、入室から処置ベッドへの臥床までを容易にするコツでもあります。

(5) 処置室入室後から処置の開始までの配慮

…▶ 処置室内や処置中のやりとりを、医療者との関係づくりや主体的な処置参加に生かす

入室しても子どもとの会話ややりとりを止めることなく、臥床して処置が開始されるまで続けます。処置室にいる他のスタッフもうまくその話題に入れながら、いっしょに話をして楽しむことで、処置への嫌な思いを軽減することにつながるでしょう。

いつも嫌なことや痛いことをするのは医師ではなく、処置開始までの時間や処置中の時間を、医師と子どもとのコミュニケーションやよりよい関係づくりの機会に利用することもできます。普段では知ることができないような、主治医に関する新たな発見や、子どもとの自由なコミュニケーションのきっかけになれば、その子

にとっては、処置時間が、医師と過ごしたり話をする楽しみな時間にもなり得ます。

このように、医師と子どもとの治療関係をうまく支援することにより、子どもの処置に対する嫌な思いを軽減させ、「処置は先生といっしょに協力してやることなのだ」「処置に主体的に参加することは、早く治すために必要なことなのだ」と、子どもの処置に対する認識を変え、主体性を育む時間にすることができます。

処置体験と振り返り

…▶ 処置体験を子どもと振り返り、そのときの思いや気持ちを理解して、次の処置に生かす

処置が終わって、子どもが泣き疲れていたり、茫然自失のように無表情になっていることはありませんか。例えば、手術後の処置で、創部の包帯交換以外に、胃管の抜去、ドレーンの抜去、バルーンカテーテルの抜去などを一度にすべて行った場合、泣いたり叫んだり苦痛を訴える間もなくすべての処置が行われていったことにより、子どもはいわば放心状態になってしまっているのです。これらは、"痛いことをされた"という受け身だけの処置体験や苦痛となり、医療者への怒りや不信感を招いてしまう原因となります。処置中や処置後の子どもの反応をそのままにすることは、次回の処置に対して大きな影響を与えてしまうため、十分な注意とその後のケアが必要です。

例えば、痛みで大泣きしていた子どものがんばりを十分にほめて認めてあげなければ、子どもは「泣いた自分が弱く、だめだった」と思い、自己を肯定できません。抜糸がすべて終わったのに、また次回も同じような痛みや苦痛を伴うと思ってしまうかもしれません。

そのため、処置が終わったら、処置中の子ど

ものがんばりをほめ、認めることはもちろんですが、そのほかに、子どもといっしょに処置体験を振り返ることが、プリパレーションにおける一連の過程の中で大切な支援になります。処置中のどのような場面でどう感じたのか、何が嫌だったのか、処置中に驚いたり、不快だったりしたことはあるか、などを確認しましょう。いっしょに話をし、そのときの思いを表出させながら、子どもの抱えた思いを受け止めていくことで、子どもの処置体験に対するコーピングを支援します。また、子どもの反応や話の中から、次回の処置のために追加や訂正の必要な情報がないか、変更すべきやり方があるかなどを子どもといっしょに検討します。

（ 普段と異なる処置 ）

···▶ 普段と異なる処置の場合は、プリパレーションを行い、子どもの不安を軽減して、理解と協力を得る

　包帯交換の際、消毒だけであれば、慣れていくことでその処置を嫌がらなくなることもあるでしょう。消毒液がしみることだけが嫌な場合もあります。子どもが処置手順をおぼえていけば、次に行われることへの心の準備ができるため、子どもの処置への精神的な負担は軽減するでしょう。

　しかしながら、抜糸やドレーン抜去など変化を伴う処置がある場合、それまでは慣れていた処置であっても、子どもが急に嫌がりだすことがあります。処置中の医療者の会話の中で、「明日には抜糸とドレーンの抜去をするかもしれない」ということを子どもが聞いていたり、「もうそろそろ痛い思いをするかもしれない」と思っていたりするからです。そのような中では、子どもはいつ痛いことが始まるかと不安な思いを抱えています。医療者が「いつもと同じだよ」

「消毒だよ」というような声かけをしながらその日の処置を行っても、子どもの安心にはつながりません。抜糸やドレーン抜去は、消毒後にこっそりとやれば気づかないという処置ではありませんし、ましてや、痛みや苦痛が伴うため、"普段と同じ消毒処置"ということにもなりません。

　普段と異なる処置を行うのであれば、事前に子どもに説明して、それがどのようなもので、どうするのかを子ども自身が知っておく必要があります。抜糸や各種ライン類の抜去時のさまざまな危険を避けるためにも、子どもの理解や協力が一番重要なことといえるでしょう。

（ 処置回数 ）

···▶ 残りの処置回数や見通しがわかれば、子どもが処置に取り組む支えになる

　処置中の子どもの反応や様子で、いままではずっと協力的だったのに、なぜかぐずるようになってきたと感じたり、いままではできていたのに、急にどうしたのだろうか、と医療者がとまどうことがあると思います。「あと何回この処置を体験すれば終わるのだろうか」「あとどれだけがんばらなければいけないのだろうか」「もうちょっとだけならがんばれるけど……」といった思いを、子どもは抱いているかもしれません。

　予想される残りの処置回数や見通しがわかれば、子どもなりに、「あと○回ぐらいは平気！」「あと○回ならやってやる！」と思えるものです。先が見えず、あと何日間この苦痛な思いをすればよいのかがわからなければ、せっかくの主体的な姿勢や意識も弱められてしまいます。そのためにも、子どもに処置回数やおおよその残りの処置回数を適宜伝えることが、前向きに取り組み続ける支えになることもあります。

処置の際の声かけ

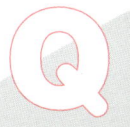 処置の際に医療者全員で子どもに声をかけているのですが、ますます泣いてしまいます。子どもにどのように声かけをすればよいのでしょうか。

（ 上手な声かけとは ）

（1）ほめることと気持ちを代弁すること

…▶ 子どもの処置中の行動や反応に対して、一つひとつほめて肯定し、気持ちを代弁しながら、子どもの思いや苦痛を理解していることを伝える

　処置中に痛みや苦痛で泣くことは、子どもにとって、いろいろな感情を心の中にため込まず表出する手段であり、とても大切なことです。処置中に泣かないことが、その子がえらいわけでも、強いということでもないのです。

　プリパレーションの際に、子どもと処置中に動かないことを約束していて、痛みや苦痛で泣きながらも、じっと動かないでいたのであれば、それは称賛に値することです。そのため、子どもが泣いていたとしても、痛ければ痛いと言って泣いてもよいこと、動かないでじっとできていることをほめる声かけを多くするようにします。「じっとできていて、えらいね」「泣いてもいいよ、痛いんだもんね」などとほめながらも、子どもの体験しているであろう気持ちを代弁してあげましょう。

（2）処置の進行具合を伝える

…▶ 行われている処置の手順や流れ、経過を、一つずつ子どもに説明していく

　処置の経過と終わりまでの流れがわかるように、「次はテープを剥がすよ」「次に○○をしたらおしまいだからね」などと声かけをしながら、プリパレーションをしたときの順序を子どもの頭に思い起こさせることが必要です。プリパレーションどおりに実施されていることがわかれば、子どもは次に何をされるか予期できます。子どもの理解の確認の意味でも、処置の手順や流れをそのつど声かけすることが大切です。

（3）声かけの姿勢

…▶ 子どもの視線に合わせ、のぞき込んだり、見下ろしたりしない

　みなさんの施設では、多くの医療者が子どもをのぞき込む形で声かけしていませんか？　一度試しに、ベッドに臥床して、多くのスタッフに上からのぞき込まれるという体験学習をしてみてください。きっと子どもの気持ちがわかり、そのときの思いや感情を知ることができると思います。

　臥床している子どもにとって、医療者に上か

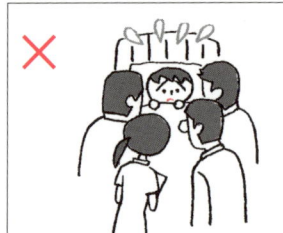
〈子どもの目から見える光景〉
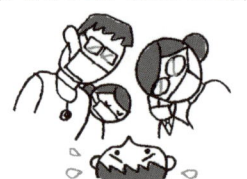
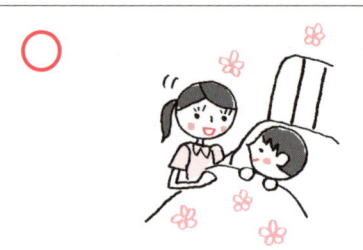

上から大勢にのぞき込まれていると不安を感じる

子ども目線にしゃがむ。上から見下ろされたり、囲む人が少ない

図 5-2-1 ● 声かけの際の姿勢

らのぞき込まれたり、多くの顔が見えたりすることは、不安を感じます。よって声かけをする際は、椅子に座ったり、しゃがんだりして、処置ベッドと同じ高さまで顔の位置を低くして行うことが必要です（図5-2-1）。

（4）声のトーンと大きさ

···▶ **子どもに安心感を与えられるように、声のトーンを落とし、落ち着いて静かに伝える**

　処置室で子どもの泣き声とともに、医療者の大きな声が響きわたっていることはありませんか。子どもの泣き声やその大きさに伴い、子どもへの医療者の声かけもどんどん大きくなって、声のトーンもますます高く強くなってはいないでしょうか。

　子どもを泣きやませようと必死になるあまり、または、子どもに説き伏せるかのように、医療者の声が大きくなったり、声のトーンが高くなったりしてしまいがちです。しかし、それでは、子どもの気分や感情を余計に刺激してしまい、安心感を与えるための声かけにはなりません。子どもを少しでも落ち着かせたい、安心させたいと思えば、医療者の声の大きさとトーンを少し落としてみましょう。落ち着いて静かに伝えたり、そっとささやくようにしたり、子どものすぐそばで話をすることが必要です。

（5）声かけのタイミング

···▶ **一斉の声かけは逆効果であり、主に一人がリードを取りながら声かけを行う**

　大勢のスタッフが次々に同じような声かけをしてはいないでしょうか。医師が伝え、看護師が伝え、研修医が伝え、看護学生がまた伝え、など、同じようなことを矢継ぎ早に声かけされていると、子どもはどの人の言うことを聞いていればよいのか、わからなくなります。

　処置中に医療者の誰か一人がリードをとりながら、適宜、落ち着いた声で子どもに声かけを行うことが、安心感につながります。もし誰かが声かけをしていれば、他のスタッフはそれと同時に声かけするのをやめることが必要です。

　子どもが興奮していたり、泣いていたりするときは、周囲からの一斉の声かけは、子どもにとっては言葉ではなく、騒音でしかないのです。何を言われているのか正確には子どもの耳や頭の中に入りません。一斉に声かけをされると、何がなんだかわからなくなり、余計に困惑して、処置中の怖さを募らせることもあります。

（ **子どもの思いの確認** ）

···▶ **医療者のペースで処置を行わず、処置中の子どもの思いや訴えにも耳を傾ける**

医療者が子どもに声かけをするだけでなく、処置中の子どもの思いや考えを聞いたり、子どもが発言する機会を与えることも大切です。何が嫌で苦痛なのか、それらを緩和するために何ができるか、子ども自身から話を聞き、理解するという姿勢を示すことが必要です。

子どもが「ちょっとだけ待って！」と言うのは、ほんの少し処置中に休憩がほしいだけだったり、次の処置に移る前に、息を整えるためにひと呼吸おきたいだけかもしれません。医療者のペースだけで処置を行うのではなく、子どものペースや思いにも配慮することが、処置中の子どものがんばりを引き出すことになります。

言葉の使用における注意点

···❯ 子どもにとっての言葉の意味合いやとらえ方を考え、安易な表現に注意する

採血や点滴、注射など針を用いた処置の際に、「チックンだけがんばろう！」「チックンだけだから大丈夫だよ」というような言葉を用いたり、声かけをしたりしてはいないでしょうか。子どもにとって、"チックン"という言葉は、ほかの何よりも"痛み"をすぐに連想し、苦痛を増強させる言葉です。医療者の「チックン＝ほんの少しの痛み、採血だけ」というような意味合いは通じません。逆に、この"チックン"という言葉を発することで、子どもの恐怖や痛みの感覚を増強させて、泣かせてしまっているのです。子どもに「チックンだけと思っているなんてひどい！」とか、「この痛みや苦痛を理解してくれていない人」なのだと思わせてしまいます。"チックン"や"刺す"というような言葉は、子どもの前ではできる限り使用しないようにし、「採血するね」「点滴を入れるよ」というような表現を用いて針や穿刺を直接伝えたり、イメージしてしまうような言葉の表現は避けましょう。また、「赤ちゃんもやっているからがんばれるよね」「お兄ちゃんだもんね」というような言葉も、子どもに無理強いをしてしまったり、自尊心を傷つけたりしてしまいます（言葉の選択については、p.108 Part 4 ❸「説明時の言葉の選び方」参照）。

血管に針が入ったところで、医療者が"大事なところが終わった"という安堵感から言いがちな「痛いのは終わり」という言葉は、子どもにとって"痛いことがすべて終わった"という安心感の言葉にはなりません。その後も、子どもには、少し引っ張られたり、圧迫されたりするような感覚を伴うライン接続やテープ固定が続きます。「次はテープを貼るから、そのままじっとしていてね」などと声をかけていくことが必要です。

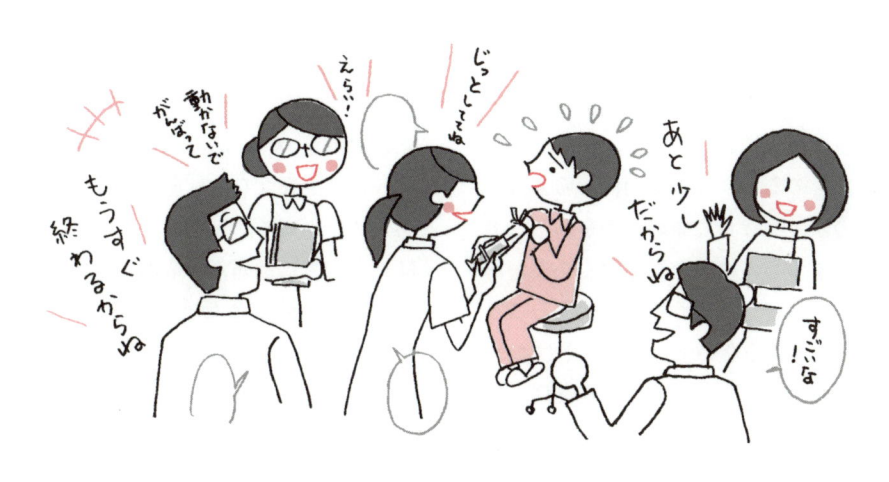

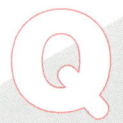

痛みを伴う検査や処置中の支援

Q 処置のとき、痛みを感じた瞬間に、泣いて暴れ始めてしまう子どもがいます。どのように支援すればよいのでしょうか。

痛みの有無

⋯▶痛みがあることとそのタイミングを、子どもにきちんと伝える

まず、ご質問の方は、その処置に痛みがあることを、子どもに事前に説明していたでしょうか。どんな子どもであっても、急に痛みを感じれば、驚いたり、痛みに耐えられず、泣いたり暴れ始めたりしてしまうのは無理もありません。医療者だけが痛みの瞬間をわかっていて、子どもが動くと思ってその動きを押さえようと構えている状況は多いと思われます。

「痛くないよ」と言われたのに、急に痛いことをされれば、子どもは医療者に裏切られた思いになり、その後は、どんな説明も言葉かけも信じることができなくなってしまいます。子どもにとって、その検査や処置に痛みがあるかどうかは、一番大事な情報なのです。よって、プリパレーションの際に、どの瞬間にどのような痛みがあるのか、どうして痛いのかを知ることで、痛みに対する心の準備をしておく必要があります。痛みの感じ方は人それぞれであることを伝えながら、「痛くない」といううそはつかないようにしましょう。そして、痛みを伴う処置を行う際には、動かないことの確認やその必

要性を伝えます。

実際に処置が始まったら、痛みを伴う直前には痛みを感じることを伝え、動かないでほしいことを再確認する必要があります。痛みを感じてその瞬間が終わったときは、一番痛い部分はもう終わったこと、動かないでよくがんばったことを伝えながら、痛みの苦痛の思いへの支持と、その子のがんばりを受容することが必要です。また、残る処置はどのようなことをするのかや、痛いことは終わったので、もう痛みは伴わないであろうことを伝え、子どもが「一番嫌な痛みの部分や、処置の大半をもう乗り越えられたんだ」と感じられるように伝えます。

予期せぬ痛み

⋯▶子どもにとっての痛みの認識や感覚は大人とは異なる

駆血帯をつけ、縛るだけでも、痛がる子どもはいます。なぜなら、腕の毛や皮膚が駆血帯に巻き込まれて痛かったり、縛られたりすることは、子どもには痛みでもあるからです。医療者が針の痛みのことだけを考え、「まだ針を刺していないから痛くないよ」という声かけをしても、その子にとってはすでに痛みの苦痛を味わっているのです。この場合は、衣類の袖の上か

ら駆血帯を巻くなどの工夫をすると、「これなら大丈夫」と痛がらないことも多いようです。また、ゴムではない駆血帯を使用するほうが、子どもの苦痛は軽減することもあります。

　その他の例では、血圧測定の際に、マンシェットを巻いて加圧することで、痛みを訴える子どもも多いようです。これも、医療者の考える「注射ではないから痛くない」という認識や、「血圧を測るだけだから痛くない」という説明では、子どもには通用しません。「きつくなるけど、すぐにゆるむよ」など、感覚を伝える必要があります。

　大人にとっての痛みの程度や内容と、子どものそれらは異なります。「痛くないよ」と言われていながら、その子にとっては痛いことであると、その後に続くであろう痛みへの恐怖は一気に増強します。そのため、何を言われても信じられなくなり、余計にパニックのようになってしまいます。予期せぬ痛みや感覚に対して、子どもが驚かないように配慮しましょう。

痛みの種類と程度

…▶子どもの痛みの感じ方や程度は、さまざまな要因に影響を受けることを理解する

　子どもにとって、痛みの感じ方やその程度は、その子の痛みの閾値やこれまでの経験によっても異なってきます。つねられた痛み、叩かれた痛み、引っかかれた痛み、殴られた痛み、刺された痛み、切った痛み、突き刺さるような痛み、擦れた痛み、しびれるような痛み、ピリピリする痛み、押される痛み、苦しい痛み、挟まれたような痛みなど、感じ方や表現もさまざまでしょう。うまく痛みを表現できない子どものそのときの表現が、どのレベルの痛みに相当するかを比較し、判断することが重要です。

　実際の身体的な痛みだけではなく、精神的な痛みを伴う場合は、痛みの感じ方や程度はそのときの子どもの心理状況によって異なります。痛みの閾値が変わり、前日に大丈夫であった痛みも、その日、そのときの子どもの様子や状況などで、感じ方や訴え方は変わってきます。昼寝をして起きたばかりだったり、お腹が空いていて機嫌が悪かったり、遊びの途中で検査・処置に呼ばれてしまったりなど、その検査や処置にどのような気分や思いで子どもが臨んでいるかによっても、子どもの反応は異なります。そのため、痛みの伴う検査・処置の場合は、子どもの気分や状況などをあらかじめ把握しておくことが大切です。

疼痛評価

…▶疼痛評価に用いるスケールと評価方法を理解し、継続して評価する

　子どもの痛みに対する強さや弱さ、閾値を知ることが重要です。その子どものいままでの痛みや苦痛体験を通して、事前に疼痛評価を行っておくことは、検査や処置時における子どもの反応に対する指標にもなります。

　子どもの疼痛評価に用いるスケールはさまざまなものがあります（図5-3-1）が、フェイススケール（Faces Rating Scale）や、ビジュアルアナログスケール（視覚的評価スケール：Visual Analog Scale；VAS）、口語的／数的評価スケール（Verbal／Numerical Rating Scale；NRS）での評価が一般的です。また、色の違いで痛みの強さを評価するもの（Color Analog Scale；CAS）や、グラスの中の量を痛みに例え、その量の多さで痛みを評価するGlasses Rating Scaleというものもあります。そのほかにも、CHEOPS（Children's Hospital Eastern Ontario Pain Scale）は、啼泣、顔貌、言葉、姿勢、上

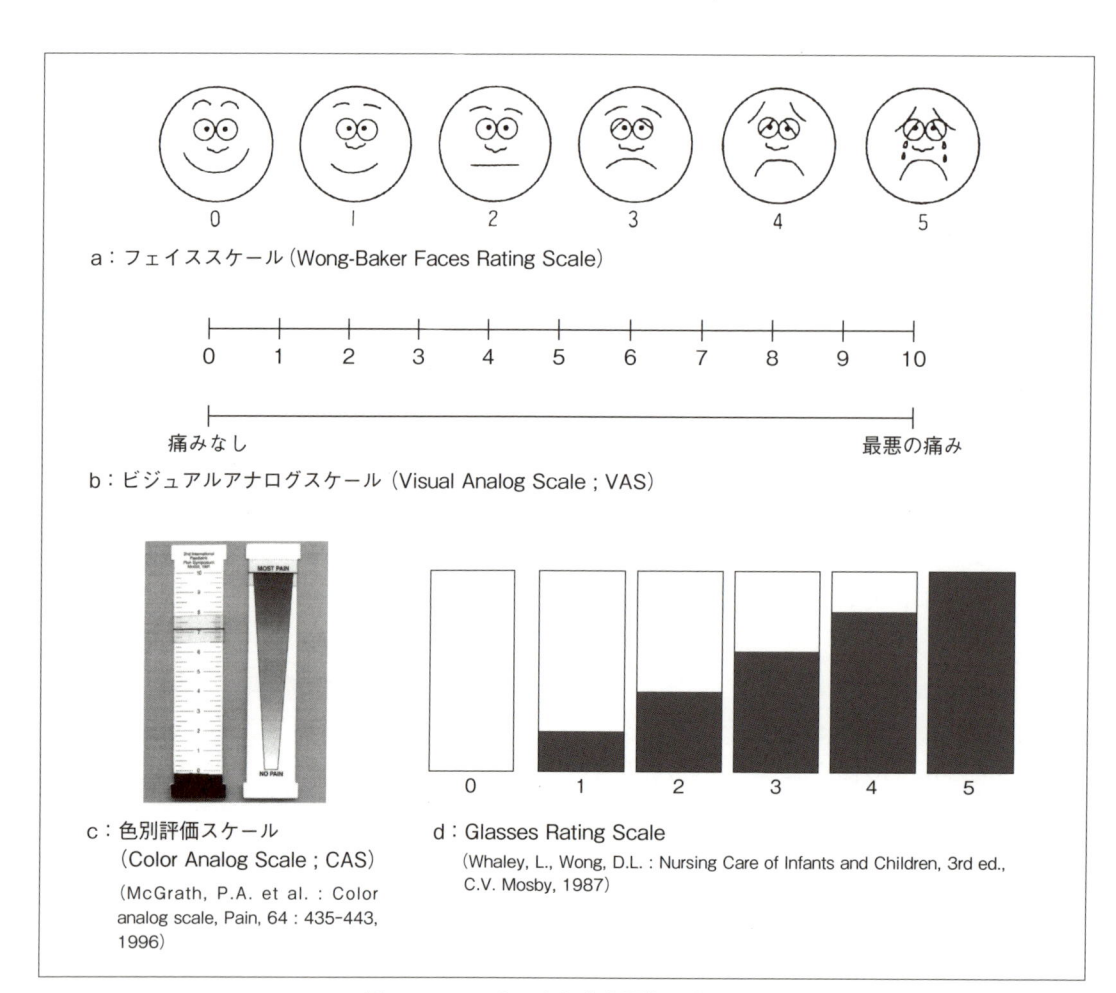

a：フェイススケール（Wong-Baker Faces Rating Scale）

b：ビジュアルアナログスケール（Visual Analog Scale；VAS）

c：色別評価スケール
（Color Analog Scale；CAS）
（McGrath, P.A. et al. : Color analog scale, Pain, 64 : 435-443, 1996）

d：Glasses Rating Scale
（Whaley, L., Wong, D.L. : Nursing Care of Infants and Children, 3rd ed., C.V. Mosby, 1987）

図5-3-1 ●いろいろな疼痛評価スケール

肢の動作、下肢の動作の6項目の行動様式を客観的に評価し、これらを点数化して比較していくもので、痛みをうまく言語化できない子どものための疼痛評価として使用します。FLACC（Face, Legs, Activity, Cry, Consolability）Scaleもまた、5つのカテゴリーで観察し、そのスコアを加算して評価していくものです。

まずは、疼痛を評価する医療者自身が、その評価方法を理解していることが重要です。そして、疼痛評価の意味や方法を子どもにわかりやすく説明し、実際の場面で評価できるように練習して、準備しておきます。どの医療者でも、同じように子どもに痛みの程度を確認でき、継続して評価できるようにする必要があります。その子どもだけに適した疼痛スケールの表や質問表を個別に作成して使用することも、効果的な場合があります。

また、子どもに、採血、点滴挿入時、予防接種、歯科治療の麻酔時などの過去の苦痛体験を思い出しながら比較してもらい、それらと今回の処置に伴うであろう痛みを比較検討して説明したり、これから体験するであろう痛みの程度を予期したりできるように使用することもあります。

疼痛緩和

┄➤痛みを伴う処置や検査の場合、薬理学的・非薬理学的な疼痛緩和方法をできる限り取り入れて実践する

(1) 疼痛緩和のための薬剤・製品

海外では、針穿刺に関連する処置の疼痛緩和のために、さまざまな取り組みが行われています。外用局所麻酔剤として、リドカイン・プロピトカイン配合剤であるエムラ®クリームやエムラ®パッチ（図5-3-2）、リドカイン・テトラカイン配合剤のシネラ®パッチといった塗付剤や貼付剤が使用されています。日本でも2012年1月から、エムラ®クリームを皮膚レーザー照射療法に用いることが承認されました。2015年6月には、注射針・静脈留置針穿刺時の疼痛緩和

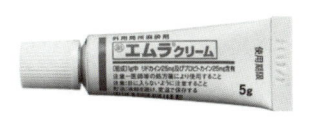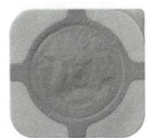

絶対に使ったほうがいいよ！

針が入ったのがわからなかった！

いつもなら（ペインスケールが）9とか10ぐらい痛いけど、使ったら0か1ぐらいだよ！

いつもは痛いのは4だけど、2ぐらいになった！

少しは痛かったよ。でも使わないよりは使ったほうがいい！

エムラ様さまだよ！

ほんとだー！痛くない！

採血のときは別にいいけど、点滴のときは使ってもらう！

図5-3-2 ● エムラ®クリームとパッチおよび使用した子どもの感想

の効能・効果と小児に対する用法・用量の追加が承認され、エムラ®クリームが小児でも使用できるようになりました。その後、2017年11月からエムラ®パッチも使用できるようになりました（表5-3-1）。

採血や点滴挿入の前にエムラ®クリームやパッチを使用することで、針挿入時の鋭い痛みと苦痛を緩和できます。エムラ®クリームとパッチの使用方法を図5-3-3に示します。エムラ®クリームやパッチは、子どもたちから「痛みをなくすマジッククリーム」と言われており、採血や点滴の挿入を嫌がったり、泣き叫んだりすることが少なくなり、処置への協力が見られるようになってきました。3歳の子どもでも「本当だ、痛くない！」と驚いたり、針が入ったことに気づかなかったりします。外来受診時は、家でエムラ®クリームを塗ってから病院に来たり、採血の時間までに塗付して待っていたりすることも可能です。

アメリカではこのほかにも、J-Tip®：Needle Free Injection Systemという針を用いずに経皮的に局所麻酔剤を注入するデバイスもあります。また、Buzzy®という皮膚に冷却と振動を与えて痛みを緩和する方法（図5-3-4）や、Gebauer's Pain Ease®という冷却スプレーを用いて、緊急の場面であっても針穿刺の痛みを緩和する方法が行われています。日本でもさまざまな疼痛緩和のための薬剤や製品が子ども向け

表 5-3-1 ● エムラ®クリームとパッチの使用場面

- ●採血時：特に初回時や苦痛体験のあとに
- ●点滴挿入時：特に初回時や苦痛体験のあとに
- ●腰椎穿刺・骨髄穿刺時
- ●髄注時
- ●局所麻酔時（生検前）
- ●PICC、グローションカテーテル挿入時
- ●ポートアクセスの穿刺時
- ●自己注射導入・指導開始時
- ●針恐怖や注射嫌いの子どもに
- ●頻回に採血や点滴が必要な子どもに

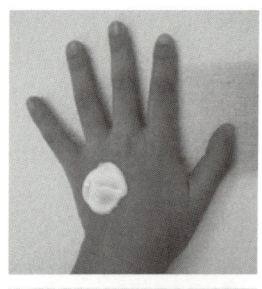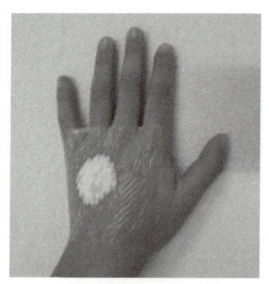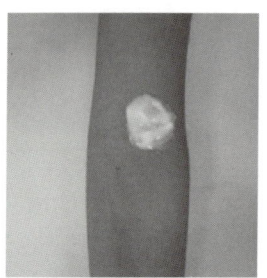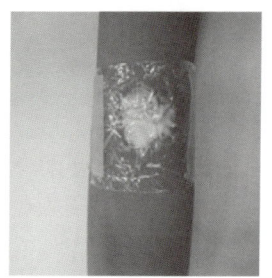

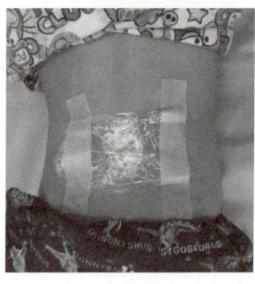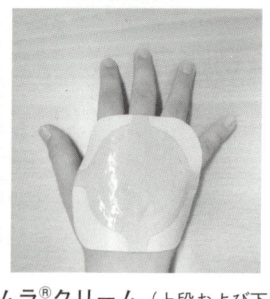

[手背部、前腕部等へのクリーム塗付方法]
①レーザー照射または注射針・静脈留置針穿刺予定部位に本剤を10cm²あたり1gを目安に塗付する
②ポリエチレンフィルムまたはフィルムドレッシング材（透明なフィルム等で、密封状態を保つもの）等で密封し、そのまま規定時間密封状態を保つ

(エムラ®クリーム適正使用ガイド，佐藤製薬株式会社)

図 5-3-3 ● エムラ®クリーム（上段および下段左）**とエムラ®パッチ**（下段右）**の使用例**

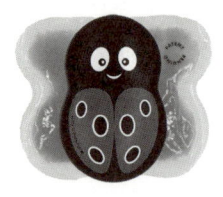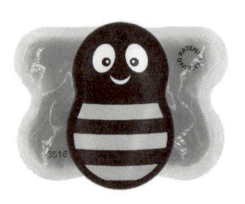

羽の部分が冷却材になっていて、皮膚に冷却と振動を与えて痛みを緩和する

図 5-3-4 ● 疼痛緩和のための製品例：Buzzy®

に利用できるようになればよいと思います。

（2）温罨法

採血や点滴が困難で、何度も挿入が必要だったり、いつも痛みが強く伴ったりする場合は、腕を温タオルで温めたり、洗面器にお湯を入れて手浴することをお勧めします。その子どもの好きな香りや色の沐浴剤を入れて、温めながら血管拡張を促すとともに、リラックス効果で緊張を緩和します。手を温めながらいっしょに話をすることで、「これから採血や点滴をいっしょにがんばろう」という思いを引き出すことにも効果的です。処置をしながら、家でのお風呂の話をしたり、手に残る香りから、子どもの好きなにおいやものなどに話題を移したりすることもできます。

（3）深呼吸法

深呼吸法は、痛みを感じている間に用いると効果的なコーピング技法で、慢性的な痛みと急性の痛みの両方に効果があります。子どもでは、特に針穿刺の痛みに対して深呼吸を促すことで、疼痛緩和や処置への協力につながります。

深呼吸を理解できない子どもにとって、シャボン玉や風車（図5-3-5）などの吹く玩具を使うことは、息を吸って吐くことを容易にし、深呼吸をすることに集中させるうえでも効果的です。深呼吸がまだ理解できない子どもには、誕生日ケーキのろうそくを吹き消すイメージで促すと、上手に息を吹いて吐こうとします。

処置前に練習をしておくと、実際の場面で役立ちます。練習どおりにできていることや、深呼吸をしてくれていることで血管がよく見えること、血管が拡張して採血しやすいことなど、子どもの処置への協力や努力を支持することができます。

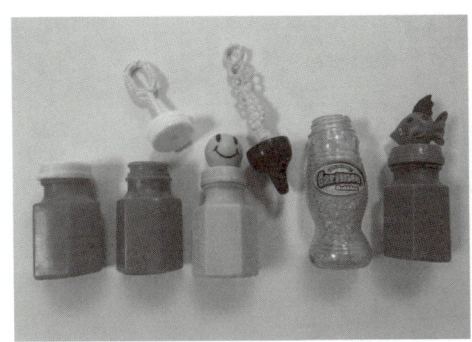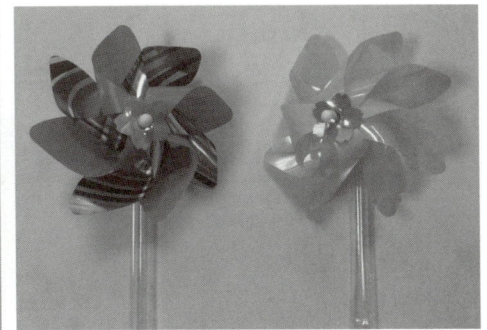

図 5-3-5 ● シャボン玉や風車など、深呼吸法で用いる吹く玩具

（4）ディストラクション

p.130「（3）ディストラクション技法」の方法を実践します。

（5）家族からの精神的な支援

子どもにとって、親やきょうだいを含めた家族からの精神的な支援は、ほかの何にも勝るものです。検査や処置を受けるにあたり、家族からの声かけや励ましは、ほかの誰からの声かけよりも大きな力になります。処置室や検査室に親がいっしょに入れない場合には、部屋に入る前にハイタッチをしたり、ギュッと抱きしめて、がんばってくるように伝えたり、外で待っていることや応援していることを伝えられると、子どもにとっては大きな支えになるでしょう。検査や処置中に、親に子どもの頭をなでてもらったり、体や痛いところを擦ってもらったり、トントンをしてもらったり、手を握っていてもらったり、抱っこをしてもらったりすることは、子どもに一番の安心感を与えられます。

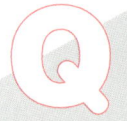

子どもが部屋で一人になる検査・治療の支援

Q 子どもが部屋で一人にならなければならない検査・治療では、どのような支援ができるでしょうか。

子どもの孤独感を軽減する説明

⋯▶ 検査室や治療室内にいる子どもに、操作室からのやりとりができることと、その方法を伝える

検査室や治療室内では誰も子どものそばには付き添えず、その子が一人になるということを子どもに必ず事前に説明し、その検査や治療手順などを含めたプリパレーションが確実に行われている必要があります。

子どもが部屋で一人になる際に、何かあった場合にはどのようにしたらよいのか、どう伝えればよいのか、可能な対処方法を伝えておくことで、子どもに検査中の安心感を与えることができます。例えば、途中でトイレに行きたくなってしまったときに声を出してよいのか、少しならば動いても大丈夫なのか、といったことです。それがわからないままであれば、子どもはとまどい、最後まで排尿をがまんしながらギリギリまで一人で耐えているかもしれません。検査中でも、検査室内からの声は操作室内に聞こえるため、何かあれば声を出して伝えればよいことさえわかっていれば、「自分の声は外にいる医療者に届いていて、声を聞いていてもらえている」という安心感を抱きながら検査や治療を受けることができます。

カメラ映像で検査室内や検査機器内の様子がモニタリングできるのであれば、子どもにどこにカメラがついているかを教え、カメラが子どもの様子を映し出すので、操作室内でも見えているから大丈夫だと説明することも必要です。また、検査が終わるまで、親はどこで待っているかを伝えておくようにしましょう。

検査室内の環境整備

⋯▶ 検査室内の照明やスタッフの人数など、医療環境を整備する

子どもにとって、見ず知らずの検査室の暗い部屋に急に入ることは、不安や恐怖になります。室内の照明の明るさなどは、子どもの様子や状況に応じて調整できるように依頼しておくことが大切です。電気を消さないといけない場合には、子どもが入室して臥床し、検査の準備ができるまでは点灯しておき、必要になってから消灯するなどの配慮が必要です。

また、消灯する前には、必ず暗くすることを子どもに伝えるようにします。暗い環境が嫌いな子どもには、天井に映し出すプロジェクターを利用したり、簡単な映写機で天井に映像を映し出して音楽とともに眠りにいざなう「おやす

みホームシアター」といった製品などを使用することも、子どもの安心感につながります。

処置室だけでなく、検査室の医療環境においても、医療資材はできる限り子どもに見えないように工夫します。造影剤を投与するために準備していた注射器や針が見えてしまうだけでも、子どもの不安や恐怖は増強します。実際にその子の検査や治療には使用しないのに、子どもが見えるような近くに置いてあれば、「注射される！」「針を使うの?!」と驚いて、余計な恐怖心を抱かせてしまうでしょう。

検査室内にいるスタッフの数が多いときや、実習生や研修生などが見学する際にも、子どもへの配慮が必要です。大勢の大人やスタッフが検査室内にいると、それだけでも子どもが入室する際に威圧感を感じたり、余計な不安を募らせたりしてしまいます。そのため、一度に多くの学生などが見学する場合は、子どもが入室して準備が整うまでは操作室に待機してもらうか、子どもの視線にあまり入らない位置で見学してもらうような配慮が必要でしょう。

（ 操作室についての説明 ）

···> 検査室と操作室との位置関係ややりとりの方法を説明し、子どもの不安を軽減する

検査室内で子どもが一人になった際に、医療者はどこにいるのか、どうしているのかを説明しておくことが大切です。「自分一人を置いて、みんながどこかに行ってしまわないか」と不安になる子どもに対し、検査室の中には誰もいられないけれども、必ず近くにいること、声は聞こえていること、カメラの画像でも見えていることなどを伝えるだけでも、子どもにとっては安心になります。

検査を開始する前に、操作室の窓の位置を教えたり、実際に操作室から医療者が顔を見せたりと、子どもの視線から医療者が見える場所やその様子を見せて教えることも、容易に安心につなげられる方法です。操作室のマイクを通して子どもと会話ができる場合には、どのように声が聞こえ、どうやって会話ができるかを実際に試してみることも、子どもの不安軽減につながります（図5-4-1）。

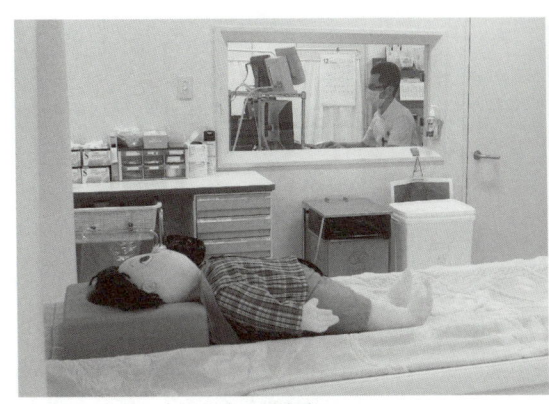

子どもから見える操作室と医療者

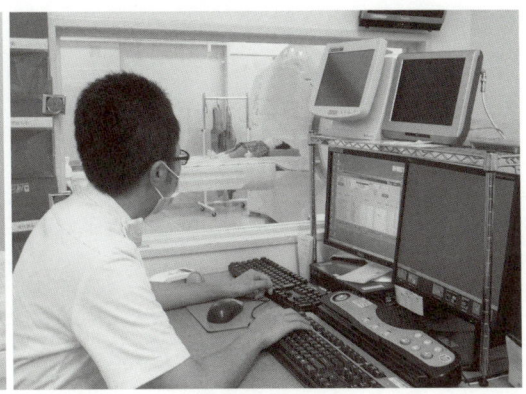

操作室の医療者から見える子ども

図 5-4-1 ● 操作室

音楽の利用

···▶ **子どもが検査室内で孤独にならないよう、安心してリラックスできる音楽をかける**

検査室内の静けさの中で、子どもが一人孤独にならないように、安心してリラックスできるような曲をかけるようにしましょう。子どもの好きな曲やオルゴール曲、森や海のような自然の音が聞こえるものでもよいでしょう。検査や体動制限の苦痛などから、聴こえてくる音楽に意識や関心を転換することにつながります。

ただし、少しでも動きや振動があってはならない検査・治療の場合は、曲の選択に注意が必要です。子どもに、曲を聴いているだけで、いっしょに口ずさんだり、歌ったり振り付けしてはいけないと説明し、約束しておきます。

曲の音量に関しては、大きすぎず、小さすぎずにする必要があります。音楽は子どもの安心とリラックスのために用いるのであり、興奮や音刺激となるような音量では意味がありません。事前に音量を子どもと確認してから検査を開始する必要があります。

音楽は曲の長さや曲順によって、検査の予定時間や残りの時間の感覚を子どもに教えることにも利用できます。例えば、放射線治療の場合には、放射線照射のプリパレーションを行う際に、あらかじめ照射中に聴く曲を用いながら練習することで、臥床していなければならない時間的な感覚を子どもに教えることができます。実際の照射でも、"○○の曲のときには半分ぐらいであり、△△の曲で終わる"というような予測ができるようになり、時計がなくても照射時間とその終わりを認識できるようになります。

検査中の支援

···▶ **検査中の子どもの安心感につながるものや遊びを取り入れる**

子どものお気に入りの人形や小物など、子どもの安心になるものは検査室まで持参させてあげましょう。検査室内にそのまま持って入ったり、子どものそばに置いておいたりできるようにして、できる限り子どもが手に握り、安心感を得ながら検査が行えるようにします。

汚染の危険性がある場合は、子どもが手にする場所以外をビニールで覆って保護します。スタッフや親がいっしょでなくても、大切な人形がいっしょであれば子どもは「自分一人ではない」と認識し、人形は検査中の強力なサポーターになってくれるでしょう。

検査室内で可能であれば、子どもから見える位置の壁や棚に、子どもの好きな絵や写真などを貼ったり飾ったりしておきましょう。操作室のマイクを利用して、大きめのパズルやパネルで、絵の位置当て遊びなどを行うこともできるでしょう。また、画用紙に大きく絵を描いた手づくりの間違い探しを作成して、検査・治療中の子どもから見える位置に貼り、子どもが動くことなく視線だけを移して行えるように練習し、操作室のマイクを介していっしょに遊びながら検査・治療を行うこともできます。

イマジネーションといった空想が得意で想像力が豊かな子どもであれば、子どもの空想の中で、好きな場所に行ったり、好きなことで遊んでいたりなどをイメージさせることも効果的です。

最近では、医療機器に備え付けの誤作動を起こさないDVD鑑賞ゴーグルが使用できる施設もあり、好きなDVDを見ながら、じっと動かずに検査を終了することもできるようです。

限られた時間内での
かかわり

> **Q** 救命救急センターに勤務しています。すぐに検査・処置を開始しなければならないので、子どもに時間をかけて配慮を行うことができません。どうすればよいのでしょうか。

外来や救急のような、急な検査や処置が必要とされる状況においては、子どもにとっては何がなんだかわからない状況です。高熱や腹痛、骨折などさまざまな身体的・精神的苦痛が伴っている場合には、子どもは医療者にすべてを委ねている状況でしょう。そのような急を要する検査や処置の場合は、子どもに説明をする時間がなかったり、間に合わなかったりすることもあるかもしれません。

緊急の場面では、子どもにじっくりとプリパレーションの一連の過程をすべて行うことは難しいかもしれませんが、そのような状況下だからこそ、子どもが抱えている不安や恐怖心は強いのです。そのため、この子がこれから何を見聞きし、いまから何が行われようとしているのかを、そのつど、子どもに一つずつていねいに伝える必要があります。その際の注意事項としては、Part 5 ❶〜❹の中で説明してきた内容すべてをできる限り考慮した、落ち着いたかかわりが大切になります。常日頃から子どもへの配慮と心がけを忘れず、整備しておくことが大切です。

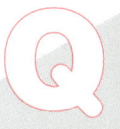

医療者のプリパレーションに対する共通認識

⋯➤ 子どもへのプリパレーションの必要性を医療者が共通認識し、理解を得る

必要な処置として、点滴挿入が急いで行われようとしている場合、みなさんの施設では、子どもにどのような対応をしているでしょうか。子どもの手を勝手に触って血管を探し出し、針を挿入するときに「痛いから動かないでね！」と子どもに声かけするのでは、点滴が初めての子どもにとっては、急に針を目にして「何をされるのか」と驚き、手を動かしたり、パニックになって泣き叫んだり、暴れ出すことになるでしょう。

そのようなことにならないためにも、子どもへのプリパレーションの必要性を医療者が共通認識していることが重要なポイントです。病状的に少し待てるのであれば、医師と相談して、子どもへの説明と心の準備のために、ほんの数分だけでも時間をとれるように調整を行います。

一つの処置が終わり、次にCTやMRIなどの撮影検査に向かう場合は、次の検査に向かうまでの時間や移動している最中、検査準備を行う

までの間を、子どもに説明する時間に当てることもできます。重要なのは、そのような数分をいかにその子どものために使うか、タイミングを図れるかです。

　検査室でも、診療放射線技師が子どもに随時声かけや説明をしながら検査を進めることで、子どもは検査手順を再確認しながら、安心して検査準備や協力をすることができます。医療者間の認識や理解を変えるための日々の連携や検討も必要になるでしょう。

（　子どもへの対応　）

（1）子どもへの説明と声かけ

> ⋯▶ 検査や処置の手順や流れなどをそのつど子どもに伝えて、確認をとりながら行う

　たとえ時間がないとしても、例えば「○○ちゃんの気持ちが悪いのを治すからね」「そのために、いまから手に点滴というものをするよ」「何をするか、一つひとつお話しながらやるからね」「まずは腕を触るね」などと、随時、点滴挿入の手順を説明しながら、処置を行うことはできます。

（2）行動制限の確認

> ⋯▶ 子どもに検査や処置中に行ってはいけない行動の確認を行い、危険性の理解を促す

　緊急で検査や処置を行わなければならない場合、その子どもに対して、検査や処置中に絶対に行ってはならないこと（行動制限）の確認を必ず行います。検査や処置の途中で動いたり、蹴ったり、暴れたりすることがどれだけ危ないことなのか、また、そのような行動が、どれだけ検査や処置の妨げになるのかや、やり直しに

なってしまうと余計な苦痛が増える可能性があることも説明します。そして、子どもの理解と協力が必要であること、いっしょに協力して行ってほしいことを伝える必要があります。

（3）検査・処置中の体位・姿勢

> ⋯▶ 子どもに検査や処置中の適切な体位や姿勢を説明し、視覚的にイメージしやすいものを準備する

　検査や処置中の体位として、どのような姿勢を保持してほしいのか、本人はどうすればよいのかを子どもに説明します。うまくできているのであれば、そのことを伝えて、ほめてあげましょう。体位の見本となる写真や人形を準備しておき、実際に見せて示すことも、子どもにとって理解が容易になります。

　各種検査や処置の様子や流れがわかるように、実際に子ども（または人形）が検査をしている様子を写真に撮っておき、ピクチャーブックとしてまとめておくなど、子どもが視覚的に見ることで容易にイメージできるようなものを事前に準備しておくことも、緊急の場合のプリパレーションに適しています（図5-5-1）。

（4）子どもからの取引

> ⋯▶ 子どもからの取引や交換条件には応じない

　検査や処置を行ううえで、子どもが出すさまざまな取引に応じないことも、ときには必要です。もし子どもが「その処置を開始するのに5分だけ待ってほしい」と医療者にお願いをしたとします。そこで5分待ち、いざその処置を開始しようとしたときに、子どもが再度、別の条件を出してきた場合には、その取引には応じないようにすることが必要です。子どもの希望をすでに受け入れてのことであり、時間をかけて

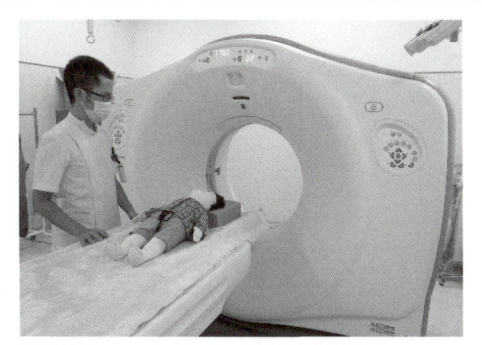

①「検査ベッドに寝て、そのまま動かないでいて
ね」

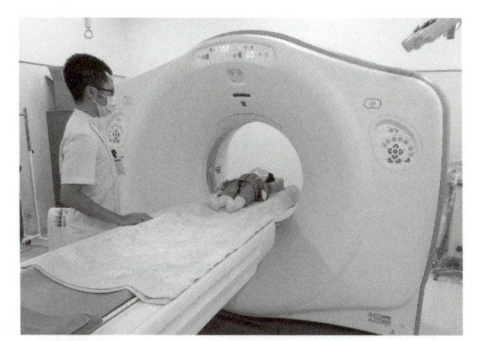

②「検査ベッドが動いて輪の中に入るよ」

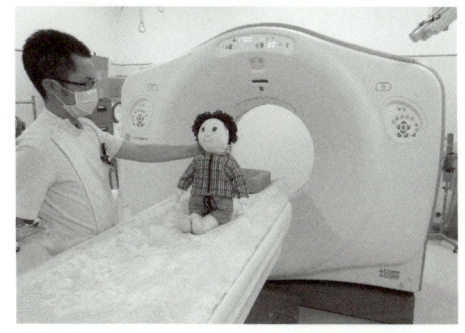

③「写真が撮れたら、検査ベッドが元の場所に戻
って終わりだよ」

図 5-5-1●CT 検査の流れ（ピクチャーブック）

後回しにしてもやらなければならないこと、嫌
でも必要なことであることを確認します。子ど
もが覚悟を決めたり、気持ちを切り替えられる
ようにかかわることが重要です。

（ 検査・処置後のかかわり ）

⋯▶ 検査・処置後の子どもの思いに寄り添い、体験したことの認識を確認する

　急を要したさまざまな処置のあとに、子ども
が茫然自失状態で、ベッドの上で静かに座って
いたり、一点を見つめていたりすることはあり
ませんか。目に涙をうっすらためていたり、泣
くのをこらえてがまんしていたり、医療者への
怒りをあらわにしていることもあるかもしれま
せん。

　子どもに、「医療者に急に襲われた」「無理や
りやられた」「痛いことをされた」というような、
医療体験への否定的な思いや考えを抱かせた
り、トラウマ体験として記憶に残させたりしな
いことが大切です。そのためにも、検査や処置
後には、必ずその子どもの思いに寄り添い、が
んばりをほめて認めるかかわりと、そのための
時間が重要になります。

　子どもの気持ちが少し落ち着いたところで、
検査・処置の状況や、この検査や処置を行えた
ことでなんの病気かがわかったこと、治療法や
使用すべき薬剤を決められたこと、現在の苦痛
の緩和につながることなどを、必ず伝えるよう
にしましょう。これらのかかわりを通して、子
どもと医療者との関係性を再構築し、信頼を取
り戻す機会にもなります。

　その処置が、子どもにとって苦痛体験になっ
ていたならば、次に同じ処置を行う際には、初
回以上の拒否反応を示すことがあるでしょう。
このような拒否反応を減らすためにも、子ども
の体験記憶とそのときの思いを確認する必要が
あります。そして、初回の医療体験時の状況や
子どもの反応などから、再度子どもといっしょ
に検討して、次の処置体験への心の準備につな
げていかなければなりません。

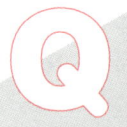

親の処置参加

Q 親が処置に入ることを希望しています。当院では処置を行う際に、親に外で待っていてもらう方針なのですが、子どもと親にどのように伝えればよいでしょうか。あるいは、親には処置に参加してもらったほうがよいのでしょうか。

子どもへの対応

···▶ 子どもに自己決定権や選択権を与え、子どもの意思や希望に沿えるように対応する

　子どもの処置の際に、処置室の入口まで、親がいっしょに付き添いながら来ることは多いでしょう。しかし、処置室に入ってベッドに寝たら、親は外に出なければならないということが、小児医療現場においてはまだ多いのではないでしょうか。「お父さん、お母さんにいっしょにいてほしい」「いっしょにいてくれないと嫌だ」と泣き続けている子どもを残して処置室から出ることは、親にとっては余計につらく困難なことです。子どもにも、「こんなときにお父さん、お母さんは助けてくれない」という思いや、「なんでお父さん、お母さんを追い出すのか」というような医療者への怒りや不信感など、親と医療者の双方に対するさまざまな思いや感情を抱かせてしまいます。

　すべての処置において、子どもが親を必要としているのであれば、処置の際に親に参加してもらい、子どもの支援を行ってもらうことは重要です。しかし、親の処置参加を取り入れることができない場合も多いでしょう。その場合は、処置室に向かう際に、あらかじめ子どもにその旨を伝え、処置が終わったら必ず親に会えること、親は部屋で待っていてくれる、または、処置室のドアの外にいるなど、親が処置の間にどうしているかを伝えるようにします。そして、「処置が終わったら、お母さんにがんばったことを伝えられるようにしようね」と言ったり、"親から離れていても、スタッフがいっしょにいる"という安心感を与えられるようなコミュニケーションを図ることが大切です。おもちゃを見せたり、絵本を読み始めたりすることで、子どもの意識や関心を処置からほかのことに向けられるようにしましょう。

　親が処置に同伴できる施設の場合でも、いつも必ず親に同伴してもらうのではなく、処置の間に親がいっしょにいてくれたほうがよいのか、親はいなくてもよいのか、いっしょにいないほうががんばれるのかなどを子ども自身に確認して、子ども自身で選択し、決めることができるようにすることが必要です。これは、子どもがその処置の中での主体であり、自己決定や選択ができるということを認識させることにつながります。「自分のがんばった姿を、処置室

から出たときに親に見せたい」という思いを抱く子どももいます。「がんばる」と約束したのに、泣いている姿を見せたくないという思いを抱いているかもしれません。その子がどうしたいのかを優先すること、その思いを支え、子どもの意向を受け入れた対応ができることが重要です。

（　処置に付き添いたいと言う　）
親への対応

…▶ 処置に付き添いたいと思う親の心情に寄り添い、子どもの思いを代弁したり、処置後に親役割を担ってもらう

処置室で親が付き添えるように、医療者間でも、その意味や効果を検討することが必要でしょう。しかし、処置室での付き添いが現時点で無理なのであれば、その旨を誠意をもって親に説明し、理解してもらえるような配慮が必要です。

処置室に親は入れないことを、「処置室から出ることが当たり前だ」というような態度や言動で医療者が伝えれば、親の心情を傷つけ、余計な心配や怒りのような感情を抱かせてしまうだけです。処置に付き添いたいと思う親の心情に寄り添いながら、"大切なお子さんを医療者がお預かりする"こと、"処置中の苦痛の緩和を図りながら、担当する医療者全員が、お子さんに誠意をもって対応する"ことがうまく伝わるようにできれば、処置室の外で家族がイライラしていたり、激怒したりするようなこともなくなるでしょう。また、処置に時間がかかっている場合は、看護師が処置の途中でも、外で待っている家族に子どもの様子や状況を必ず伝え、処置にかかる残りの時間などを適宜声かけや確認していくことで、家族の不安が安心と安堵になります。

一方、子ども自身は「一人で処置室に入れる」と思っているにもかかわらず、親だけが「処置に付き添いたい」と強く希望するケースもあります。例えば、子どもに処置のプリパレーションを行って、子どもの十分な理解とよい反応が得られ、子どもが「親はいっしょでなくてもよい」と言っているのに、親のほうが何度も子どもに付き添いの意思を確認する場合です。子どもにとっては、「一人でできそう」「これぐらいならばがんばれそう」という思いや、逆に、「処置を一人でもがんばれた姿を親に見せたい」という自立心の表れでもあるのですが、親自身が不安で、「子どもがかわいそう」という思いが強く、子どもから離れられないのです。このようなときには、親に、子どもの気持ちや思いをうまく代弁し、がんばった子どもを処置後にたくさんほめてあげてほしいこと、処置のあとで十分に親役割を担ってもらいたいこと、などを説明するとよいでしょう（図5-6-1）。

（　親が処置に参加する際の注意点　）

（1）親へのプリパレーション

…▶ 親自身にも処置のプリパレーションを行う

親がいっしょに処置に参加して、親のほうが処置を見ながら泣いていたり、血液を見て痛みをイメージしてしまい、気分が悪くなってしまったり、子どもがかわいそうで不憫に思うあまり、ショックで倒れそうになってしまっては、子どもは安心感や親からの精神的な支援を得られません。

一方、処置中に親が何をすればよいのか、何ができるのかがわからず、そばでただ不安そうに立っているだけでは、子どもは「親がそばにいるのに何もしてくれない」という思いを抱いてしまうかもしれません。あるいは、「ちゃんとやりなさい！」と親が子どもを叱ったり、押

（処置室前でのやりとりの例）

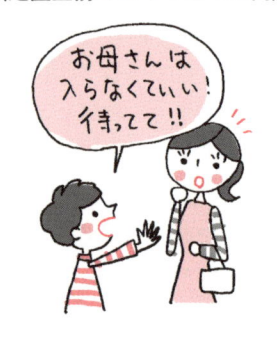

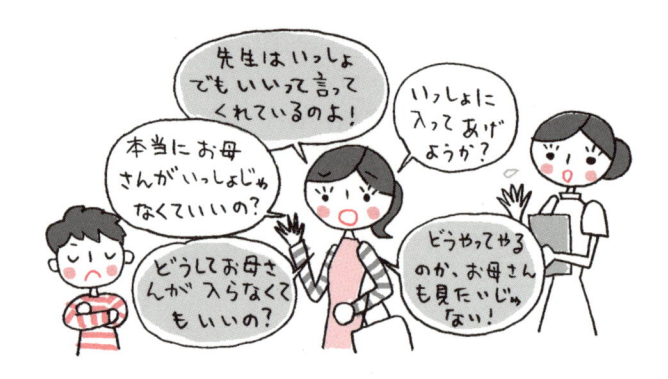

このように ➡ 対応しよう

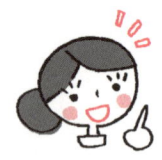

● 子どもの意思や自尊心・自立心を尊重する
● 子どもの気持ちを親に代弁する
● 処置後に親役割を担ってもらう

図 5-6-1 ● 子どもは一人で平気と言っているのに、処置参加を希望する親への対応

さえつけてしまったりする場合は、子どもに安心感を与えるという本来の親の処置参加の目的が達成できません。

　そのため、親自身にも処置に対する十分なプリパレーションを行うことが重要です。処置中に血液や創部を見るであろうことを説明し、それらを見ることで、逆に貧血や気分不快を起こさないかなど、処置に参加することへの覚悟や、親自身の体調・精神状態などの確認が必要になります。

(2) 親にも役割を担ってもらう

⋯▶ 親に処置中の役割を与え、子どもへの精神的な支援に徹してもらう

　親に処置に参加してもらううえで、処置中に親ができる役割を与えることが大切です。医師

や看護師の役割とは異なり、親には何ができるのか、何をしていてほしいのかを伝え、確実にそれを実施してもらえるようにします。子どもの頭側に座り、子どもへの声かけや手を握るなど精神的な支えに徹してもらうことも、大切な役割です。採血や注射のときに、親に子どもを抱っこしてもらう場合は、安全な抱っこと固定の仕方を伝えます。

　また、処置が効果的にスムーズに行えるように、親に医療者や処置に協力する意思があるかどうかを確認する必要があります。子どもの苦痛を最小限にし、処置の時間を短くするためにも、親であっても、医療者との協働なのだということを認識してもらい、子どもの支えとなってもらうことが、親が処置に参加する意義となるでしょう。

Part

6

日常生活の援助

日常生活の援助

入院生活と子どもの権利

「児童の権利に関する条約（子どもの権利条約）」は、子どもの基本的人権を国際的に保障するために定められた条約で、日本は1994年に批准しました。入院している子どもたちも例外なく権利を保障される存在ですが、例えば第9条「親からの分離禁止」、第12条「意見表明権」、第13条「表現・情報の自由」、第17条「情報へのアクセス」、第28条「教育への権利」などは守られているでしょうか。

入院している子どもたちは、多くの場合、早く元気になり退院したいと思っています。子どもたちは、親や周囲の大人に「元気になるためにがんばろう」「元気になるためにがまんしよう」と言われ続けながら闘病生活をおくります。「嫌だ」と抵抗を示すと、「元気にならなくていいの？」「お家に帰れなくていいの？ ずっと病院にいる？」「そんなにわがまま言っていたら、ママ、もう面会に来ないからね」と、子どもにとって最も脅威的なことを言われてしまいます。このように、入院している子どもたちは、率直な感情表現は悪いこととされ、罰として親からの分離が言い渡されてしまうこともあります。

元気になるためには、痛みや恐怖を感じることは当然で、処置場面における鎮痛や親の参加は不必要なのでしょうか？ 遊びや勉学は退院してから行うべきなのでしょうか？ 同室の子どもたちとにぎやかに会話することは禁止すべきで、ベッド上で安静を保っているべきなので

しょうか？ 過去には、そのように考えられていた時代がありました。処置時の疼痛緩和や心理的支援はなく、遊びや教育の機会もない、面会制限が厳しい闘病生活をおくった子どもたちの中には、退院後も表情が乏しく、無気力で、絶えずおびえ、安眠できない子もいました[1]。このような精神的悪影響のある入院環境が問題視され、北米では、19世紀頃より、子どもたちの入院生活のあり方が見直されていきました。

日本でも、医療者とともに、保育士やボランティアなどが子どもたちの入院環境の改善に取り組んできました。1999年には「小児看護領域の看護業務基準」（表6-1）が作成され、看護師は子どもの権利の保障を積極的に進めていく役割も担うことが周知されました[2]。

2006年の診療報酬改定では、小児入院医療管理料のプレイルーム、保育士等加算が80点から100点に上がり、保育士を雇用する病院が増加し、入院環境が改善されつつあります。しかしながら、小児入院医療管理料の施設基準に適合しない病院や、内法による測定で30平方メートルのプレイルームがない病院などでは、加算の取得や非医療者の雇用が難しいという現状があります。

入院している子どもとって、病院は治療の場ではありますが、生活の場でもあります。病院の体制、入院期間にかかわらず、子どもは治療を受けながら、安心できる生活、発達段階に適した生活をおくることが保障されるべきです。医療者は、権利を十分に訴えることのできない子どもの最善の利益を意識し、入院生活を支援

表 6-1 ● 小児看護領域の看護業務基準

[説明と同意]
①子どもは、その成長・発達の状況によって、自らの健康状態や行われている医療を理解することが難しい場合がある。しかし、子どもたちは、常に子どもの理解しうる言葉や方法を用いて、治療や看護に対する具体的な説明を受ける権利がある。
②子どもが受ける治療や看護は、基本的に親の責任においてなされる。しかし、子ども自身が理解・納得することが可能な年齢や発達状態であれば、治療や看護について判断する過程に子どもは参加する権利がある。

[最小限の侵襲]
①子どもが受ける治療や看護は、子どもにとって侵襲的な行為となることが多い。必要なことと認められたとしても子どもの心身にかかる侵襲を最小限にする努力をしなければならない。

[意志の伝達]
①子どもは、自分に関わりのあることについての意見の表明、表現の自由について権利がある。
②子どもが自らの意志を表現する自由を妨げない。子ども自身がそのもてる能力を発揮して、自己の意志を表現する場合、看護師はそれを注意深く聞き取り、観察し、可能な限りその要求に応えなければならない。

[教育・遊びの機会の保証]
①子どもは、その能力に応じて教育を受ける機会が保証される。
②幼い子どもは、遊びによってその能力を開発し、学習に繋げる機会が保証される。また、学童期にある子どもは、病状に応じた学習の機会が準備され活用されなければならない。
③子どもは多様な情報（テレビ、ラジオ、新聞、映画、図書など）に接する機会が保証される。

（日本看護協会 編：日本看護協会看護業務基準集 2007 年改訂版, p.61, 日本看護協会出版会, 2007 より抜粋）

していく必要があります。

子どもの入院生活の質を高める日常生活援助

入院している子どもの日常生活の援助は、多岐にわたります。起床や就寝時の援助、食事・清潔・排泄の援助、歩行などの移動や姿勢保持の援助、生活リズム・遊びや学習の支援、発達支援や入院に伴うさびしさや苦痛等の緩和支援など、看護師は子どもの生活全般に対してさまざまな援助を行っています。子どもの闘病生活の質は、子どもと家族の一番近くで継続的にケアを行う看護師一人ひとりのかかわり方に左右され、快適にも、不快にもなります。

ある幼児期の子どもは、今日は何が起こるのか、いつ遊べるのか、誰かそばに来てくれるのかなど、心配とさびしさが常にあり、頻回にナースコールを押して訴えていました。医師と看護師は、子どもが安心した生活をおくれるために、毎朝、子どもとスケジュールを立てること

を始めました。遊びの時間が中断しないよう、毎日行う処置に関しては時間を定め、子どもがさびしさを感じる就寝時には、電気を消し、音楽をかけるというルーチンも子どもといっしょに決めました。子どもは、「次は洗腸の時間だから、先生が来るのを待っているの。終わったら保育士さんといっしょにプレイルームでおままごとして遊ぶの」と自分の生活を把握し、やりたいことも自主的に計画し、安心して過ごすことができるようになりました。

ある学童期の子どもは、術後の体の痛みが強く、体を動かすことを非常に恐れていました。看護師はどのような姿勢のときに、どの部分にどのような痛みが生じるのか、詳細に観察しました。痛み止めを使用しつつ、子どもと理学療法士といっしょに痛みのパターンについて検討し、安楽な体位や体の動かし方を検討しました。子どもも体位変換のコツを理解し、何もできなかった状態から、体位変換時に自分で体を動かし、怖がっていた清拭も積極的に行えるように

なり、生き生きとした表情で学習や工作にも意欲的に取り組むようになりました。

　一人ひとりの子どもの病状や特徴に適した日常生活の援助を行うことで、子どもは、他者に依存する生活ではなく、自ら生活をつくっていくことができるようになります。検査や治療では主体性をもちにくい子どもであっても、自分の生活に主体性をもつことで、自信や自尊心を再獲得でき、治療や闘病生活に積極的に取り組むことができるようになります。

（　遊びの力　）

　子どもにとって"遊び"は、気分転換や楽しい活動というだけではありません。子どもたちは遊びながらいろいろなものの感触を楽しみ、そのものの特徴を学んでいきます。積み木を積んだり、倒したりと、微細運動の発達やバランスを維持するための問題解決も学びます。ごっこ遊びでは、体験そのものや、そのときの感情を振り返り、その意味を理解しようとするなど、知的発達、情緒発達、人格の発達にも影響してきます。ごっこ遊び、ボードゲームなど他者といっしょに行う遊びでは、共感や協働、ルールや競争心などを学ぶことができます。遊ぶ機会が少なかった子どもは、身体発達だけでなく、知的発達や社会性の発達などさまざまな側面において発達が阻害されることがわかっています[3]。

　遊びは子どもが積極的にかかわったときに成立するものです。そのため、受け身になりがちな病院環境では非常に重要な意味をもちます。遊びの世界では、子どもは自分で操作し支配することができるため、現実では絶望感や無力感を感じていたところに、有能感や自信を感じる体験ができるのです。

　病気を治療するために入院している子どもであっても、遊びの機会、心身発達の機会は欠い

てはなりません。天井に反射する光の動きを見て楽しむ、どこから光が出てどのように反射しているのか探索するなど、遊びの要素はさまざまなところにあり、体力をあまり使わなくてもできる遊びもあります。医療者は、子どもが遊びやすい環境を整え、子どもが自然と遊び始められるようにかかわることで、子どもの成長発達の促進や自尊心の維持を支援することができます。これが心身発達の阻害を抑えることにつながります。

（　同室児の力　）

　子どもたちは、同室児の予定をよく把握しています。手術を受ける子どもには、自分の手術体験をありのままに話し、アドバイスも行っています。ある子どもは「○○ちゃんも手術なの？私は手術終わったよ。麻酔のマスクを着けて、寝ている間に終わっちゃうよ。でも、終わったあとが痛くて、つらかったんだ。でも、ちゃんとお薬もらえるし、どんどんよくなるから大丈夫だよ」と伝えていました。

　病気の子どもたちは、大人のかかわり方に対して、「がまんすることでほめないでほしかった」「病気のことを隠さないでほしかった」「腫れ物に触れるような態度で接してほしくなかった」など、違和感をおぼえています[4]。同室児は、大人と違い、子どもとして普通の付き合いができ、闘病生活をおくっている仲間として気持ちを共有し合え、励まし合える存在です。

　ある子どもが内服を拒否していると、小学生の女児がその子どもに「お姉ちゃんがいまからお薬を飲むから見ていてね。口に入れて、水でごっくん。ほら、お薬がなくなったでしょ。○○ちゃんもやってみてごらん。ね、がんばって。お薬飲んで早くよくなろうね」と声をかけました。すると、それまで、どんなに医療者が応援しても飲もうとしなかった子どもが薬を口に入

れ、飲むことができました。女児は「困っている子がいたら、言ってね。お手伝いしてあげる」と、他児を支援できたことを誇りに感じたようでした。

同室児と語ったり遊べることは、子どもの闘病意欲を促進したり、離床が進んだり、不快感を軽減することができます。ですから、ケアを計画していく際には、子どもたちの約束や計画を尊重しながら行う必要があります。子どもに事前にケアの時間を伝えておくこと、あるいは、子どもたちが何かに取り組んでいるときは、その活動が終わったあと、あるいはきりがよいところまで進んだあとに行うなどを心がけます。時間が決まっていること、先延ばしにできない場合は、子どもたちが楽しんでいるところを中断させることは非常に申し訳ないと思っていることや、時間変更をできない理由を伝えるとい

った配慮が必要です。

日常生活の援助は、子どもの入院生活を改善し、子どもが主体性を獲得していけるヒントが隠れている重要なケアなのです。

【引用文献】
1) Thompson, R.H. : Psychosocial Research on Pediatric Hospitalization and Health Care ; A Review of the Literature, Charles C Thomas, 1985.
2) 日本看護協会 編：日本看護協会看護業務基準集 2007年改訂版, p.61, 日本看護協会出版会, 2007.
3) Thompson, R.H., Stanford, G. : Child Life in Hospitals ; Theory and Practice, Charles C Thomas, 1981.
4) がんの子供を守る会Fellow Tomorrow編集委員会：病気の子どもの気持ち―小児がん経験者のアンケートから, 2001.

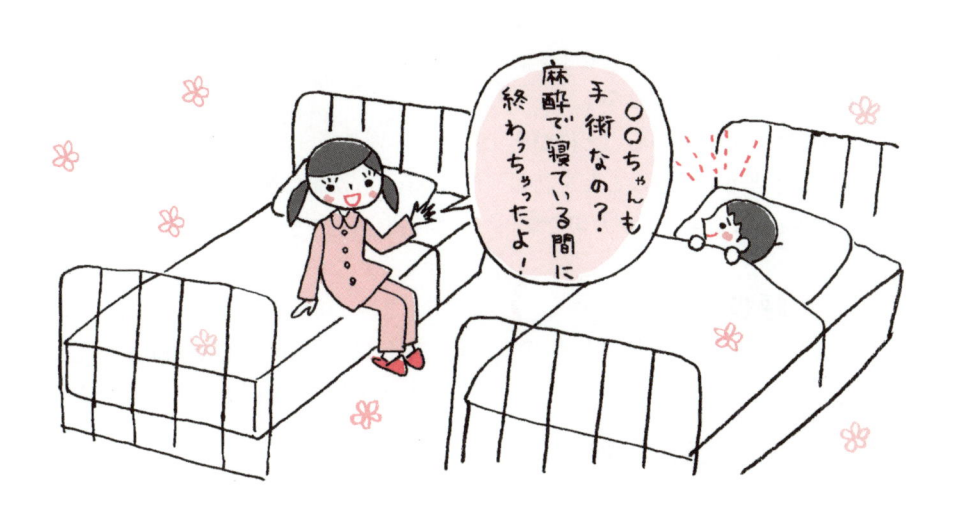

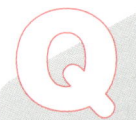

バイタルサインの測定

> **Q** バイタルサイン測定時に、痛くないと伝えても、なかなか子どもが協力してくれません。どのような工夫や対応が必要でしょうか。

病室入室時の工夫

⋯▶ 何をするのかを伝えてから動くことで、子どもの緊張をほぐす

　子どもは、突然近づいてくる人に対して不安を感じます。特に、痛い処置を行った直後に医療者が近づいてくると、また同じようなことが起きるのではないかと不安に感じてしまいます。さまざまな物品を乗せたカートをガラガラと大きな音を立てながら子どものそばに寄るのではなく、必要な物品のみを持って子どもの病室のドアをノックしてみてください。ドアがない場合は、「トントントン」や「こんにちは」と言って、子どものテリトリーに入ることを暗示させてからカーテンを開け、笑顔を見せます。

　すぐに医療器具を取り出すのではなく、まずはあいさつし、子どもの行っていることに関心を示したり、遊びや子どもの好きなことを話題にして、子どもの緊張をほぐすことが大切です。

呼吸

⋯▶ 子どもが落ち着く環境をつくって、呼吸状態を観察し、呼吸数を測定する

　子どもが泣いてしまったり、親の後ろに隠れてしまった場合は、まずは子どもが落ち着けるような対応を心がけます。「○○ちゃん、心配なんだね。最初はママとお話するね」と言って、子どもの表現を理解したことや何をするかを伝えて、親と話をしてみましょう。

　このときの話題は、病院生活についてでもよいのですが、子どもの好きなことや得意なことなど、子どもが主役になれるような話題にすると、子どもの自尊心が高まります。また、測定者も普段のその子を知ることができます。このような会話をしている間に、子どもの呼吸状態を確認し、呼吸数も測定することができます。

脈拍

⋯▶ 無理やり子どもの腕をつかむのではなく、測定可能な方法を選択する

　子どもが腕に触れさせてくれる場合は容易に脈拍を測定できますが、初対面の人に腕を触らせてくれないことは多々あります。腕を動かしてしまう子どもには、聴診が適しています。

　年長児の場合は、「腕を触ると、心臓が何回ドキドキ動いているかわかるんだよ。数えるね。何回かあててみて」とクイズにすると、測定中は待つことができる場合があります。

聴診（図6-1-1a, b）

聴診は、子どもが聴診器に慣れるところからスタートします。「○○ちゃん、もしもししたことあるでしょ。どれでもしもしするか知っている？」と尋ね、看護師が身に付けているものを見せます。子どもが消極的な場合は、母親に「ママはわかるかな？○○ちゃんとママ、どっちが先にわかるかな？」と言って、競争心をかき立ててみてもよいかもしれません。

次に、聴診器を子どもや母親に渡し、「どうやってもしもしするのかわかる？」と、またクイズを出し、触れてもらいます。手、お腹、背中などにあて、痛くないことを確認できれば、「すごいね！　よく知っているね！」と伝えます。「○○ちゃんの背中は、どんな音がすると思う？そのまま背中につけたままにしていてね。どんな音がするか、看護師さん聞いてみるね」と言って、聴診器で数秒聞いてみます。「スーハースーハーって音がしたよ。もう1回聞いてみるね」と言って15秒ほど聞き、「聞けたよ。○○ちゃん、ありがとう」と伝えます。また、子ども自身に体の音を聞いてもらうことも、聴診器

に慣れる一助となります。

子どもが落ち着いているようであれば、他の部位の音も聞くことを伝え、聴診します。聴診後には、「ありがとう」と伝え、どのような音が聞こえたか、心拍数や呼吸数を報告すると、聴診に関心をもってくれるようになります。

親がいない場合も、楽しみながら測定することを試してみましょう。泣いてしまうときは、抱っこしてベッド周囲や病棟内を散歩し、落ち着いたところで抱っこしたまま聴診すると、子どもは安心し、実施できる場合があります。

体温

短時間で測定できる体温計は、小児の測定が容易にできます。測定に時間がかかる体温計を使用する場合は、絵本を読んだり、歌を歌うなどして子どもの気をそらしながら測定するとよいでしょう。体温計を利き手と反対の腋窩に入れると、子どもは利き手を使って遊びながら測定することができます。

子どもはもぞもぞ動くことがあるため、腋窩から体温計がずれてエラーにならないように注意します。発汗により腋が濡れていると、体温

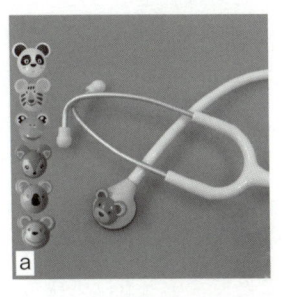 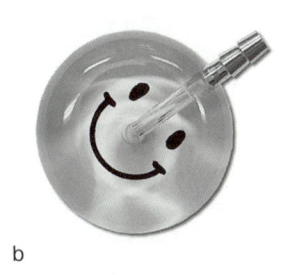 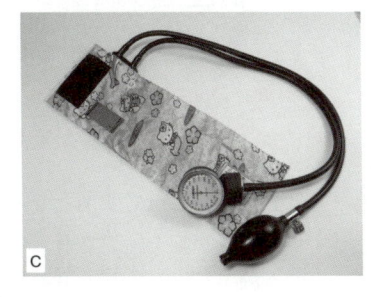

a：プラスチック製のマスコットがついた聴診器（Spirit Medical Co., Ltd.）
b：チェストピースにイラストが描かれている聴診器（UltraScope, Inc.）（写真提供：(株) ザ・シカゴ・トーキョー・グループ）
c：カフにキャラクターが描かれている血圧計（株式会社 明成）

図 6-1-1 ● 子どものバイタルサイン測定のために工夫された製品の例

計が密着できずエラーになってしまったり、熱の放散が起こり正確な測定値が得られないことがあるので、測定前に乾いたタオルで汗を拭き取ることが必要です。何度も測定することになると、子どもは嫌になってしまいます。

体温は生理的変化の影響を受けるため、落ち着いて測定できるよう工夫します。多くの子どもは、体温測定の経験はありますが、親以外の人に腋や耳に何かを差し込まれることには抵抗があり、「お熱を測るよ」と伝えても、嫌がることがあります。そのような場合は、人形の体温測定をしてみせたあとに、「○○ちゃんもお熱を測りましょう」と伝え、測定します。

体温計を生き物のように見立て、かくれんぼをしながら、最後に子どもの腋窩に隠れさせてもらうという方法もあります。測定中は、体温計がどこにいるか探しているふりをします。「ピピピ」と測定完了音がしたら、見つかるという物語も楽しいでしょう。

ベッド上での測定が難しいようであれば、抱っこをして測定します。体温計の「ピピピ」という音が好きな子どももいます。「ピピピって鳴ったらおしまいだよ。ピピピって鳴るかな？」と終了の合図を伝えつつ、音がいつ鳴るか、いっしょになって楽しみにするといった雰囲気づくりも大切です。

(血圧 (図6-1-1c))

…▶ **圧迫を痛いと感じることがあるため、事前に加圧時の感覚を伝えておく**

子どもと測定者にとって難関となるのは血圧測定です。子どもが腕を圧迫されることを痛いと感じて腕を動かしてしまうと、血管音が聞こえないこともあります。子どもには、マンシェットが膨らみ腕を少し締めつけるけれども痛くないことを知ってもらい、測定中は動かないよう協力してもらうことが求められます。

血圧測定の経験がない子どもには、まず人形を患者に見立て、どのように行うかを示します。子どもは血圧の原理に興味を示すことが多いので、カフの圧迫を試してもらうと慣れることができます。「シュッシュッシュッ」と膨らまし、「プシュー」とゆっくり空気を抜いていく様子を擬音語で表現します。「プシューのときは動かないで静かにしていてね。そうすると、トクトクって音が聞こえてくるから、静かに聞いていようね」と言って、音をいつ感じるか、いっしょに楽しみにする雰囲気をつくります。

(何を話しても嫌がる場合)

…▶ **繰り返し何をするのか伝えることが、安心と信頼関係の構築につながる**

上記のように対応しても、泣いて嫌がる子どももいます。詳細な説明よりも、バイタルサインの測定は痛くないということを体験的に理解していかなくては安心できなかったり、慣れない子どももいます。「どうせ泣いているから」「どうせわからないから」「聞かないから」と、最初からあきらめるのではなく、短い言葉であっても、毎回、何をするのかを伝えたうえで、親や医療者主導で行うことを続けていきます。

ある時点から、子どもは腕を出したり、胸を見せたり、測定中は動かないでいるなど、少しずつ手伝ってくれるようになります。その変化に気づいた際には、「お胸を見せてくれてありがとう。よく聞こえたよ」と、伝えていきます。繰り返しのかかわりが安心と信頼関係の構築につながっていきます。子どもの思いを理解しながら対応していくことで、子どもは気持ちを開いていきます。ただし、これは一人の看護師だけでなく、かかわる看護師や医師全員が心がける必要があります。

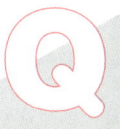

内服の促し

> **Q** 「お薬が飲めたらジュースをあげるよ」と促しているのですが、口を開けなかったり、薬を吐き出してしまい、拒薬するような子どもに対して、どのように接したらよいでしょうか。

薬の味と形状

> ⋯▶ 子どもが内服してみようと思えるように、内服の方法を工夫する

　病気をしたことがない子どもは、内服という経験がありません。おいしいミルクや食べ物以外のものを摂取することは異質な体験です。後述する各発達段階に適した内服の方法や体験について理解しておく必要があります。

　内服経験がある子どもの場合は、過去にどの

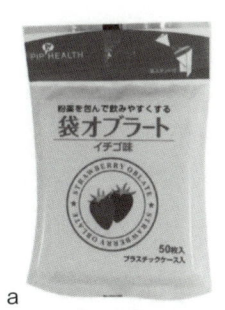
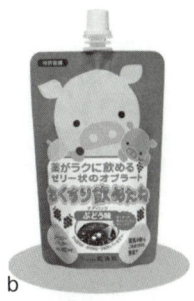

a：袋型オブラート「ピップヘルス　袋オブラート　イチゴ味」　粉薬を包んで飲みやすくする。ぶどう風味もある（ピップフジモト株式会社）
b：ゼリー状オブラート「おくすり飲めたね」　ぶどう味、ピーチ味などさまざまな味がある（株式会社龍角散）

図6-2-1 ● 内服補助グッズの例

ような形状の薬を内服したことがあるのかや、その際の内服方法について親に確認することがヒントになります。子どもは「薬は苦いもの」と思い込んでいて、試してくれない場合もあります。

　子どもが内服する頻度の高い薬の味と、ジュースなどとの飲み合わせを表6-2-1に示しました。「この薬を飲んだ子どもは、○○の味がするって言っていたよ。あたなはどのように感じるか、教えて」「この薬は○○といっしょに飲むと、苦味が消せるらしいよ」などと伝えることで、試してくれる子どももいます。

　咀しゃくせずに飲む込む錠剤などの形状に抵抗がある場合は、内服補助グッズを活用すると飲みやすくなります（図6-2-1）。

　どのように工夫をしたら飲むことができるか、子どもや親といっしょに考える姿勢が重要です。

乳児期の子どもへの対応

> ⋯▶ 自然に内服できるように、内服の方法やタイミングを考える

　乳児期の子どもの場合は、散剤を少量の水で練って口腔粘膜に塗りつけたあとにぬるま湯や

表6-2-1 ● 子どもが内服する頻度が高い薬の味と飲み合わせ

薬効分類	商品名	味	香り	飲み合わせの注意
抗生物質	ジスロマック®細粒小児用	オレンジパイン味	フルーツミックス	酸性飲料（オレンジなどの柑橘系ジュース、スポーツドリンク、乳酸菌飲料、ヨーグルトなど）と混ぜると、苦味が出現する。ラクラク服薬ゼリー®レモン味との組み合わせは最悪
	フロモックス®小児用細粒	甘い	ストロベリー	本剤は主薬の苦味を防ぐ製剤になっているので、細粒をつぶしたり、溶かしたりすることなく水で速やかに服用すること
	ホスミシン®ドライシロップ	ヨーグルト味	カルピス	
	メイアクトMS®小児用細粒	バナナ味、わずかに苦味	バナナ	
抗アレルギー薬	アタラックス-P®ドライシロップ	甘味	なし	
	オノン®ドライシロップ	甘味	なし	
	シングレア®細粒	なし	なし	
気管支拡張剤	ホクナリン®ドライシロップ	甘味	なし	
	メプチン®ドライシロップ・顆粒	甘味	なし	
鎮咳・去痰剤	アスベリン®シロップ	甘味	柑橘系	
	小児用ムコソルバン®シロップ	甘味	果実のような芳香	
	ムコダイン®ドライシロップ	ピーチ味	ピーチ	
	ムコサール®ドライシロップ	甘味	ヨーグルト	
その他	カロナール®細粒	甘く、後に苦い	オレンジ	
	ナウゼリン®ドライシロップ	甘味	なし	
	インクレミン®シロップ	甘味	チェリー	

（国立成育医療研究センター薬剤部 編：小児科領域の薬剤業務ハンドブック 第2版，p.344-345，347，じほう，2016を参考に筆者作成）

ジュースなどを飲ませることで、飲むことができるようになります。水で溶いた散剤や水薬を、スポイトで頬の内側に流し込むなどの工夫をします。吸啜反応を利用して乳首をくわえさせ、吸い始めたら水薬を注ぐと、こぼさずに内服できます。

ミルクに苦い薬を混ぜて与えてしまうと、ミルクを飲みたがらなくなるケースもあります。また、子どもがミルクを残してしまった場合、どの程度内服できたかがわからなくなってしまうので、避けましょう。

内服の時間になったからと、寝ている乳児を起こし、不機嫌に泣いているときに与えてしまったり、ベーっと薬を出してしまうからといって口を押さえたり、鼻をつまんだりする親も実際にいます。内服が子どもにとって恐怖の時間にならないよう、内服方法やタイミングを考えることが重要です。乳児は胃の噴門部の緊張が

弱く、吐きやすいため、問題がなければ空腹時に与えるほうがよい場合もあります。空腹時に内服させてはいけない薬としては、胃に負担がかかる薬（アスピリン、副腎皮質ステロイドなど）や、食事によって吸収率が変わる薬などがあります。

　親が付き添っている場合は、親に、子どもが内服するように支援してもらうことがあると思います。子どもに内服させるのは初めての親もいるため、具体的な方法を伝える必要があります。親が落ち着いて子どもへの内服に取り組むことができると、子どもも安心して内服することができます。

（ 幼児期前期の子どもへの対応 ）

···▶ 内服理由の説明、内服方法の提示を行い、薬が飲めたことをほめる

　幼児期前期の子どもは、自己主張ができるようになっています。「薬、いや！ 飲まない！」と言って、激しく抵抗することもあります。子どもの発達に合わせて「お腹痛いのバイバイするお薬だよ」などと内服理由の説明を行い、薬が"自分にとって大切なもの"だと理解できるようにかかわることが必要です。子どもが嫌がるからといって先延ばしにしたり、内服を1回飛ばしてしまうことがあると、子どもは内服が必要だと感じず、嫌がれば内服しなくてもよいものと考えます。何度伝えても拒否は続くかもしれませんが、必要なことを一貫して伝え、一定時間内に内服できるように働きかけます。

　子どもへの働きかけとしては、必要性を伝えること以外に、内服方法を提示し選択してもらうこと、薬袋から薬を出すなどの内服までの手伝いをしてもらうことがあげられます。子どもが飲みやすいように工夫することが、飲めるきっかけになることも多いようです。散剤や水薬

の味が苦手な場合は、ゼリー状の内服補助グッズや単シロップを子どもに選択してもらうこともできます（図6-2-1）。薬によっては、ジュースなどの食品と混ぜてもよいものや、凍らせても薬効に変化のないものもあります。逆に、混ぜることで苦味が増すものや、吸収低下をきたすものもあるので、薬剤部と相談することが必要です。

　子どもはわからないから、飲めればいいのだからと、子どもに内緒で薬を食べ物の間に挟んで飲ませることは行わないでください。薬が入っていると気づき、食事が摂れなくなったり、親や医療者を信じることができなくなってしまいます。

　子どもには、味の工夫（水で溶く、粉のまま飲む、内服補助グッズや食品を使用するなど）をするか、コップで飲むか、シリンジやスポイトを使用するか、自分で口に入れるか、入れてもらうか、お口直しに何を飲むか、内服後は何をして遊ぶかなど、子どもができることを提案し、子どもにも内服の準備を手伝ってもらいます。内服したあとには、積極的に内服ができなかったとしても、「飲めたね」とほめていくことが、子どもの達成感や自信につながります。「飲まないと注射してもらうよ。△△ちゃんはできるのに、あなたはできないの？」と恥をかかせるようなかかわりは逆効果です。「○○ちゃんは、きっとお薬が飲めるよ」と、応援する気持ちを伝えていきましょう。内服を嫌がっていたとしても、薬が飲めたことをほめ、子どもが"病気を治すために薬が必要なのだ"と理解できることが大切なのです。

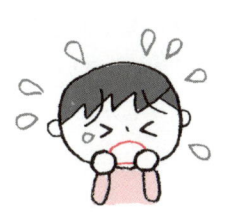

幼児期後期の子どもへの対応

···▶病態と薬を関連づけて説明を行い、子どもに薬の形状や内服方法を選択してもらうなど、積極的な参加を促す

幼児期後期になると、子どもは「なぜ薬を飲まなくてはいけないのか、理由を知りたい」と思うようになります。「ばい菌がお腹の中にいるから、お腹が痛いんだよ。これが、そのばい菌をやっつけるためのお薬だよ」と子どもにわかる言葉で、病態と薬を関連づけて説明を行い、どうして薬が必要なのかを子どもが理解できるように話をしていくことが大切です。

病院ごっこは、子どもが自分の体験や気持ちを振り返り、内服の必要性を理解するのにとても役立ちます。特に入院している子どもたちは、説明のないまま医療処置を受けることが多く、また制限されることが多いため、ストレスをためやすい状況にあります。内服を始める場合は、子どもが不快に感じている自覚症状を子ども自身が「治したい」と考え、そのために「薬を飲もう」と思えるように説明していくことが重要です。

幼児期前期と同様に、飲みやすい方法をいくつか提案することが必要です。一般的に5歳以下の子どもは、嚥下能力が発達していないため錠剤を飲み込むことが難しいといわれています。一方、錠剤には甘いコーティングがされているものもあるため、幼児期でも錠剤を好み、内服できる子どももいます。薬剤師に相談すると、空のカプセルなどを使用した子どもの錠剤内服の練習を支援してくれる場合もあります。しかし、子どもは体が小さいため、適量の錠剤がなく、散剤や水薬しかない場合もあります。

その場合は、袋型オブラートやゼリー状オブラートなどの内服補助グッズ（図6-2-1）の使用を検討するとよいでしょう。

この時期の子どもは、参加できることが内服や治療に対する意欲につながるので、子どもが積極的に参加できるようかかわってみてください。

学童期の子どもへの対応

···▶治療内容を論理的に説明し、疑問や誤解がないか確認しながら支援する

学童期の子どもは、自分の体に何が起こっているのか、医療者はどのようなことをしようとしているのかという不安を抱くため、体に起こっていることや治療内容を論理的に説明する必要があります。この時期は、具体的なものがないと思考することが難しいため、模型や絵を使用し、体の仕組み、病状と治療（薬効）のつながりが具体的に理解できるよう順序立てて話をし、予測できることは事前に伝えるようにすることが安心感につながります。

「この薬を飲んでも、退院できるわけじゃないんでしょ」などと、即効がないのであれば飲まないと訴えることで退院したい気持ちを表現する場合や、「薬を飲むと気持ち悪くなるから嫌だ」と、過去の体験から気持ちが悪くなったのは薬の作用だと断定している場合、「病気にさせようとしているんでしょ」と、治らない不安を医療者に対する怒りとして表現してくる場合もあります。子どもの話に耳と心を傾け、訴えの裏に隠れている思い、疑問、誤解を理解し、前向きに内服することができるよう支援していくことが必要です。

面会終了時に泣き出す子どもへの対応

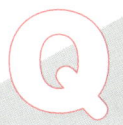

Q 面会終了時に子どもが大泣きして、親がなかなかそばを離れることができません。どのような支援をしたらよいでしょうか。

子どもにとっての親からの分離

…▶ 親からの分離は、子どもに親を喪失したという気持ちや恐怖心、罪悪感を抱かせるため、発達段階に適したかかわりが重要

　子どもにとって親からの分離は、さびしさだけでなく、非常に強い恐怖と無力感を抱かせます。特に3歳までの子どもは、親から離れることに対する不安が強く、親と離れることは親を失ったのと同じ意味合いをもっています。

　Bowlby[1]は、入院や施設入所により親から分離させられた幼児の反応を研究し、親から分離された子どもの反応には3つの段階があることを明らかにしました（表6-3-1）。第一段階は「抗議」で、親から離れた直後、子どもは泣き叫び、蹴るなどの抗議を示します。第二段階は「絶望」で、抗議を示していても親が戻らないと子どもは絶望を感じ、静かになり、ふさぎ込み、泣くことが少なくなります。第三段階は「孤立／無関心」で、子どもは親と再会しても親に無関心になります。表面的には、一見、落ち着いた"よい子"になったと見られがちですが、精神的には不健康な状態なのです。面会時間が制限されている病院に長期間入院する子どもたちには、

同様の反応が見られる可能性があります。泣かない子ども、静かな子どもには医療者の注意がいかず、子どもはますます他者や世界を信じることができなくなってしまう危険性があります。面会終了時の親のかかわり方や、親の面会がない時間帯での医療者や他のスタッフのかかわり方が重要になってきます。

　3歳以上になると、子どもは親を心の中でイメージすることができるようになり、親が自分のそばから離れても、思い出すことができます。しかし、この時期の子どもは物事の原因は自分にあると考えるため、「親に置いていかれたのは、自分が悪いことをしたからなんだ」と誤解し、「お母さん、ごめんなさい。僕、いい子になるから」と訴え、面会終了時の別れがますます難しくなる場合があります。親との別れが子

表6-3-1 ●入院や施設入所により親から分離させられた幼児の反応

第一段階	「抗議」：親から離れた直後、子どもは泣き叫び、蹴るなどの抗議を示す
第二段階	「絶望」：抗議を示していても親が戻らないと子どもは絶望を感じ、静かになり、ふさぎ込み、泣くことが少なくなる
第三段階	「孤立／無関心」：子どもは親と再会しても親に無関心になる。表面的には、一見、落ち着いた"よい子"になったと見られがちだが、精神的には不健康な状態である

(Bowlby, J.: Separation ; Anxiety and Anger, Basic Books, 1973 より筆者訳す)

どもにとってさびしさや不安だけでなく、恐怖心や罪悪感を抱かせる可能性が高いことを認識し、面会終了時に対応する必要があります。

面会時間終了前に伝えるべきこと

···▶ 親は、帰宅すること、必ず面会に来ることを、うそをつかずに子どもに伝えることが重要

親は、「自分が帰ることを子どもに言うのは酷で、伝えられない」「帰ることを伝えると泣いてしまい、離れられないため、言えない」という思いでいます。「トイレに行ってくるね、すぐ戻ってくるね」と伝えて帰宅する場合や、子どもが寝ている間に帰ってしまう場合もあります。翌日、親が面会に来ると子どもは泣いたり、親を叩いたりして、さびしさや自分を置いていったことに対する怒りをぶつけます。親がトイレや食事のために席を外すと言っても、信じることができず、大泣きして抵抗を示すようになります。親はますます、休憩をとることができなくなっていきます。子どもは、「親に置いていかれるのではないか」「迎えに来てもらえないのではないか」と心配になり、親が自分を見捨てないよう必死に行動しているのです。

面会終了時にはうそをつかず「家に帰る」と伝え、トイレや食事休憩のときは「家に帰らない」ことを伝え、予定した時間に戻ってくることを繰り返していけば、子どもは、親の休憩を許可してくれるようになります。ある2歳児は、親が食事に行った直後、大泣きしていましたが、「ママはどこに行ったの？」と尋ねると「ご飯」と返事をしました。「ご飯を食べたら戻ってくるんだね」と確認すると、「うん。でもさびしい」と話し、親が戻ってくることはわかっていました。入院中は「ママと家に帰りたい」「さびしい」という気持ちは継続してありますが、正直に伝

えていくことで、子どもは "病院に置いていかれたのではなく、元気になるまで泊る" ということを理解できるようになります。

親が家に帰る際にいっしょに絵本を読むなどの習慣をつけたり、翌日は何時に来るか、何をいっしょにしようかなどと話をすることは、気持ちを整えるうえで有効です。

面会終了後の子どもへの支援

···▶ 子どもの気持ちに共感し、必ず親が面会に来ることを伝え、子どもの気持ちが癒される活動を提供する

面会終了直後は、子どもは喪失を感じています。子どもの発達段階に適した言葉や方法で、親の面会時間が決まっていること、「ママは明日は3時のおやつのときに来るよ」などと言って、次回の面会時間や、入院は一時的なものでやがて家に帰れること、置いていかれたのではないことを、子どもが再確認できるように伝えます。また「さびしいんだよね。ママやパパが一番なんだよね。ママもパパも○○ちゃんのこと大好きだよ」と、子どもの気持ちを理解していることも伝えます。

子どもは、喪失感で何をしたら自分の気持ちが落ち着くのかわからなくなっている場合があります。家の香りがする柔らかいタオルや大好きな縫いぐるみをもたせる、おしゃぶりを与える、音楽をかけることが癒しになる場合があります。一人でいることが心細さを増強することもあるため、バギーに乗せて病棟内を散歩したり、ナースステーションに連れてくることも、孤独感やさびしさを和らげることになります。親と子が出会う絵本、親が子どものことを愛していると伝える絵本など、親子の再会や愛をテーマにした絵本を読み聞かせすることも、家族とのつながりを維持するサポートとなります。

人形や縫いぐるみを使用した別れと再会についてのごっこ遊びも、子どもが自分の体験を振り返り、親がまた来ることを理解することにつながります。

親が再会時に子どもに伝えるべきこと

…▶ 親子でお互いの気持ちを伝え合うことの必要性を親に伝える

親は子どもに面会するとき、どのような声かけをしているでしょうか。プレゼントなどを持参して、真っ先に渡している光景をよく見かけます。親は、子どもの笑顔が見たい、喜ばせたいという気持ちなのかもしれません。しかし、親は子どもに会えることを楽しみに、そして子どももプレゼントではなく、何よりも親に会えることを楽しみにしていたのです。まずはやさしく抱擁し合い、子どもに会えてうれしい気持ちや、離れていたときはさびしかったという気持ちを伝え合うことが重要です。

面会時間外の過ごし方の工夫

…▶ 生活リズムをつけたり、非医療者やボランティアを導入し、子どもらしい生活をおくれる入院環境を整える

面会時間が制限されている病棟では、子どもの1日の生活リズムをつけ、幼児らしい、あるいは学生らしい生活ができるように支援する必要があります。食事の時間、入浴の時間、遊ぶ時間、勉強の時間、就寝時間などを決め、退院後の生活を視野に入れたメリハリのついた入院生活をおくれるようにします。

小児看護領域の看護業務基準[2]には、「家族からの分離の禁止」や「教育・遊びの機会の保証」が掲げられています。面会制限の撤廃が理想ではありますが、できない病院では、面会時間外や親が子どもから離れている間に子どもを心理社会的に支援でき、子どもが安心して過ごせるような体制を整える必要があります。近年は、保育士、教師、臨床心理士、チャイルド・ライフ・スペシャリストなど、医療者以外の多職種も配置されるようになり、保育や教育の支援、心理社会的支援が積極的に行われている病院もあります。

病棟内で活動するボランティアを導入することも必要だと考えます。ボランティアの活動は幅広く、施設によって異なりますが、入院している子どもと遊ぶ、子どもをバギーに乗せて病棟内を散歩する、イベントを行う、絵本などの書籍を整える、などの活動を行っています。

面会時間外は、子どもがどのような生活をおくっているのか、さびしがってはいないか、精神的な苦痛を味わっていないか、親は心配でたまりませんが、よいケアを受けていると信じることができる環境であれば、面会終了時も安心して子どもを預けることができます。その親の安心が子どもの安心にもつながり、親の面会がない時間であっても、同室児や病院スタッフと楽しく過ごすことができるようになります。

面会終了時に大切なことは、子どもが泣かないことではなく、親も医療者も子どもに真実を伝え、子どもの思いに共感することです。

【引用文献】
1) Bowlby, J. : Separation ; Anxiety and Anger, Basic Books, 1973.
2) 日本看護協会 編：日本看護協会看護業務基準集 2007年改訂版，日本看護協会出版会，2007.

排泄の援助

4

Q 術後に尿道カテーテルを挿入された子どもが「おしっこができないから、管取って」と訴えたり、蓄尿が必要な子どもが「病院のトイレは怖いから行きたくない」と言ったり、床上排泄が必要な子どもが「トイレに座らないとおしっこできない」と排泄を拒んだりします。このような場合、どのように排泄を促せばよいでしょうか。

尿道カテーテル挿入中の子どもへの支援

…▶ 尿道カテーテル挿入の理由を説明し、子どもの視界に入らないよう工夫する

　幼児は、尿道にカテーテルが挿入されている違和感を「痛い」と表現することがあります。「これ痛いから取って」「おしっこできないから取って」と言って、手や足を使って取ろうとします。幼児に対しては「軟らかいストローが入っ

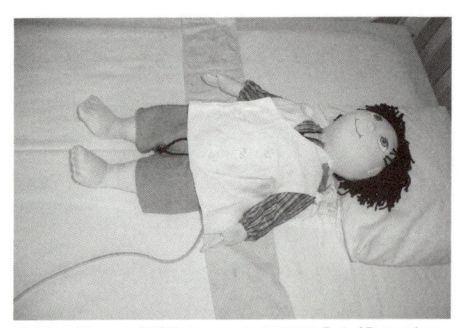

カテーテルを抑制チョッキの下に入れ込んだり、タオルで隠したりする

図 6-4-1 ● カテーテルが子どもの視界に入らないような工夫

ているんだよ。この点滴が終わりになったら取れるから、それまでは大切にしてね」などと話し、発達段階に沿って理解できるようにカテーテル挿入の必要性を伝えます。学童期の子どもには、「痛み止めを使っている間は、おしっこが出にくいから、カテーテルを入れておく必要があるのよ」などと、必要な理由を具体的に説明する必要があります。

　自己抜去する危険性のある子どもに対しては、カテーテルを子どもの視界に入らないようタオルなどで隠し（図6-4-1）、テレビ番組を見たり、絵本の読み聞かせなどの遊びに誘います。子どもは、気を紛らわすことができると次第に感覚に慣れ、気にならなくなります。自己抜去は尿道損傷の危険性があるため、安全確保が非常に重要となります。

蓄尿が必要な子どもへの支援

…▶ 蓄尿方法を相談し、トイレに行きやすい環境を整え、心理社会的発達段階に考慮した声かけを行う

(1) 子どもの脳の発達と排泄の自立

子どもの脳の発達と排泄の自立には関係があります[1]。

0〜1歳以下では、まだ大脳が尿意を感じたり、排泄をがまんしたりする力は弱く、膀胱の括約筋も十分に発達していません。排尿は、大脳皮質からの抑制を受けることなく反射的に行う完全な失禁状態にあります。

1歳を過ぎると、大脳皮質による排尿調節機能が強まり、尿意も自覚できるようになってきます。

一般的に、2歳を過ぎると排尿前に「おしっこ」と教えたり、尿意や便意を感じると部屋の隅に行って力んだりする子どももいます。

3〜4歳以上では、排尿調節機能が完成し、尿意を感じてからしばらく排尿をがまんすることができ、トイレに座ってから排尿することが可能になります。

(2) トイレット・トレーニング

トイレット・トレーニングが始まる2〜3歳は、エリクソンの心理社会的発達の課題[2]では「自律性」対「恥・疑惑」の時期で、なんでも自分でやってみたいと思う反面、自分で何ができるのだろうかという不安や疑問ももっています。トイレット・トレーニングを通してうまく排泄ができると、「すごいね。できたね」とほめられるので得意な気持ちになりますが、失敗すると恥ずかしいという気持ちも体験します。「○○ちゃんはトイレでおしっこできるのに、あなたはできないの？ 赤ちゃんみたいだね」などと言ったり、排泄したあとに教えてきた場合に「出る前に言わないとだめでしょ」と叱るなどの恥をかかせるようなかかわりは、自信を喪失させ、「自分は何をしてもできない」と疑ってしまいます。トイレット・トレーニングでは、教えてくれたことをほめていくことから始め、子どもの成長を見守っていく姿勢が必要です。

自宅ではどのように排泄を促していたかや、尿意を感じたときの子どものしぐさについて、親から情報を得て、子どもが成功体験を積み重ねることができるように支援することが重要です。

(3) トイレを怖がる子どもへの支援

トイレで排尿できることが増えてきた子どもの場合、カテーテルを挿入するか、排尿を促し蓄尿を試みるか、親も医療者も悩むところだと思います。3〜4歳であれば、蓄尿の必要性を伝えたうえで蓄尿方法を子どもといっしょに検討することもできるでしょう。例えば、「おしっこをつくるところが元気か調べることになったよ。朝起きて、夜寝て、また朝が来るまでの1日のおしっこを袋にためるんだよ。病院のトイレでおしっこできるかな？ 夜は途中で起きるのは大変だし、おむつに出てしまったらおしっこが採れないから、管を入れてもらうのはどうかな」と、できる範囲の自律を大切にしつつ、蓄尿が確実に行えるような提案を子どもが受け入れられるように話すことが必要です。

排泄が自立した子どもであっても、入院生活により退行し、おむつを履きたがったり、病院のトイレが薄暗いため怖がったり、便座の形や大きさが自宅とは異なり、落ちてしまいそうで怖いと思っている場合もあります。トイレに動物の絵などを貼ると明るい雰囲気になり、会話も弾み、親しめるようになります。トイレに座りたがらない場合には、おまる、チャンバー、装着式子ども用便器（洋式トイレ用採尿容器）などの使用（図6-4-2）も検討するとよいでしょう。

親がそばにいない場合は、尿意を医療者に伝えられず、一人でトイレに行かなくてはいけないと考え、「トイレが怖い」という表現になる場合もあります。ナースコールを押す練習をしたり、定期的にトイレに誘導してみましょう。

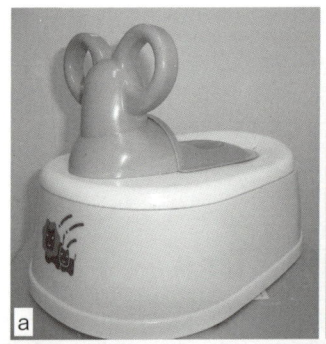
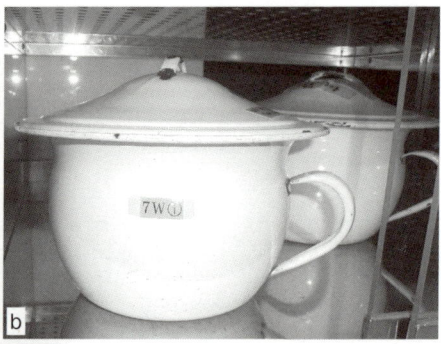
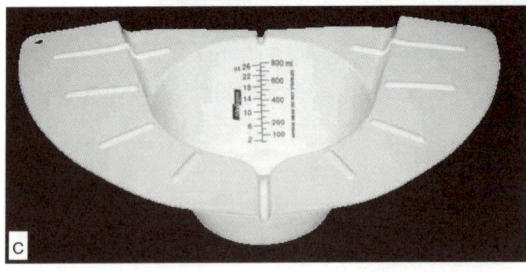

a：ステップアップ式おまる。子どもの成長に合わせて、おまる→補助便座→ステップの3段階に使用できる（おまるでステップDX；コンビ株式会社）
b：チャンバー。ふたを外し、そこに座るようにして使用する
c：洋式トイレ用採尿容器。便器と便座の間に挟み込むだけで採尿できる（安心ユーリンパン；村中医療器株式会社）

図 6-4-2 ● 子ども用の排泄用品

（ 「床上排泄ができない」と言う 子どもへの支援 ）

…▶ 床上排泄の必要性を、羞恥心や自尊心を傷つけないように説明し、リラックスして排泄できる工夫をする

　トイレット・トレーニングが終了した子どもにとって、床上排泄は非常に難しく、羞恥心を伴います。術前に親に協力してもらい、床上排泄を練習すると、リラックスした状態で自分が排泄しやすい便器の挿入方法や体位を見つけることができる場合があります。医療者は、子どもと親にその方法を教えてもらい、排泄介助にかかわるスタッフが同じように介助できるようにしましょう。

　寝たまま排泄することは、自分が退行してしまったと感じたり、コントロール感の喪失を感じて不安に思う子どももいます。子どもには、床上排泄の必要性を伝える必要があります。「手術したばかりで、座ってしまうと○○に負担をかけてしまうから、横になったまま、おしっこをしてもらう必要があります。いつもと違うからやりずらいと思うけど、きっとできるよ」と子どもの気持ちに共感して励まし、どのような工夫をしたら排泄しやすいかを子どもと相談し、リラックスさせることも必要です。

　ほかの子どもが試して成功した方法を紹介することも効果的です。例えば、一人になる、水が流れる音を聞く、陰部洗浄やぬるま湯をかける、差し込み便器を挿入した状態で布団を掛けて音楽を聴く、自宅のトイレに入って排泄する姿をイメージする、などがあります。

【引用文献】
1) 田中秀子，溝上祐子 監：失禁ケアガイダンス，日本看護協会出版会，2007.
2) Erikson, E.H. : Childhood and Society, W W NORTON & Co., 1963.

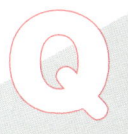

清潔ケア

Q 点滴中の清拭や挿入部の清潔ケアを嫌がる子どもがいます。
「動いたら取れちゃうから、そしたらまたチックンになっちゃうよ」
と言って協力を求めても、「痛い」と言って触らせてくれません。
どのように対応したらよいでしょうか。

点滴挿入部の清潔ケア

···▶ 点滴は取らないこと、どのように清拭するのかを伝えることが、安心感につながる

　子どもは、点滴挿入部には痛い記憶があります。「また痛いことをするのではないか」と不安に思い、触れられることを拒みます。どこを外し、どこは付けたままにするのかを伝えるようにしましょう。「（点滴が挿入されていない腕を指し）こっちはきれいに拭き拭きしたね。今度はこっちのおてても拭こうね。ここ（点滴挿入部）は取らないよ。テープと手のお布団（シーネ）だけとって、手をタオルで拭くんだよ。手をきれいにするんだよ。○○ちゃんは、ここ（点滴挿入部）が取れないように、手を動かさないでじっとしていてね」と伝えます。後述する工夫をしながら、「最初はテープを取るよ。ちょっと痛いかもしれないから、ゆっくりやさしく剥がすね」などと言って、清拭のステップを一つひとつ伝えることで、子どもは次第に安心できることがあります。

　子どもが動いてしまい危険な場合は、看護師二人で清拭することも必要です。例えば、一人は子どもを抱っこし、DVDを鑑賞したりおもちゃで遊んだりすることで子どもの意識を清拭からそらし、もう一人はケアを確実に行います。

テープを剥がす際の工夫
（図6-5-1）

···▶ テープは無理やり剥がすのではなく、愛護的に行い、痛みの軽減や皮膚損傷を防止する

　点滴挿入側の清潔ケアを行う中で、子どもが最も嫌がることは、テープを剥がす際の痛みです。針挿入部以外の固定テープを皮膚から剥がす際には、周囲の皮膚を手で押さえながら、皮膚とテープの角度を90度以上にしてゆっくり剥がしていきます。剥がしにくい場合、無理やり剥がしてしまうと水疱形成や皮膚損傷の原因になります。粘着物質を溶かす作用のあるリムーバーを使用したり、湿らせたガーゼをテープと皮膚の間に押し当て、水分を滑らせると、愛護的に剥がすことができます。

　清拭後のテープ固定では、腕とシーネを密着させて動かないように固定することが重要です。皮膚の脆弱な子どもや乳児には、粘着剤が

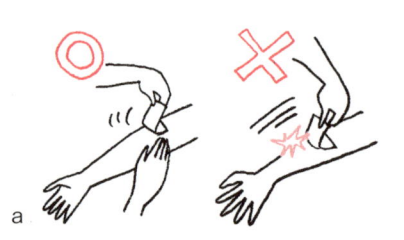
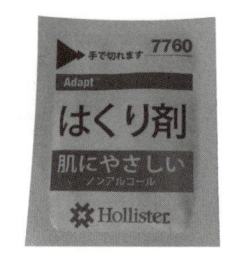
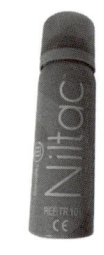

a：テープの剥がし方。周囲の皮膚を手で押さえながら、皮膚とテープの角度を90度以上にしてゆっくり剥がす
b：粘着剥離剤パック（株式会社ホリスター）
c：粘着剥離剤スプレー（コンバテックジャパン株式会社）

図6-5-1 ● 点滴テープの剥がし方

ゲル状になった皮膚を傷めにくいテープの使用を考慮する必要があります。腕に巻くテープの一部にテープで裏打ちするなどして、粘着面積を少なくするという工夫もできます。

（　親の参加　）

…▶ **親といっしょに清拭を行うと親子のスキンシップが図れると同時に、子どもに安心感を与えることができる**

清潔ケアは、親の面会が始まる前の午前中に行うことが多いかもしれませんが、入院間もない子どもの場合は看護師に慣れていないため、親といっしょに清拭を行うほうが安心でき、スムーズに行えます。子どもは、親がそばにいることで安心して裸になることができ、母親に体を拭いてもらうという心地よいスキンシップの時間になります。日頃から子どもの体をよく観察している母親といっしょに清拭を行うことで、けがをした場所の治り具合や、乾燥しやすい部位など多くの情報を得ることもできます。

看護師は、温かいタオルをしぼり母親に渡し、親子の会話を見守ったり、いっしょに会話を楽しみながらケアしていくことで、子どもともコミュニケーションが図れるようになっていきます。信頼関係ができてきたところで「看護師さんは、どこを拭いてもいいかな？」と尋ねて、「こっち」と言ってくれるようになれば、緊張が解け、清拭ができるようになります。点滴挿入部は看護師が清拭する必要があることを子どもに伝えたうえで、親と子が会話したり遊んだりしている間に清拭を行います。自宅ではお風呂でどのようなおもちゃで遊ぶのか、どんなことをするのかなどを聞いておくと、次回の清拭でも「○○ちゃん、おうちではじょうろで遊ぶんだよね」という話題を出すことで、会話が弾み、リラックスして清拭することができます。泣いて嫌がる場合には、子どもが好きなおもちゃやDVD鑑賞など、遊びを取り入れながらケアを行っていく工夫が必要です。

子どもは新陳代謝が盛んであり、発汗も多いため、汗疹や感染の発生を予防するうえでも、点滴挿入部の清潔ケアを確実に行うことが重要です。子どもにとって、痛みがなく、安心できる点滴挿入部の清拭が受けられるよう、遊びを取り入れたり、親に協力してもらうことをお勧めします。

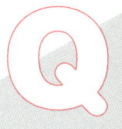

発達障害のある子どもへの対応

Q 自閉症で発達の遅れがあるお子さんに対して、親は「本人は何をされているのかわからないので、（処置や検査を）早くやってください」と言うのですが、いろいろな場面で暴れてしまったり、パニックを起こしたりします。どのように支援・対応したらよいでしょうか。

自閉症の特性

···▶ 個別性のある子どもの障害特性を踏まえたうえで支援をしていく

　自閉症は、①社会性の障害、②コミュニケーションの障害、③想像性の障害とこだわり行動、という3つの領域の障害があります（表6-6-

1）[1-3]。

　症状発現の重症度は一人ひとり異なり、また認知レベルも、平均以上、標準、情緒的な問題を抱えている子どもまで、まちまちです。自閉症の子どもは感覚も独特であり、感覚遊びへの没頭、くるくる回るものへの凝視、身体接触の嫌悪、特定音の嫌悪、痛みや熱さへの鈍感あるいは敏感さをもつ場合があります[3]。

　自閉症の子どもを支援する際には、日頃の様

表 6-6-1 ● 自閉症の3つの領域の障害

社会性の障害	● アイコンタクト、顔の表情、体の姿勢、ジェスチャー（指差し、手振り、うなずき等）など、対人的相互反応を調節する多彩な非言語性行動の使用に顕著な障害があり、仲間関係をつくり上げることが難しい ● 自発的に他者と楽しみや興味を共有すること（おもちゃを貸す、関心があるものを見せる等）ができず、対人的・情緒的相互性が欠けている
コミュニケーションの障害	● 話し言葉の発達の遅れ、またはまったく話さない。十分会話のある場合でも、他人と会話し、継続する能力に著明な障害がある ● 言葉のもつ多義性や隠れた意味などを理解できない ● ワンパターンで反復的な言葉の使用、または独特な言語で話す ● 自発的なごっこ遊びや、社会性をもったものまね遊びが欠如している
想像性の障害とこだわり行動	● ワンパターンで限定された興味に異常に熱中する ● 特定の機能的でない習慣や儀式に頑なにこだわる（例えば、おもちゃを一定の順番でまっすぐに並べたり、物事がいつもどおりのやり方やルールどおりでなければ納得しない等） ● 手や指をばたばたさせる、ねじ曲げるなど、ワンパターンで反復的な運動に執着する ● 物体の一部に持続的に熱中する

（稲垣真澄：発達障害の最近の考え方と課題，小児科臨床，61（12）：2337-2341，2008／原 仁：自閉症概念の広がりと診断，小児科臨床，61（12）：2383-2397，2008／Souders, M.C. et al.：Caring for children and adolescents with autism who require challenging procedures, Pediatr Nurs, 28（6）：555-562, 2002 を参考に筆者作成）

子を親から聴取し、その子どもの特性を知り、苦手や嫌悪を感じる物事を可能な限り取り除けるような配慮、そして、入院や医療行為を受けることによって生じる刺激等のダメージを極力少なくする工夫が必要になってきます。

入院生活上の留意点

…→ 親からも情報を得て、子どもが病院内で安心して過ごせるよう環境を整える

　親の付き添いがない時間は、自閉症の子どもとコミュニケーションをとることは困難が予想されます。食事や排泄はどのように行っているのかなど、日常生活支援の方法について具体的に情報をとり、子どもが慣れた方法で看護師が支援していく必要があります。入院時に得ると役に立つ情報を表6-6-2に示します[4]。

(1) ストレスや感覚刺激への対応

　自閉症の子どもは言語認知の問題があるために、医療者の言う言葉を復唱するだけになり、希望を的確に訴えられなかったり、医療者が普段どおりに行ってくれない・理解してくれない状況に、ストレスを感じていることがあります。

　ある男児は、ストレスを感じると、笑って何度も飛び上がりました。一見喜んでいるように見えてしまい、対応が遅れることがあります。同じ行動であっても、子どもによっては、こだわり行動である場合もあります。子どもがストレスをどのように示すのか、どう対応すると落ち着くことができるのか、親から情報を得ておくことが必要です。

　病棟内には、さまざまな聴覚刺激や視覚刺激

表 6-6-2 ● 自閉症の子どもに関する入院時の情報収集例

社会性	●新しい人に出会ったとき、どのように反応しますか ●同じ世代の子どもには、どのように反応しますか ●触覚や聴覚の敏感さはありますか ●パーソナルスペースはどの程度必要ですか。どのくらい接近しても大丈夫ですか ●かかわるときの最善の方法はなんですか
コミュニケーション	●どのようにコミュニケーションをとりますか。言葉を使用しますか ●絵カード、字や絵などを使用すると理解しやすいですか ●目を合わせることは嫌ではないですか。話すよりも機械などのテキストメッセージを使用したほうがコミュニケーションしやすいですか ●感情を理解できますか。表情や合図などは読み取ることができますか ●痛みを表したり、伝えたりすることはできますか ●指示に従うことはできますか。どのように指示すると伝わりますか
行動	●こだわりや同じ動作を繰り返すことはありますか。その場合は、どのように対応していますか ●子どもを不安にさせたりすることはありますか。過去の病院体験でそのような経験はありますか ●興奮や不安の兆しがあるときは、どのように反応しますか。不安や興奮したり、混乱したときは、どのようにかかわったらよいですか
スケジュール	●家でのスケジュールを教えてください。病院の予定とどの程度近いでしょうか ●今回、どのように説明をしてきましたか ●これからのこと（部屋移動や医療行為など）について、どのように心理的準備を支援していけばよいでしょうか ●普段、予定が変更になった場合は、どのようにかかわっていますか

(Scarpinato, N. et al. : Caring for the child with an autism spectrum disorder in the acute care setting.
J Spec Pediatr Nurs, 15 (3) : 244-254, 2010 を参考に筆者作成)

があります。ある女児は、赤ちゃんの声を聞くと耳をふさぎ、部屋を歩き回りパニックを起こす特徴がありました。入院時、「赤ちゃん？ 赤ちゃん？」と、赤ちゃんがいないか、泣き声が聞こえてこないか、不安に感じていました。「ここのお部屋は大きい子どものお部屋だから、赤ちゃんは来ないよ」と伝え、自宅から持参した耳あてを装着して過ごしました。

複数の人の声やサイレンなど、予測のつかない大きな音や高い周波数音に過敏な子どももいます[5]。処置や訪問時は、少人数または一人が代表で話しかける、個室やパーテーションを用意するなど、環境の調整が必要な場合もあります。

(2) 睡眠障害への対応

自閉症の子どもの中には、睡眠に問題をもつ例も多く、睡眠障害が日中の落ち着きのなさや情緒不安定さにつながっている場合があります[6]。特に、自宅とは違う病院環境はストレスが多く、睡眠障害を起こしやすい状況です。

検査や処置がある場合には事前に伝えることが支援になります。予定を絵で示し、順番に並べ、1日の予定を把握しやすいようにする工夫も必要です。

医療行為における支援

…▶ 顔なじみのスタッフが、その子どものコミュニケーション特性に適した視覚的支援を行う

(1) 対応するスタッフの固定化

医療機関を受診する、または入院することになった自閉症の子どもにとって、病院は未知の予測が難しい環境です。何が起こるか予測がつかないことや初対面の人に出会うことに、不安や強い恐怖心を抱きます。

医療行為にかかわるスタッフを可能な限り数人に固定し、顔なじみになると、医療者も子どももお互いのかかわり方がわかるため、安心していっしょに取り組むことができます。

(2) 視覚的支援

検査や処置があるときには事前に伝え、何が起こるのか予測ができるようにステップを伝えておくことが、自閉症の子どもにとっても安心につながります。「○○くんは、ベッドに横になります」「胸にシールを付けます」などと明確で単純な短い文章で伝え、絵や写真カードなどの視覚的ツール（図6-6-1）も活用し、構造化して説明するなどの支援を行っていくことで、子どもは納得し、安心して医療行為を受けることができるようになります。

視覚的支援によって、自閉症の子どもは、以下のことができるようになります[7]。

- ●ルールに従う。
- ●何をすべきかを理解する。
- ●どんなことがその日に起きるかがわかる。
- ●予定をどうやって完了するかがわかる。終わったことを誰かに伝える。
- ●一つの活動から次の活動へと切り替える。
- ●したいことについて選択をする。

他児への説明ツールとして使用している写真バインダーを、視覚的支援の資料として活用することもできます。子どもによっては、ステッ

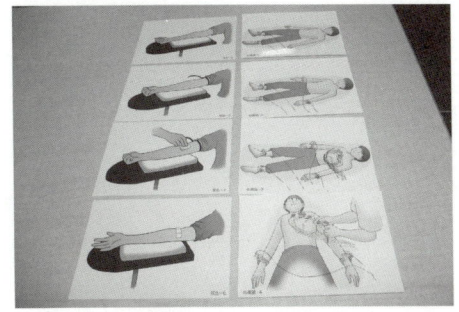

図 6-6-1 ● 視覚的ツールの例（絵カード）
（NPO法人あすく）

プが多いと不安になってしまう場合があるた
め、親と相談して、課題をやり遂げるうえで必
要になる正確な情報だけを取り上げ、短いステ
ップにすることも必要です。

　絵や写真以外にも、実際に見学したり、使用
したりする物品に触れ親しんでおくことも、予
測をより現実に沿ったものに近づけることがで
き、効果的だといわれています。例えば、24
時間心電図測定が必要な自閉症の子どもに1時
間の体験型予習を行ったところ、88％の子ども
が検査を終了することができたという報告があ
ります[8]。採血では、採血に関する物語を読み
聞かせ、終わったあとのご褒美は何であるかを
伝え、スケジュールがわかるように写真で示し、
使用する物品を自宅に持ち帰って親子で練習し
てもらうことで、当日の採血ができた[9]という
報告があります。

　絵カードの作成方法などに役立つホームペー
ジもありますので、参考にしてみてください。

● 平成20年度 厚生労働省障害保健福祉推進事
業（障害者自立支援調査研究プロジェクト）
分担班：自閉症・知的障害・発達障害児者の
医療機関受診支援に関する研究. http://
www.dinf.ne.jp/doc/japanese/resource/
jiritsu-report-DB/db/20/049/report2.pdf

● NPO法人あすく　http://npoask.blog.so-net.
ne.jp

【引用文献】
1) 稲垣真澄：発達障害の最近の考え方と課題，小児科
臨床，61（12）：2337-2341，2008.

2) 原 仁：自閉症概念の広がりと診断，小児科臨床，
61（12）：2383-2397，2008.

3) Souders, M.C. et al.：Caring for children and
adolescents with autism who require challenging
procedures, Pediatr Nurs, 28（6）：555-562, 2002.

4) Scarpinato, N. et al.：Caring for the child with an
autism spectrum disorder in the acute care setting,
J Spec Pediatr Nurs, 15（3）：244-254, 2010.

5) 軍司敦子：自閉症のコミュニケーションを支える認
知研究の現状，小児科臨床，61（12）：2477-2480，
2008.

6) 石崎朝世：自閉症の睡眠障害とその治療，小児科臨
床，61（12）：2467-2471，2008.

7) Savner, J.L., Myles, B.S.（門眞一郎 訳）：家庭と地域
でできる自閉症とアスペルガー症候群の子どもへの
視覚的支援，明石書店，2006.

8) Demore, M. et al.：Behavioral approaches to
training developmentally disabled children for an
overnight EEG procedure, J Dev Phys Disabil, 21
（4）：245-251, 2009.

9) Davit, C.J. et al.：A pilot study to improve
venipuncture compliance in children and
adolescents with autism spectrum disorders, J Dev
Behav Pediatr, 32（7）：521-525, 2011.

【参考文献】（Part 6「日常生活の援助」）
1) 大岡良枝，大谷眞千子：NEW なぜ？がわかる看護
技術LESSON，学習研究社，2006.

2) 徳永秀美：小児患者本人に向けての服薬指導，月刊
薬事，54（2）：281-287，2012.

3) 国立成育医療研究センター薬剤部 編：小児科領域
の薬剤業務ハンドブック，第2版，じほう，2016.

4) 国立成育医療研究センター看護部 監：小児の状態
別スキンケア，ビジュアルガイド，中山書店，
2012.

多職種連携

多職種連携

多職種連携の意義

小児医療に携わる職種には、医師、看護師、薬剤師、管理栄養士、臨床検査技師、診療放射線技師、作業療法士、理学療法士、言語聴覚士、視能訓練士、臨床心理士、チャイルド・ライフ・スペシャリスト（CLS）、保育士、ソーシャルワーカー（MSW）、特別支援学校教諭などが含まれます。

医療現場の中でも、一般外来、救急外来、NICU、PICU、病棟、検査室、手術室といった部門ごとに、子どもと家族に携わる職種がいます。検査や処置、手術など、子どもに必要とされる医療内容や状況に応じて、関係する職種や人数は異なり、多職種間の連携・協働の方法なども異なってきます。検査や手術など他部門にまたがる場合は、その子どもにかかわる職種の種類やスタッフの数はさらに増えることになります。

日々、これら多くの職種が子どもとその家族にかかわり、コミュニケーションを図りながら、親子との関係を築いています。その過程においてつくられた親子との関係性や得られた情報などは、その子どもと家族にかかわる職種の数だけ多様になります。それらを職種間で共有して、医療や看護、心理社会的支援に活用することが、よりよい医療提供につながります。

もし、一人のスタッフだけがその情報を把握していて、他者に共有されていなかった場合、もしかするとその情報は、その子どもと家族に必要とされる医療や支援において、最も重要な情報であるかもしれません。それぞれの職種の専門的な知識や視点から多くのことを情報収集し、アセスメント、評価して導き出された問題があるでしょう。その問題や解決策を多職種間で検討することで、それぞれの職種が担える領域や役割が見えてきます。多職種が集ったチーム医療においては、それぞれの専門性や役割の違いを認識しながら、どの部分で役割を分担していくか、またどのように協働しながら進めていくかが重要になるでしょう。

子どもと家族にとっての多職種連携

（1）子どもにとっての多職種連携

子どもは初めての医療現場で見ず知らずの医療者と出会ったとき、「この人はどんな人なのだろう」「何をされるのだろうか」など、さまざまな不安や思いをめぐらせています。

子どもは知らない医療者に囲まれると、初めての体験や未知の出来事に遭遇したときと同じ思いを抱きます。実際にその医療者と話をしたり、信頼関係を構築したりするまでは、子どもは何をされるのかと緊張し、さまざまな不安や恐怖を抱えているのです。そのため、医療の場においては、何よりもまず、子どもの抱えている不安や恐怖を最小限にできるように支援しなければ、子どもがその子らしくいることや、子どもが本来もつ興味や関心を周囲に示しながら、主体的に医療体験に臨むことは難しくなります。

家の近所のかかりつけの医師が、その子ども

にとっての"医師＝先生"という認識の場合もあります。白衣を着ていれば"先生＝医師"と思う子どもも多く、白衣を着た医療者すべてを医師だと思っていることもあります。

　医師など白衣を着た医療者を見た途端に泣き出す子どもを、病室などでよく見かけることがあるでしょう。これは、いままでの子どもの医療体験や認識から来る反応でもありますが、看護師はそのような様子を見せる子どもに対して、うまくサポートし、仲介するような働きかけを行うことが必要です。日々のケアやコミュニケーション、遊びなどを通したかかわりの中で、すでに子どもとの信頼関係を形成しているスタッフであれば、医師と子どもとの関係づくりを促すうえでの支援者になり得ます。医師とそのスタッフがよい関係性を示せば、子どももその医師を信頼し、子どもの医療者に対する認識を変える一助になります。

　さまざまな医療職種やスタッフを子どもに紹介し、関係づくりをサポートしながら、多職種が連携・協働した医療を子どもが体験することで、子どもは自分の治療のためにこんなにも多くの職種が携わっているということを理解するでしょう。そして、医療チームとして、多職種が集まって医療を提供してくれているということも認識できるようになります。子ども自身も、自分の病気や治療に向き合い、闘病の中で抱えるさまざまな思いや考え、疑問などをスタッフに伝えられるようになるでしょう。また、よい多職種連携のあり方や働きを見聞きすることで、「自分もその医療チームの輪の中にいる一員になりたい」「いっしょにみんなで取り組みたい」という、子どもながらの思いや感謝の気持ちも、自己の治療を通して芽生えていきます。

（2）家族にとっての多職種連携

　家族の前に代わる代わるさまざまな医療者が現れると、ときに家族にとまどいや混乱を生じ

させることがあります。白衣をまとった医療者の中で、この人は医師なのか、臨床検査技師なのか、薬剤師なのか、臨床心理士なのか、家族は誰がどの職種かを見極めることは難しくなります。また家族は、看護チームの中でも、どの看護師に話しかけたり、相談したりすればよいのだろうかと悩むことも多いようです。

　医療者にとっては、その子どもと親が一つの家族単位であっても、反対の立場にいる子どもと家族にとっては、大勢いる白衣を着た医療者の中の一人なのです。いろいろな職種が多くかかわることが、その家族にとって、より多くの支援やよりよい医療が受けられているという認識につなげられるように、家族に医療チームを紹介し、チーム医療について理解を促していけるような配慮が必要です。

　もし、家族と医療者との関係において何かしら支障をきたした場合、医療チームの誰かが家族と良好な関係を築いていたならば、そのスタッフが家族とその医療者を仲介し、問題の解決を担うことができます。家族が思うように意思を伝えたり、希望を伝えたりしにくいというような状況があれば、他職種がうまく間に入ってコミュニケーションを助け、子どもや家族の意思や希望を伝えることもできます。

　このように、子どもと家族に対して、多方面から多角的なアプローチや支援が行えるということが多職種連携の意義であり、それにより医療を受ける子どもと家族に安心感を与えること

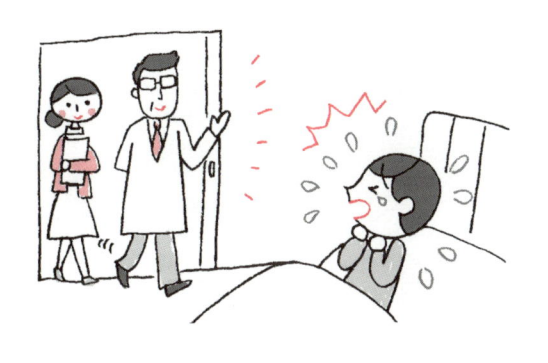

ができるのです。そして家族が、「子どもと家族を中心にして、このように多くの職種が集まって医療を受けている、支えられている」と感じられることが、医療を受けるうえでの信頼につながるのではないでしょうか。

医療者にとっての多職種連携

医療に携わる同じスタッフとして、それぞれの医療職種がどのようなことを専門としており、どのような専門的知識や役割があるのか、どのように働きかけや支援ができるのかなどをお互いに理解することから、多職種連携の第一歩が始まると考えます。自分の勤務する職場や施設内に、どのような職種のスタッフがいるのかを把握し、「このようなことはこの職種に聞くことができるな」と考えたり、「このようなときはあのスタッフに相談したり、任せたらよいな」などと思えることは、急な出来事やさまざまな問題に対処するうえでも大きな力となります。

子どもの病気やその状態・状況などに応じて、その場に集合する職種の数や連携の構図は変わります。しかしながら、日頃から多職種でかかわっていれば、同じような問題に直面した際に、多職種がお互いの知識や経験を出し合って協働することができます。これがいかによりよい医療の提供につながっているかについては、その体験から、誰もが学び、認識していることでしょう。

その場・そのときの状況に応じて、誰がイニシアチブをとり、立ち位置を交代しながらリーダーシップをうまく発揮できるかも重要です。お互いの役割と立場を尊重し合いながら、"子どもと家族中心の医療のために"と、ともに行動できることが求められるでしょう。

また、多職種が連携することで、独りよがりの医療や支援提供になることを防ぐことができます。一つの職種や一人の医療者だけですべてを判断して対処し、解決できるということは決してありません。多くの職種が同時にかかわり、それぞれの視点や問題へのアプローチが異なることで、よりよい問題解決や対策を講じることができるようになることも多くあります。逆に、一人の医療者ですべてを抱える必要がなく、情報や問題を他の職種と共有し、いっしょに分かち合えることで、どのような困難な状況にある子どもや家族にも、よりよい医療や支援を提供することができるようになるのです。

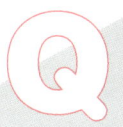

多職種連携の方法

Q 処置中に子どもにかかわる職種が大勢いますが、お互いにどのように連携したらよいでしょうか。

ここでは、チャイルド・ライフ・スペシャリストがかかわった二つの事例を用いて、多職種連携の方法について考えてみましょう。

(事例1) 点滴挿入を嫌がるSちゃん

点滴挿入を泣いて嫌がる子どもに対して、どのように多職種が役割を担い合いながら連携することができるでしょうか。

関係する職種：医師、看護師、チャイルド・ライフ・スペシャリスト（CLS）

[経過]

①

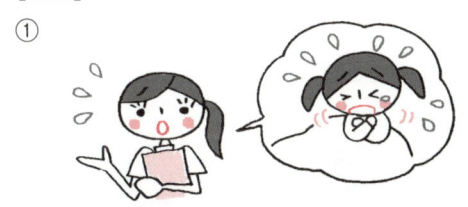

看護師はCLSに、Sちゃんが点滴挿入を嫌がって泣いており、手を隠してしまって見せてくれないため、点滴挿入ができない状況だと相談した。

②

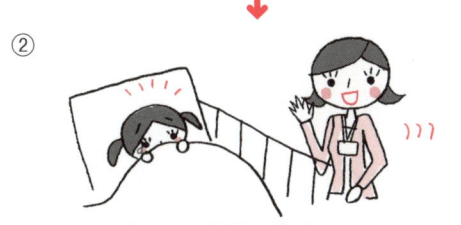

CLSはSちゃんの部屋を訪室し、Sちゃんの様子や状況、思いを確認した。

③

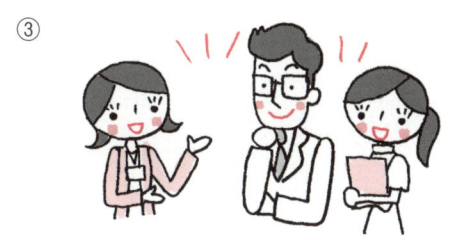

CLSは医師や看護師と相談し、Sちゃんに事前準備のプリパレーションを行う時間をもらった。

④

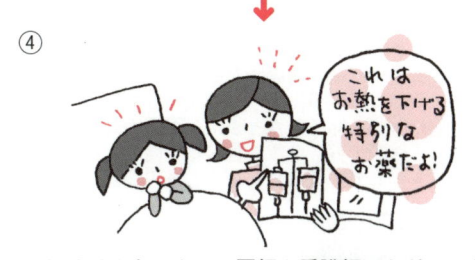

CLSはSちゃんに、医師や看護師からどのような話を聞いたのかや、Sちゃんの点滴挿入に対する思いや理解内容、誤解の有無などを確認し、点滴挿入に関するプリパレーションを行った。痛みから意識をそらせ、おもちゃや絵本など別のことに集中できるための方法（ディストラクション）を何にするか、Sちゃんが選択した。

⑤

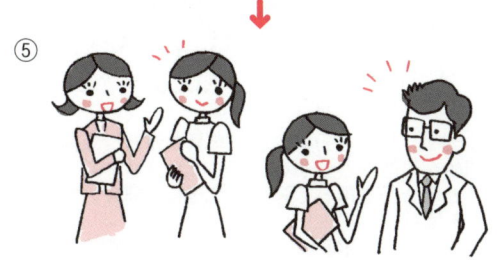

CLSは看護師に、Sちゃんの気持ちが切り替わり、点滴挿入が実施できそうなことを報告した。
看護師は医師に報告し、点滴挿入実施の時間調整などを行った。

⑥

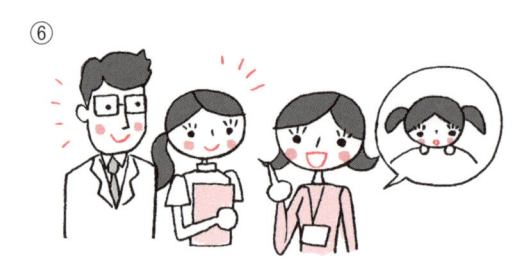

　CLSは、医師と看護師にSちゃんの点滴挿入時の方法や希望を伝えた。
　実施までのSちゃんとの会話やディストラクションは、CLSがリードをとりながら行った。

↓

⑦

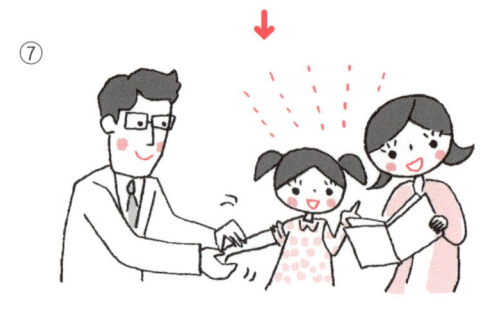

　医師が血管を探し出すまでは、CLSはSちゃんといっしょに絵本を見ながら待ち、適宜、医師の行っていることや手順などをSちゃんに声かけし、確認した。
　Sちゃんとの遊びに医師や看護師を誘ったり、Sちゃんとの会話に医師や看護師も参加できるようにコミュニケーションを仲介した。例えば、Sちゃんの好きな食べ物に関する話をしたときに、医師の好きな物を聞いたり、医師の好きそうな食べ物を当てっこするような会話を促して、医療者と子どもとの関係づくりを行った。
　処置室内が和やかな雰囲気になり、子どもと医療者双方の心的な緊張を緩和できるようにサポートした。

↓

⑧

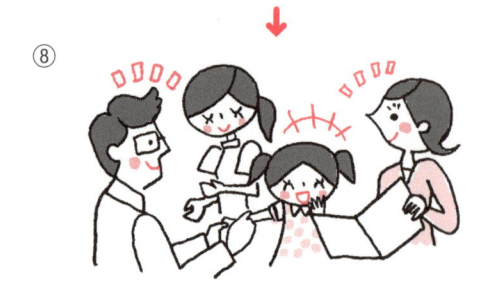

　CLSは、医師の行動や状況を見ながら、点滴の挿入開始が可能かどうかを、アイコンタクトやうなずきなどの合図を用いて医師と確認し、挿入のタイミングを図った。
　看護師は、点滴挿入と固定に必要な医師の介助を行った。
　CLSは、Sちゃんに深呼吸を促したり、動かないで協力できているSちゃんのがんばりをほめたりしながら、挿入時の苦痛緩和のための支援を継続した。

⑨

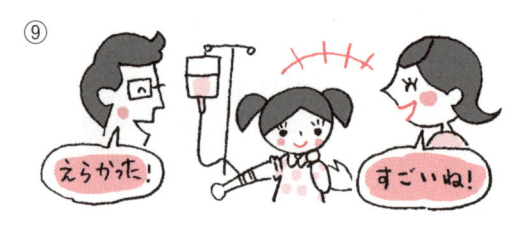

　点滴挿入終了後は、全員でSちゃんのがんばりをほめて認め、CLSはSちゃんと医師がいっしょに協力しながら行えていたことをほめる声かけをした。
　点滴の固定などもすべて終えたあと、再度、みんなでがんばれてよかったこと、Sちゃんの医療者への協力などを認めて終了した。

↓

⑩

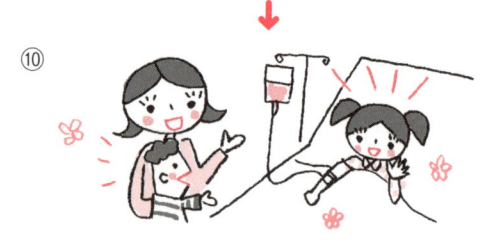

　点滴挿入処置後、帰室した。CLSはSちゃんの反応や言動を見ながら、いっしょに処置の様子を振り返った。

［かかわりのポイント］

⋯▶ 子どもに対応するスタッフやタイミングを変える

　子どもが点滴挿入を嫌がって泣いている場合、一人のスタッフが時間をかけて説得したり、子どもとの押し問答や取引をしたりしないことが重要です。長く押し問答することは、子どもに嫌な思いを抱かせ、余計に拒否的になるだけです。他のスタッフに交替したり、一度その場を離れたり、違う話題にしたりなど、子どもの意識や気持ちの切り替え、気分の転換がうまくできるようにすることが大切なかかわりです。

⋯▶ 泣いてよいことを伝え、気持ちを表出させる

　それでもどうしても点滴挿入が無理そうな場合は、いったん休憩を入れて、一人のスタッフ以外は子どものそばを離れて部屋を出ます。医

療者に囲まれていると、子どもの不安や怖いと思う気持ちは落ち着きません。

子どもと二人だけの時間をつくり、不安や恐怖、痛みで泣きたいという気持ちは当たり前であることを伝えます。そして、泣くのをがまんする必要はないこと、「泣いてもいいんだよ」ということを話しながら、子どもの抱えている思いを受け入れます。また、泣かないで行えることがえらいのではないこと、涙が出てもよいこと、泣きながらもじっと動かないで協力してくれることがえらいことなのだと伝えましょう。

子どもは一度「いや」と言ってしまったら、自分から引けなくなったり、すぐには泣きやめなかったりもします。子どもが泣いている中、点滴挿入の話をずっとしていても、嫌な思いがあふれるだけで、やろうという気持ちにはなれません。一度思いきり泣く時間をとり、落ち着くまで待つことも必要です。そして、泣きやんだあとでまた話をするようにするとよいでしょう。

⋯▶ 子どものがんばりと協力をほめて、認める

一度挿入を試みたけれども入らなかった場合、子どもは「自分はちゃんと動かずに、痛いのもがまんしてがんばった」「それなのに、どうしてまた痛い思いをしないといけないのか」と医療者に対する怒りを感じ、再挿入を嫌がって泣いていることもあります。そのようなときは、子どものがんばりと協力を十分にほめて、認めるかかわりが必要です。

そして、子どもに血管の細さや挿入の難しさを説明し、医師も故意にやっているわけでも、痛い思いをさせたいのでもないことを代弁していく必要があります。2〜3回やっても挿入できない場合は、休憩をはさみ、手浴で手を温めたり、別の医師に交替して実施してもらう必要があります。

(事例2) カテーテル挿入部の消毒とテープ固定を嫌がるTくん

これまでカテーテル挿入部の消毒を嫌がることはなかったTくんでしたが、挿入部が発赤して疼痛を伴うようになり、処置前や処置中に啼泣や拒否が始まり、処置を行うのが困難になりました。このような処置状況において、どのように多職種が連携したらよいでしょうか。

> 関係する職種：医師、看護師、皮膚・排泄ケア認定看護師、CLS

[経過]

①
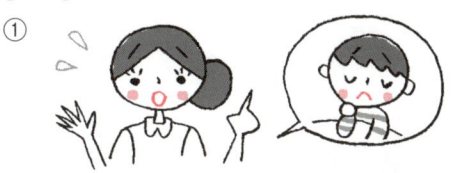

Tくんの処置中の様子が心配だと、看護師はCLSに相談し、医師から介入支援依頼があった。

②
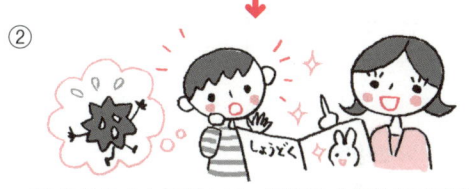

CLSはTくんに対して、消毒の必要性や皮膚状況がわかるように教育的なかかわりと、処置に対する感情を表出する支援を行った。

③
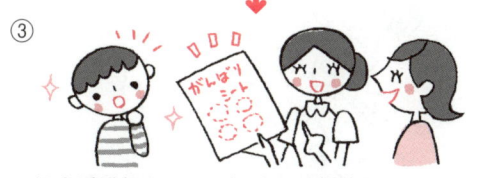

担当看護師とCLSがTくんに相談し、Tくんが処置をがんばったという証である"がんばりシート"を作成した。

④
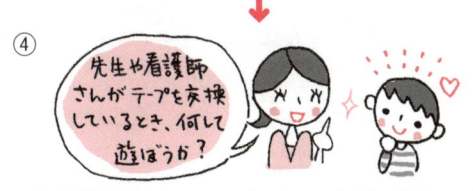

処置開始前に、CLSがTくんに処置に関する確認を行い、ディストラクションの方法を決定した。

⑤

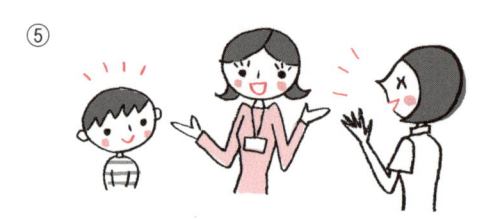

　CLSが皮膚・排泄ケア認定看護師をTくんに紹介し、処置にいっしょに入ってもらうことを説明した。

⑥

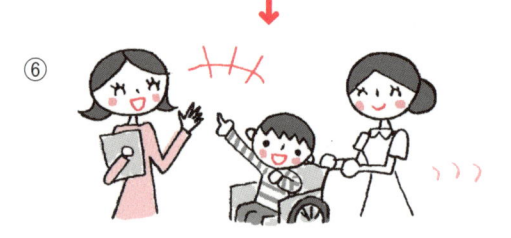

　処置開始前は、TくんとCLSがいっしょに遊んだり、処置に関係のない話をしたりしながら、看護師といっしょに処置室に移動した。

⑦

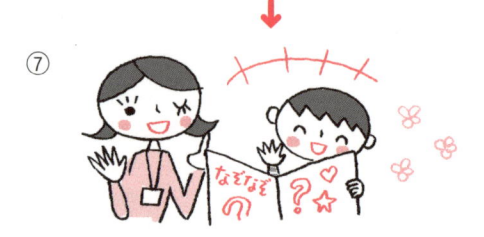

　ベッドに臥床して処置を開始するまで、CLSがTくんとコミュニケーションを図り、ディストラクションツールを使用した。

⑧

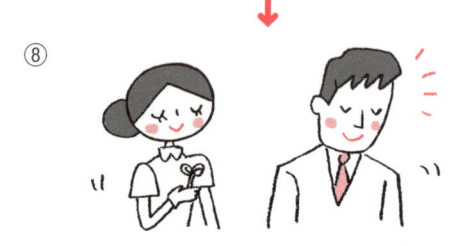

　テープ固定を除去し、医師が発赤の程度や刺入部を確認したのち、看護師が処置介助を行った。

⑨

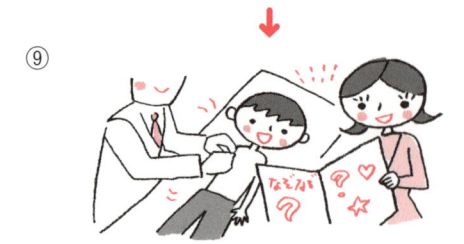

　CLSは、Tくんへのディストラクションと処置中のサポートを継続した。

⑩

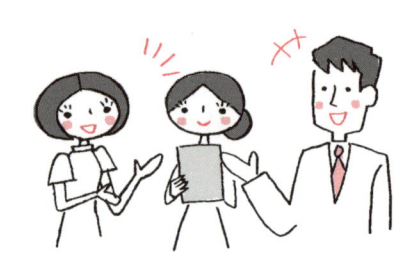

　皮膚・排泄ケア認定看護師も処置に参加し、処置方法や保護材の選択、テープ固定などを医師や看護師らと検討した。

⑪

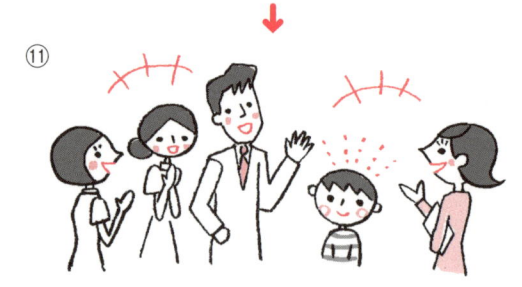

　処置終了後は、医療者全員でTくんのがんばりをほめて認めた。CLSは、Tくんが医療者に協力しながらプリパレーションどおりに動かずに行えたことをほめ、支持した。固定などもすべて終えたあと、再度、みんなでがんばれてよかったこと、Tくんの医療者への協力などを認めて、終了した。

⑫

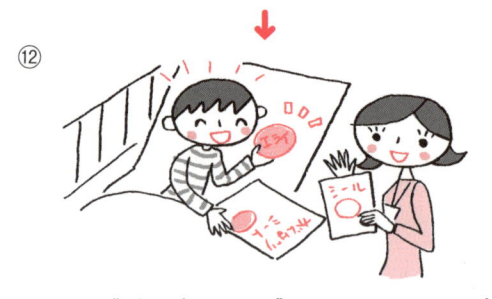

　CLSは"がんばりシート"にシールやスタンプを押して、処置の振り返りや次回に向けた希望確認などを行った。

[かかわりのポイント]

···▶ **どうして処置が必要なのか、子どもが納得する説明をする**

　皮膚状態がどうなっているのか、どうなるとよいのか、そのためにはどうしなければならないのかを、子どもがきちんと理解し、納得して処置を行えるように支援する必要があります。

さもなければ、痛みや苦痛を伴う処置は、子どもにとって嫌なことでしかありません。処置の継続の必要性を子どもにわかりやすく伝えましょう。

…▶ 処置を行うことにより、状態がよくなっていることを確認する

子どもの処置のがんばりとともに、皮膚状態が改善していることを、処置時に比較したり、確認したりしながら、子ども自身に毎回伝えていく必要があります。視覚的にも理解できるように、子どもが希望する場合は、写真や鏡で見せてあげるのもよいでしょう。

子どもの協力とがんばりがあったから、このようによくなってきているのだということを知ることで、子どもが処置に主体的に参加していこうとする気持ちを育むことができます。

…▶ 子どもの努力や協力をほめて支持する

処置が必要なことと理解し、苦痛があること

とも向き合って、処置が行えるように自ら臥床してくれたり、動かずにじっとしていたり、寝衣をもって医療者に協力するなど、子どもが一つでもできていたこと、努力していたことを認め、ほめてあげるかかわりが大切です。

泣くことがその子どもにとってのコーピング方法であるのであれば、痛みや苦痛で泣いてもよいことを伝えながら、それでも動かないでいてくれる子どもの姿や思いを支持してあげましょう。

…▶ 十分なスタッフが確保できない場合は、親に同じような役割を担ってもらう

処置中の子どものかかわりに十分なスタッフが確保できない場合もあるかもしれません。そのような場合は、親に同じような役割を担ってもらいながら処置を行うことで、子どもは医療体験を、苦痛だけではなく、ポジティブに受け入れられるようになるでしょう。

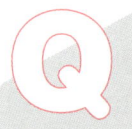

放射線部門との多職種連携

> **Q** 小児病棟に入院している子どもが放射線照射を受けることになりました。放射線科外来と病棟のスタッフが部門を越えてかかわることになりますが、どのように連携すればよいでしょうか。

(多職種カンファレンス)

····▶ 治療に関係する多職種全員で集まってカンファレンスを行うことで、治療への多職種の集結や医療チームとしての結束を意識できる

　小児病棟に入院している子どもが放射線治療を受ける際にかかわる職種は、小児科医、放射線科医、病棟担当看護師、放射線科外来看護師、診療放射線技師、医学物理士で、施設によっては、がん看護専門看護師（CNS）やチャイルド・ライフ・スペシャリスト（CLS）、保育士などがいます（図7-2-1）。以下では、筆者（CLS）の施設で放射線治療を受ける子どもに対する多職種連携についてご紹介します。

　小児科病棟に入院しているYちゃんが放射線照射を受けることになりました。小児科医はそれまでの経過から、Yちゃんの放射線治療は全身麻酔下でなければ実施できないと考え、麻酔科へ依頼しました。がん看護専門看護師

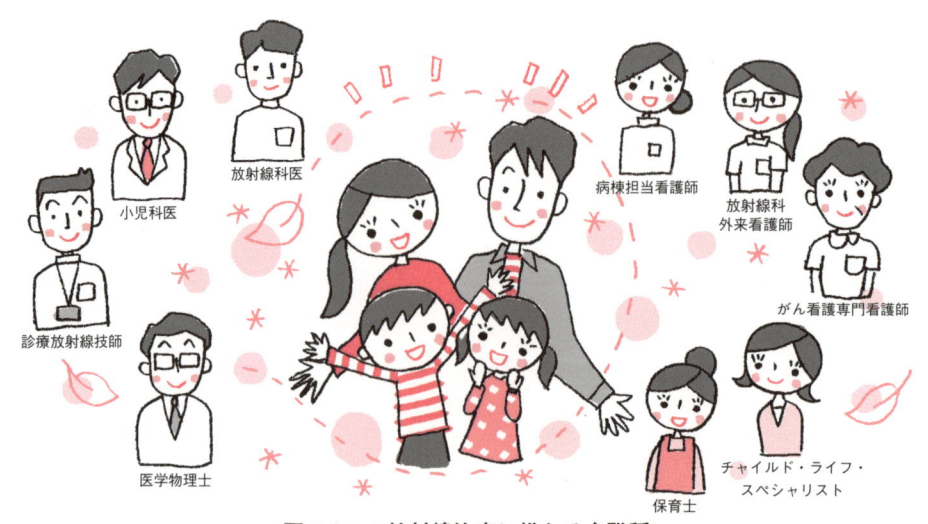

図 7-2-1 ● 放射線治療に携わる多職種

（CNS）は、全身麻酔がYちゃんの心身に及ぼす影響を考慮し、CLSによる介入を依頼しました。そこで、CNSとCLS、病棟担当看護師とでYちゃんと家族に関するカンファレンスを行い、情報を交換しました。

その後、放射線治療に携わるすべての職種が集まり、自己紹介して、今後の予定などに関する検討をしました。この場で、CLSがYちゃん親子に関する情報を提供して、スタッフ間で共有しました。そして、CLSが子どもへのかかわり方のコツなどを説明しました。

子どもへの治療説明と意思決定

…▶ 子どもは治療についての説明を受け、その治療の必要性を理解することで、意思決定ができる

Yちゃん自身に放射線治療やその必要性、流れについてどのように説明するか、医師、看護師、CLSと親を含めて検討しました。医師からYちゃんの年齢や理解度に合わせた説明を行いました。医師からの説明後には、CLSがYちゃんといっしょに話をしながらその理解を確認し、補足説明を行いました。Yちゃん自身も「この治療をして、自分の病気を治したい」と、治療参加への意欲や意思決定を見せました。

プリパレーション

…▶ プリパレーションの分担を多職種間で検討し、それぞれの職種の専門とする場面に応じて行う

病棟担当看護師、CNS、CLS、診療放射線技師は、Yちゃんの病棟での処置や検査、治療時の様子と、性格傾向や発達段階、親子・家族関係などの情報を共有し、放射線治療を受けるに

あたって考えられる問題や課題などを検討しました。また、プリパレーションの一連の過程を、いつ、誰が、どのように行うのかをいっしょに相談し、検討しながら実施しました。

- 一連の流れの理解とリハーサル→CLSが主になり行い、CNSと診療放射線技師がサポート。
- 病室から放射線治療室までの行き方→CLSが主になって行う。
- 固定具作成→診療放射線技師とCNSが主になり行い、CLSがサポート。
- 放射線照射の位置決め→診療放射線技師とCNSが主になり行い、CLSがサポート。
- 体験後の振り返りと次に向けた相談や確認→CLSが主になって行う。

…▶ 子どもへの声かけのリーダーを決めておく

多職種がかかわるため、子どもへの声かけのリードを誰がとるかを決めておきましょう。それにより、子どもは誰の声を頼りにすればよいかがわかり、職種間での指示や確認の会話などを聞いて不安になるのを防ぐことができます。

治療に携わるスタッフと子どもとの関係づくりの支援

…▶ 病棟で子どもとのかかわりが長く、信頼関係を築いているスタッフが、子どもと他のスタッフとの関係づくりを支援する

Yちゃんの放射線治療にかかわるすべての職種とYちゃんとの関係づくりをCLSが支援しました。

CLSが他部門の医療者と話をしたり、仲良くしている姿をYちゃんに見せたりしながら、そのスタッフがYちゃんにとっても安心できる医療者であり、治療を行ううえでの仲間である

ことを認識できるようにしました。また、CLSがYちゃんに医療者を紹介したり、Yちゃんの好きなことや遊びを取り入れてコミュニケーションを図れるようにしながら、Yちゃんが準備・練習段階から放射線治療にかかわるすべての職種と慣れ、仲良くなれるように仲介していきました。

固定具作成

> ⋯⋙ 人形用の固定具をいっしょに作成することで、子どもはその手順を思い出しながら、より安心して自分の体験に臨むことができる

固定具作成について、CNSとCLS、診療放射線技師が相談し、連携しながら、Yちゃんに説明しました。

まず、人形用の固定具作成の流れをYちゃんに見せながら、固定具をつくりました。人形で実施する際には、Yちゃんもスタッフの一員として協力ができるようにと、Yちゃんにも行える役割を与え、いっしょに作成できるように工夫しました。

次に、実際のYちゃん用の固定具を作成しました（図7-2-1）。人形で作成したとおりにYちゃんの固定具を作成したので、Yちゃんは次に

行われることが予測でき、安心して実施することができました。

> ⋯⋙ 初めて見る固定具を、子どもにとって硬くて怖そうなものから、特別なものに変える

Yちゃんの希望する固定具への絵付けを診療放射線技師に伝え、そのデザインで固定具を作成してもらいました。完成した固定具は、診療放射線技師からYちゃんに手渡ししてもらい、できあがりの喜びを共有できるようにしました。このように、Yちゃんの希望に沿って診療放射線技師が固定具を作成していくことを、子どもとの関係性の構築につなげることができました。

子どもの希望を取り入れた固定具の工夫の例を図7-2-2に示します。

照射部位の位置決め

> ⋯⋙ 人形でまずやって見せることで、人形が子どもの手本となり、同じ治療仲間になる

放射線科医、医学物理士、診療放射線技師、放射線科外来看護師、CNS、CLSが連携しながら、照射部位の位置決めを行いました。ベッド

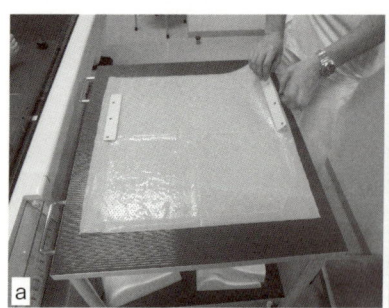 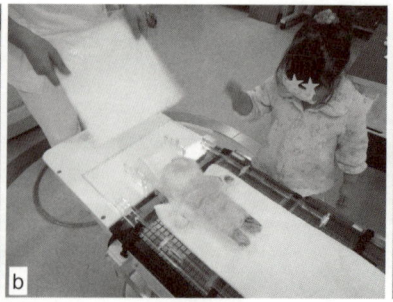 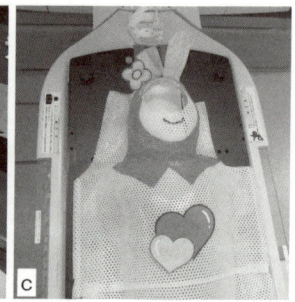

a：温めると軟らかくなるシートの様子を観察、b：先に人形用の固定具を作成し、子どもに冷ます手伝いをしてもらう、c：子どもの希望どおりに絵付けして（マイメロディ風）、完成

図 7-2-1 ● 固定具作成の流れ

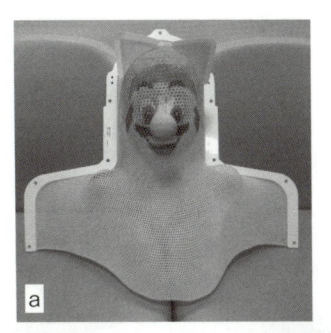
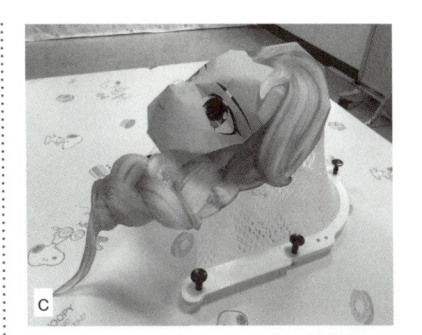
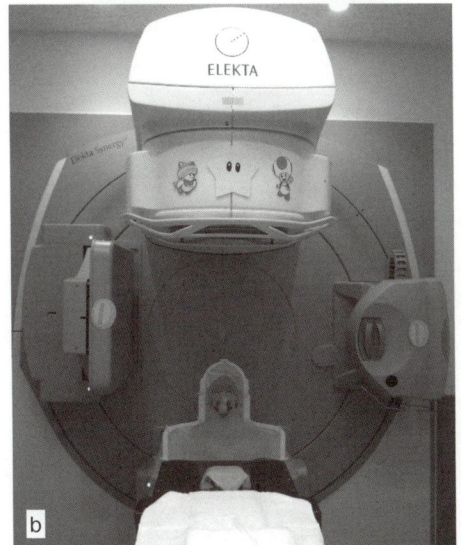
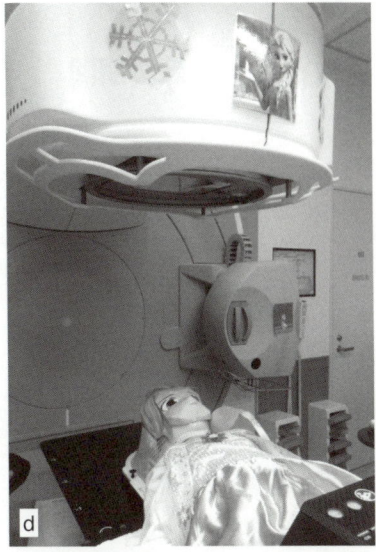

子どもといっしょに固定具を作成（a）し、放射線照射機器にも装飾を加えた（b）

子どもが大好きな「アナと雪の女王」のエルサのお面を作成（c）し、マントを羽織り、エルサに変身して治療を受けた

図 7-2-2 ● 子どもの希望を取り入れた固定具の工夫例

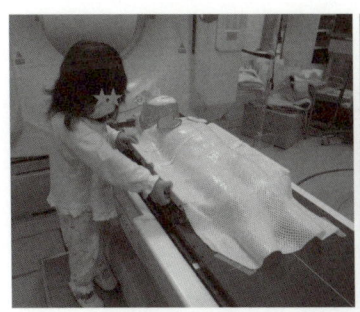
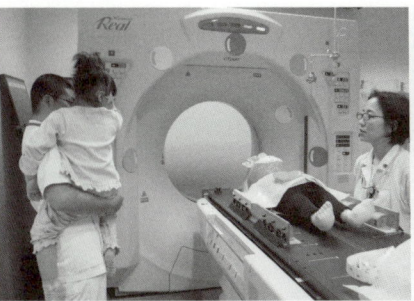
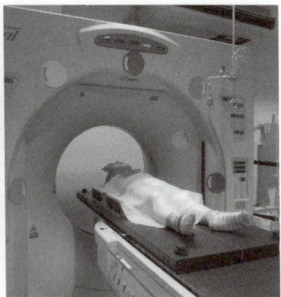

ベッドに寝て固定具を装着し、照射部位の位置決めを行うという一連の流れを、まず人形がやっているところを見せ、その後、子どもに練習させる

図 7-2-3 ● 照射部位の位置決め

に寝て固定具を装着し、照射部位の位置決めを行うという一連の流れを、人形を用いてＹちゃんに説明し、やって見せました。その後、実際にＹちゃんが一連の流れを練習しました（図7-2-3）。人形がやってから、Ｙちゃんがやるという流れで行うことで、人形がＹちゃんの前にやって見せるお手本になり、同じ治療を受ける仲間にもなりました。

（ リハーサルと練習期間 ）

┄┄▶ 子どものペースや状況に合わせて、リハーサルと練習期間は多めに確保する

多職種間で日程を調整しながら、すべての準備工程を検討し、放射線照射のスケジュール表を作成しました。

放射線照射開始前の約1週間は、一連の流れを実際に行う練習期間として確保しておきます。固定具作成、照射部位の位置決めを行ったら、放射線照射室に入室し、照射開始、終了するまでの一連の流れの練習を数回繰り返します（図7-2-4）。練習時の子どもの反応や様子、準備状況を見ながら、一連の流れの確認や練習の回数を検討していくことが必要です。

（ 放射線照射室内や廊下の環境づくり ）

┄┄▶ 放射線照射室や医療機器を、子どもにとって特別な安心できる空間に変える

Ｙちゃんが放射線照射室という新たな医療環境に慣れることができるように、放射線照射室内の探検をしたり、室内で遊んだりできる時間や機会を設けました。その際に、治療にかかわるスタッフを紹介し、仲良くなれるようにサポートしました。

病棟担当看護師、CLS、Ｙちゃんの家族と協力して、放射線照射室内や医療機器に、Ｙちゃんの希望したキャラクターやデザインの飾りつけを作成して貼り、毎回同じ医療環境下で、安心して放射線照射を受けられるように支援しました（図7-2-5）。

┄┄▶ 放射線照射室に向かうことを、遊びを利用して毎日の楽しみに変える

また、放射線照射室に向かう廊下が、白い壁と薄暗い廊下だったので、毎日通る廊下の飾りつけも検討し、作成しました。12回の照射予定であれば、廊下に貼る装飾は12回分、毎回異なるものを準備しておきます。その日の飾り

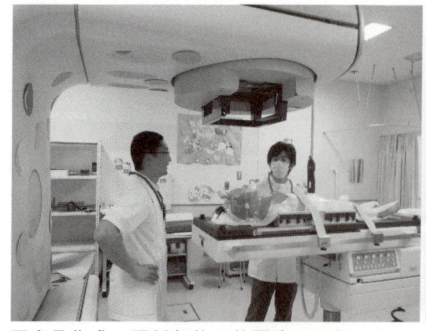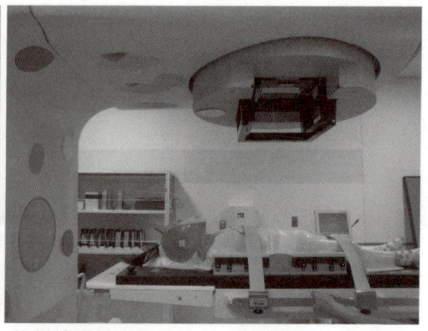

固定具作成、照射部位の位置決めを行ったら、放射線照射室に入室し、照射開始、終了するまでの一連の流れの練習を数回繰り返す

図 7-2-4 ● リハーサルの様子

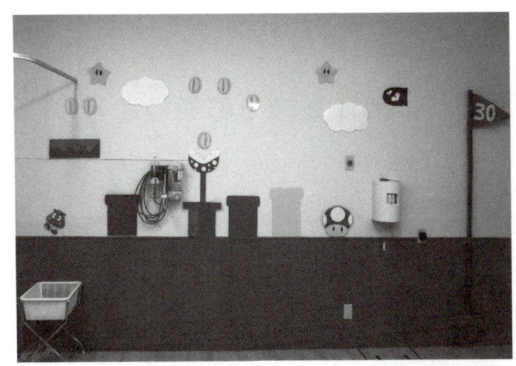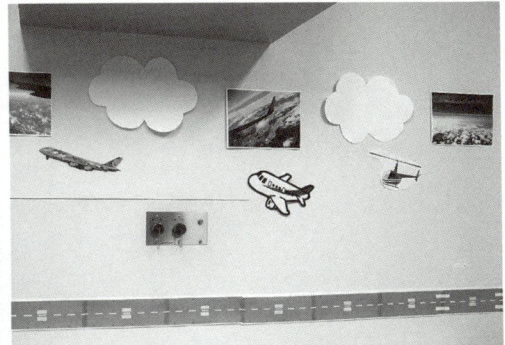

図 7-2-5 ● 放射線照射室内の装飾例

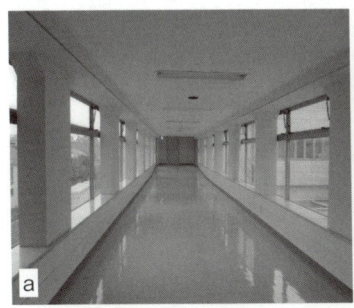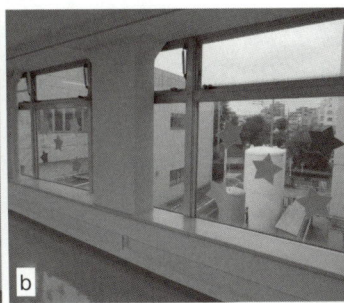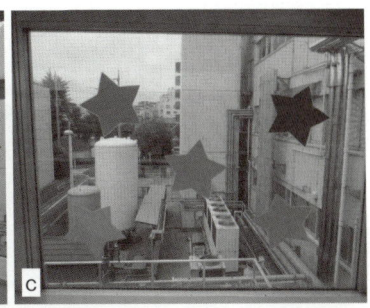

放射線照射室に向かう廊下。aは飾りのない通常の状態。b・cのように廊下の装飾を工夫することで、放射線照射に行くために廊下を通る楽しみや意欲を高めるサポートになる

図 7-2-6 ● 環境づくり

の当て合いをしながら病棟を出て行き、放射線照射室に行くために廊下を通る楽しみや、意欲を高めるためのサポートとなりました（図7-2-6）。

放射線照射室内の音楽の選択

···▶ 音楽をかけることで、環境的な安心感を与え、時間的な感覚を教えることにも利用する

Yちゃんの場合は、Yちゃんが好きな曲のオルゴール版の音楽を照射中にかけられるように準備しました。その音楽だけを聴いてみる時間を設け、時間的な感覚が理解できるようにしました。

実際の放射線照射室内での練習期間から、毎回同じ音楽をかけて安心感を与え、固定具装着から放射線照射終了までの時間的な感覚の理解と練習につなげました。時間の理解がまだ難しい年齢や発達段階であっても、放射線照射時間と同じ長さの曲を聴かせながら練習することで、この1曲が終わるまでじっとしていればよいのだという時間的な感覚を伝えられます。また、環境的な安心感を与えるだけでなく、子どもが一人静かにじっと動かないでいる苦痛や固定の圧迫感などではなく、音楽のほうに子どもの意識や関心を向けさせることもできます。

Yちゃんに固定具を装着しても聴こえるかを確認しながら、操作室内にいるスタッフが音楽をかける準備を行って、照射室内にいるスタッフと音量などの確認、調整を行いました。

"がんばりシート"の作成

…▶子どもへの動機づけと、いままでのがんばりや残りの回数がひと目でわかるようにする

　病棟担当看護師とCLSが12回分で完成する"がんばりシート"について内容を検討し、病棟担当看護師に作成してもらいました。1回の放射線治療が終わるごとに、残りの回数やがんばりの回数が視覚的にも容易にわかるようなものを作成しました。色塗り、シール、スタンプなど、何を用いるかはYちゃんが選択できるように、Yちゃんの希望を確認しました（図7-2-7）。Yちゃんは、初回を問題なく容易に終えられたことで、「できちゃった！」と喜び、「でき

ちゃったシート」と呼んでいました。

操作室内でのやりとり

…▶室内に一人で残る子どもに、操作室からのやりとりができるという安心感を与える

　操作室と照射室内でのやりとりを行うためのマイクを用いて、Yちゃんへの声かけを行いました。Yちゃんの家族やCLS、小児科医、看護師らがマイクを通してYちゃんへの声かけを適宜行い、安心して放射線照射を受けられるようにしました。残りの時間を伝えながら、照射中にじっと動かないでいる約束をし、練習どおりに行えていることを支持しました。

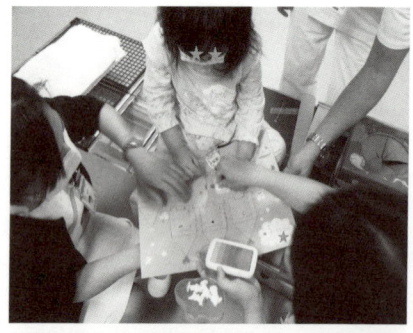
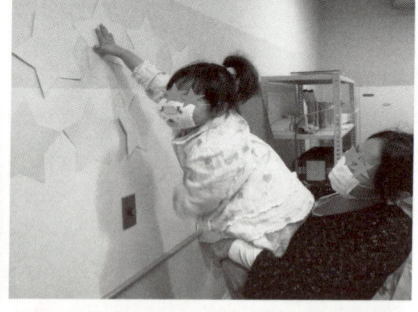
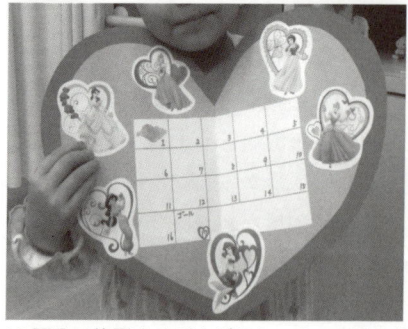
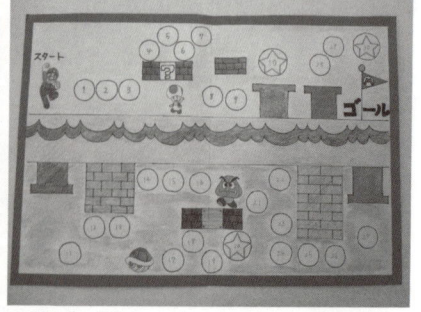

12回分で終了するがんばりシート。1回の放射線治療が終わるごとに、残りの回数やがんばりの回数が視覚的にわかる。スタンプを押すタイプやシールを貼るタイプなど、いろいろ工夫できる

図 7-2-7 ● がんばりシート

実際の放射線治療開始時

⋯▶ 練習どおりに行い、その必要性を多職種で共通認識する

　子どもは、急な変更や変化には対応できず、不安を抱えてしまいます。そのため、いままでの練習で行ってきたとおりの手順と流れで、実際の放射線照射を行えるようにする必要があります。それぞれの職種が、練習でも本番でも同じように立ち位置やリードを交代しながら、練習どおりにスムーズに本番が流れていけるように、その必要性を共通認識しておきましょう。

　Yちゃんが小児病棟を出て、放射線照射室へ入室し、臥床して固定具を装着する準備ができるまでは、CLSのリードで行いました。Yちゃんに固定具を装着し、固定状況を確認したり、ベッド位置を動かしながら照射位置の確認をしたりする際には、放射線科医と診療放射線技師にそのリードを交代しました。準備から照射中の環境調整や必要な介助などは、CNSや放射線科外来看護師がリードをしました。

　Yちゃんの視線から必ず見える位置にCLSが立ち、適宜声かけや見守りができるようにしました。操作室内では、放射線科医や診療放射線技師の操作などの妨げにならないよう、小児科医、放射線科外来看護師、CNS、CLS、家族はカメラ画面を通して見守り、マイクでのYちゃんへの声かけを行いました。このようにして、Yちゃんは一度も麻酔を使用せずに、計12回の放射線照射を完遂することができました。

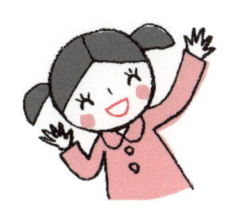

多職種連携とその成果

⋯▶ 一つの課題を達成できた、乗り越えられたという自信は、子どもだけでなく、親、医療者の行動や認識をも変える

(1) 子どもの変化と成長

❶ 自分の治療のためにスタッフが集まり、みんなで取り組めたという認識

　放射線照射の半分を終えた頃、Yちゃんから、放射線治療の最終日に、放射線治療に携わったスタッフ全員に、折り紙のメダルを渡したいという話がありました。Yちゃんは照射後に母親とビーズブレスレットも作成し、最終日にスタッフ全員に手渡しをしてお礼を伝えました。

　自分だけが放射線治療をがんばっていたのではなく、練習からすべての放射線照射を終える日まで、自分とスタッフのみんなで取り組んできたのだという思いと、その感謝の気持ちの表れでした。

❷ 放射線治療の体験が、他の検査や治療にもよい影響を与える

　放射線治療を経験する前は、CT撮影だけでも鎮静薬が必要なYちゃんでしたが、放射線治療後のMRI撮影時には、プリパレーションだけで、鎮静薬を使用することなく、MRI検査を受けていました。Yちゃんも「MRI検査が自分で受けられた」と病棟スタッフにうれしそうに伝えていました。このようなYちゃんの変化に、主治医や病棟担当看護師、親までも驚き、Yちゃんの成長を実感することになりました。

(2) 親の変化と成長

　放射線治療における準備や練習段階から、実際の放射線照射を受ける日々の経過の中で、わが子の変化や成長を目の当たりにすることで、母親自身のYちゃんへのかかわりにもよい影

響がありました。子どものもつ力を信じ、子ども の成長を促すかかわりに変化したのです。

(3) 医療者の変化と学び

スタッフ一人ひとりが、子どもと家族のもつ力を信じ、子どもと向き合って、治療におけるよい関係性を築くことで、子どもが主体的に治療に参加できるようになることを再確認することができました。子どもへのプリパレーション の重要性を医療者が共通認識して実践し、多職種がそれぞれの役割を担いながら連携することで、多職種が集う医療チームとして、子ども・家族中心医療を実践することができると認識しました。これらの経験は、すべての子どもの治療や医療の提供に生かすことができ、医療を受ける子どもと家族を支援するうえでも大切な学びとなりました。

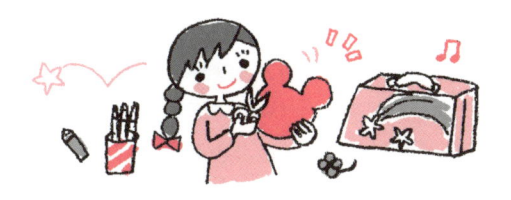

Ｙちゃんと
放射線治療に携わったスタッフ

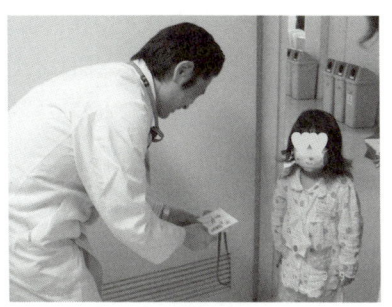

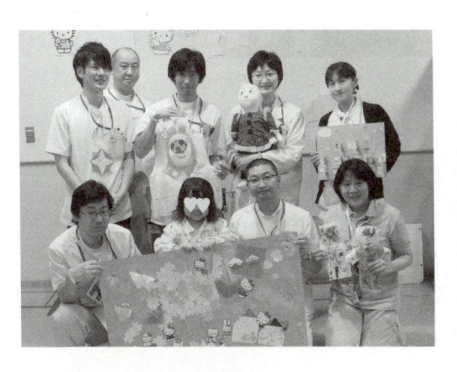

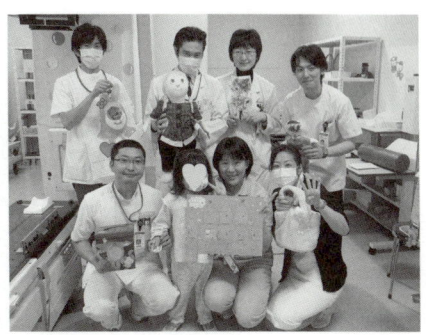

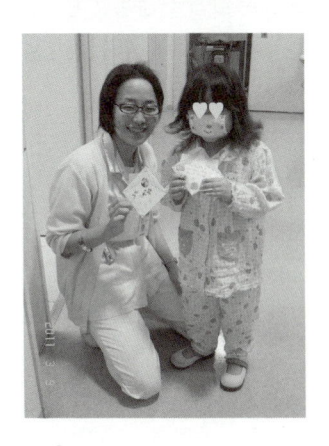

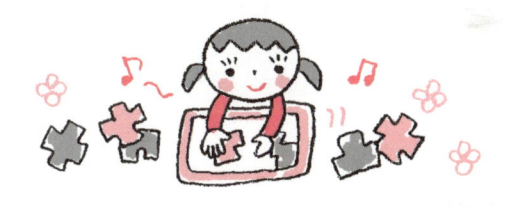

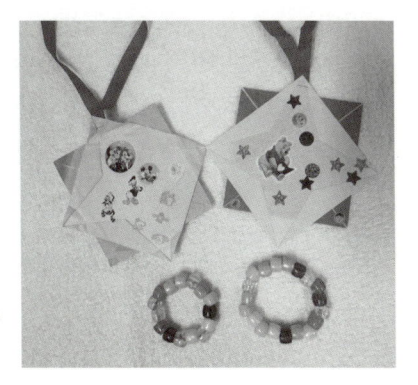

Ｙちゃんお手製・折り紙のメダル
とビーズブレスレット

おわりに

点 滴・注射の作成や交換、指示簿や時計とのにらめっこの日々……もっと、子どもたちや家族と語り合い、一人ひとりに必要な看護を行いたい——本書を手にしてくださった方の中にも、このような思いで働いている方がいるのではないかと思います。

　私は、以前、小児科の看護師として働いていました。新人の頃は、医療職としての責任の重さに押しつぶされそうになることもありました。そんな日々でも、子どもの成長を家族といっしょに喜んだり、子どものがんばりや親が行っているすばらしい工夫を教えてもらったり、子どもたちとイベントをいっしょにつくり上げたり、夜間眠れない子どもと語り合ったり、退院していく子どものために自己管理用のパンフレットを作成して指導を行ったりと、やりがいを感じながら働いていました。

　しかし、看護師として数年経った頃から、子どもを主体とした看護が十分行えず、業務をこなすことを優先しなければならない状況にジレンマを感じるようになりました。執筆しながら、私も、本書で取り上げているような場面に直面し、悩んだ一人であったことを思い出しました。しかし、当時の私はこの悩みを誰に相談し、どのように解決すればよいかわかりませんでした。そんなとき、チャイルド・ライフ・スペシャリスト（CLS）に出会い、子どもの視点を知ることで、子どもが必要としているかかわりが見えてくることを知りました。現在は、CLSとして活動しています。

　本書では、CLSの立場から、子どもとその家族へのかかわり方を提案していますが、これは一つの案にすぎません。目の前にいる子どもと家族の状況と、一人ひとりに適したかかわりがあります。また、他職種とお互いの専門性から見えてくることを共有し、多方面から考え相談し、よりよいかかわりを見出すことも重要です。これは、子どもと家族が「医療者や非医療者が自分たちの思いを大切にして医療やケアを行っている」と感じられることにつながり、子ども・家族中心医療の実現には必須だと実感しています。

　多忙な業務の中でも、ちょっとした工夫で実現できること、他職種と協働することで実現できることは、たくさんあります。本書が、そのヒントとなり、多くの方が子どもと家族とのかかわりを楽しみながら働くことにつながれば幸いです。

2013年3月　　**相吉 恵**（認定チャイルド・ライフ・スペシャリスト、看護師）

索 引

医療を受ける子どもへの上手なかかわり方 第 2 版

2013 年 4 月 1 日　第 1 版第 1 刷発行　　　　　　　　　　　　　　〈検印省略〉
2015 年 3 月 20 日　第 1 版第 2 刷発行
2018 年 12 月 20 日　第 2 版第 1 刷発行
2021 年 11 月 1 日　第 2 版第 3 刷発行

編　　集 ● 原田 香奈・相吉 恵・祖父江 由紀子

発　　行 ● 株式会社 日本看護協会出版会
　　　　　〒150-0001 東京都渋谷区神宮前 5-8-2　日本看護協会ビル 4 階
　　　　　〈注文・問合せ / 書店窓口〉Tel / 0436-23-3271　Fax / 0436-23-3272
　　　　　〈編集〉Tel / 03-5319-7171
　　　　　https://www.jnapc.co.jp

デザイン ● 齋藤久美子

イラスト ● ひらいみも

印　　刷 ● 株式会社フクイン